VICIADOS EM
DRAMA

SCOTT LYONS

VICIADOS EM DRAMA

CURANDO A COMPULSÃO DE GERAR CRISE E CAOS

Tradução de Isabella Pacheco

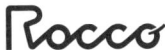

Título original
ADDICTED TO
DRAMA
Healing Dependency on Crisis and Chaos in Yourself and Others

Copyright © 2023 *by* Scott Lyons

Nenhuma parte desta publicação pode ser reproduzida
ou transmitida por meio eletrônico, mecânico, fotocópia,
ou de outra forma sem a prévia autorização do editor.

Edição brasileira publicada mediante acordo com Hachette Go,
um selo da Perseus Books, LLC, uma subsidiária da Hachette Book Group, Inc., New
York, New York, USA.Todos os direitos reservados.

Direitos para a língua portuguesa reservados
com exclusividade para o Brasil à
EDITORA ROCCO LTDA.
Rua Evaristo da Veiga, 65 – 11º andar
Passeio Corporate – Torre 1
20031-040 – Rio de Janeiro – RJ
Tel.: (21) 3525-2000 – Fax: (21) 3525-2001
rocco@rocco.com.br
www.rocco.com.br

Printed in Brazil/Impresso no Brasil

Preparação de originais
MARÍLIA CHAVES

CIP-BRASIL. CATALOGAÇÃO NA PUBLICAÇÃO
SINDICATO NACIONAL DOS EDITORES DE LIVROS, RJ

L997v

  Lyons, Scott
    Viciados em drama : curando a compulsão de gerar crise e caos / Scott Lyons ; tradução Isabella Pacheco. - 1. ed. - Rio de Janeiro : Rocco, 2024.

  Tradução de: Addicted to drama : healing dependency on crisis and chaos in yourself and others
    ISBN 978-65-5532-503-4
    ISBN 978-65-5595-315-2 (recurso eletrônico)

  1. Saúde mental. 2. Dependência (Psicologia). 3. Relações interpessoais. 4. Trauma psíquico. I. Pacheco, Isabella. II. Título.

24-94397   CDD: 158.2
             CDU: 159.953

Gabriela Faray Ferreira Lopes - Bibliotecária - CRB-7/6643

Este livro pretende apenas ser um guia informativo para aqueles que se interessam sobre questões de saúde. As informações contidas neste livro são gerais, oferecidas sem garantias por parte do autor e/ou do editor. Não há qualquer intenção de substituir, revogar ou gerar conflitos entre você e o seu médico; pelo contrário, recomenda-se que as orientações destes sejam seguidas.

Nota do autor

Todos os nomes e detalhes de identificação foram modificados; em algumas situações, os exemplos são uma justaposição de diferentes casos.

Sumário

Prefácio   9

PARTE UM
O que é o vício em drama?   15

CAPÍTULO 1: Aquele que busca a tempestade; aquele que cria a tempestade: Identificando uma pessoa viciada em drama   17

CAPÍTULO 2: Os dois lados da moeda: Como enxergamos as pessoas viciadas em drama — e como elas próprias se enxergam   36

CAPÍTULO 3: Sintomas comuns e impactos do vício em drama   48

CAPÍTULO 4: O ciclo de criação e destruição: O drama e os relacionamentos   59

PARTE DOIS
Entendendo as causas do vício em drama   77

CAPÍTULO 5: Construindo a tempestade perfeita: A base para o vício em drama   79

CAPÍTULO 6: Feito para o drama: O papel do estresse   100

CAPÍTULO 7: Preso no laço: Quando uma estratégia de sobrevivência se torna um vício   126

CAPÍTULO 8: O ciclo do drama: Caos em um piscar de olhos   149

CAPÍTULO 9: Excesso de estímulo e falta de conexão: A droga global do drama   164

PARTE TRÊS
A jornada de cura do vício em drama — 183

CAPÍTULO 10: Descobrir, encarar, liberar e aprender: Histórias de cura — 185

CAPÍTULO 11: Marcos da cura — 205

CAPÍTULO 12: Usando os arquétipos de *Viciados em drama* para ajudar na sua cura — 216

CAPÍTULO 13: Um pássaro na tempestade: Como prosperar em uma relação com alguém viciado em drama — 252

Epílogo: Dizendo adeus — 265
Apêndice: Práticas e sugestões para a cura — 267
Agradecimentos — 297
Notas — 298
Bibliografia — 308

Prefácio

Durante quase toda a minha vida, eu supunha que coisas ruins simplesmente acontecessem comigo. Tudo parecia nunca dar certo. Meus dias eram como uma sequência constante de términos, traições, decepções e perdas. Eu estava sempre dizendo "Essa é a história da minha vida".

Por mais que ninguém me chamasse de "dramático" na minha cara, Deus sabe que era o que todos pensavam. E, para ser sincero... eles estavam certos. Eu achava que o drama simplesmente sabia onde me encontrar. Achava que era normal precisar de situações intensas e exercícios de alto impacto para encontrar um único momento de calmaria e descanso. Mas, na realidade, eu estava em busca de frenesis emocionais, criando conflitos e embates, e inventando drama em cada oportunidade. As pessoas talvez imaginassem que fosse para chamar atenção, mas, conforme percebi, a verdade é que o drama era minha forma de sobrevivência.

Cheguei ao mundo com o pé na porta, quebrando duas costelas da minha mãe e deixando-a hospitalizada durante meses. Gerações de abuso e vício em álcool, drogas e jogo determinaram uma infância caótica, em que tapas eram distribuídos tão livremente quanto abraços. O ambiente instável alternava entre carinho e caos, e eu passei a esperar o inesperado. O amor era demonstrado através de humor subversivo. Amar e ser amado significava ser engraçado e divertido, e eu aprendi a atuar para todos verem. Passei a infância desconectado do meu corpo — eu me refiro a mim mesmo naqueles anos como *o fantasma vagante* —, em busca de momentos em que sentia ser aceitável voltar para meu centro. Esses momentos eram distantes e escassos.

Na escola, eu sofria bullying tanto dos alunos quanto dos professores que não tinham paciência alguma para um jovem gay com grandes dificuldades de aprendizado. Em muitas tardes, eu ficava socado em um armário como um coitado de filme adolescente. Eu me sentia preso, sem ter para onde correr, e precisando fugir. Portanto, aos treze anos de idade, fingi meu próprio suicídio — organizei meticulosamente a cena: espalhei comprimidos pelo chão, arrumei com cuidado o quarto com a garrafa d'água a centímetros dos meus dedos e escrevi uma carta de despedida. Queria punir meus pais, meus colegas da escola, meus professores por me causarem tanta dor e por não enxergarem tudo isso, por não me protegerem nem me ajudarem. Queria que alguém me resgatasse e me levasse embora de todo aquele caos e sofrimento. Estava em busca de um profundo recomeço, como reiniciar um computador que ficou doido.

Passei meses entrando e saindo do hospital. Toda vez que me mandavam para casa, eu inventava um jeito de ser readmitido. O hospital era um lugar de conforto para mim. Havia espaço para ser grandioso e expressivo. Na musicoterapia, tocava as músicas da Tori Amos e falava sobre como elas se relacionavam com a minha vida, às vezes acompanhadas de uma dança interpretativa. Isso foi a faísca para o capítulo seguinte da minha vida — canalizar um certo instinto para o dramático.

O drama era tudo para mim. Depois da escola, eu até o transformei em profissão. Trabalhando como ator, diretor e coreógrafo profissional, estava sempre sob estresse. Meu trabalho era uma fonte constante de drama.

Ao mesmo tempo, conheci um parceiro que desencadeou toda a minha dor e disfunção profundamente enterradas e as trouxe para a superfície. Eu sempre achei que fosse bom lidando com o estresse — o que não percebi é que estava usando o estresse para prosperar. Minha tolerância para disfunção, crise e caos estava sendo levada ao limite, e logo ficou além da minha capacidade de administrar.

Comecei a desenvolver enxaquecas e ataques isquêmicos transitórios (AITs) devido ao estresse contínuo — e estava até perdendo a capacidade de coordenar meu corpo. Tentei terminar o relacionamento centenas de vezes, e, por mais que eu quisesse isso, havia uma força maior que me sugava de volta para ele.

Essa força — embora eu só tenha me dado conta disso muito depois — era minha fome, minha necessidade daquela interminável fonte de crise.

Depois que meu até então parceiro terminou nosso relacionamento, eu me afastei completamente, tanto da minha carreira quanto da vida social. Isso foi seguido de problemas graves de saúde sem explicação (desmaios, apagões, ansiedade, depressão, compressão no peito, taquicardia e um hipotireoidismo espontâneo).

No início, achei que fosse meu corpo expurgando uma situação tóxica, mas logo ficou claro que esses sintomas intensos eram, na verdade, sinais de abstinência de estresse prolongado. Percebi que os sintomas eram aliviados por um breve período de tempo quando eu estava envolvido na crise de outra pessoa — ouvindo fofocas, assistindo a filmes de ação muito violentos ou falando sobre meu ex ou outras pessoas que tinham me feito mal. Eu inventava conflitos com as pessoas ao meu redor.

Eu estava *criando condições* que hoje entendo como um aspecto do vício em drama: buscar sensações por meio do conflito e criar histórias que incitam uma carga emocional — que pareciam estranhamente reconfortantes pela familiaridade. Quando pequeno, minhas fugas eram sonhar acordado que eu compartilhava notícias terríveis que não eram necessariamente verdadeiras. Imaginar o envolvimento de outras pessoas no drama me dava uma estranha satisfação, como se aquilo me acalmasse.

Era como se, quanto pior fosse a situação, mais eu ia em busca de uma dose de drama, a ponto do meu corpo não aguentar. Por fim, no ápice desse episódio, tive um problema cardíaco que resultou em uma semana hospitalizado.

Essa crise finalmente abriu meus olhos, e eu entendi que algo precisava mudar. Nos meses após o problema cardíaco, comecei a meditar e praticar ioga todos os dias, a ler todo livro de autoajuda que chegava às minhas mãos, a reconhecer meu desejo pelo drama, e a viver o desconforto de não ceder a essas vontades. Isso foi extremamente difícil. Nunca percebi como eu era criativo nas infinitas formas de me distrair criando drama. Perdi a conta de quantas vezes por dia eu me via tentando agitar as coisas, e precisava me convencer a parar com isso. Também era um tédio. Era como tirar o açúcar e a pimenta da comida, ou o sal da pipoca no cinema. Tudo ficava insosso. Quando o tempero da minha vida — o drama — foi eliminado, todo o restante ficou sem graça e chato.

Depois de passar meses na monotonia perigosa de espaço e calma, consegui desenterrar o trauma histórico que aparentemente havia sido protegido pelo padrão de drama que eu criava ou no qual me inseria com frequência.

Ao *resistir ao ímpeto do drama e processar o trauma por trás dele*, as coisas começaram a mudar. Comecei a me abrir para uma vida emocional mais rica e mais multidimensional. A melhor forma que consigo descrever é acordar lentamente e me sentir mais presente e responsivo. Eu me senti vivo de um jeito diferente daquele frenesi que sentia na montanha-russa emocional de uma crise. Fiquei chocado com a sutileza e rapidez com que as emoções podiam circular pelo meu corpo — comparado a quando eu intensificava cada sensação e me apegava a cada emoção, recusando-me a abandoná-las conforme elas iam se acumulando uma sobre a outra. Pela primeira vez, não senti que a vida estava constantemente dando errado, e, se algo não dava certo, não era um problema. Naquela época, eu estava preocupado que meus amigos não me achassem mais interessante (ou que meu terapeuta me achasse chato). Mas a verdade é que isso não importava, pois algo mais saudável estava emergindo.

    Nessa jornada de entrar em contato com o passado e as formas como eu administrei a vida para lidar com ela, acessei um profundo senso de identidade. Desenvolvi a capacidade de me relacionar com outras pessoas sem precisar usar o drama para me conectar a elas. Os conflitos não soavam mais como uma paixão, e, quando as coisas pareciam boas, isso não significava mais que algo ruim estivesse prestes a acontecer. Após a poeira baixar e o desejo de agitar as coisas de novo se tornar menos frequente, comecei a procurar livros e artigos que falassem dessa dependência do caos e da crise. Fiquei impressionado que, apesar da banalidade do uso do termo *viciado em drama*, não houvesse ciência sobre o assunto, nenhum programa (de doze passos ou algo do gênero) e nenhum livro para guiar as pessoas pelo entendimento do que significa ser viciado em drama, de como isso surge e de como lidar com a questão — não só para aqueles viciados em drama, mas também para as pessoas ao seu redor. Decidi naquele instante que eu me dedicaria a encontrar essas informações, a pesquisar e a preencher essas lacunas entre a experiência em primeira mão de um vício em drama e a ciência e a psicologia contidas nele.

    Minha esperança é que este livro forneça um entendimento mais profundo e um caminho em direção à cura do vício em drama, e um jeito de ajudar aqueles que estão em um relacionamento com alguém que sofre com isso.

PARTE UM: O QUE É O VÍCIO EM DRAMA?

CAPÍTULO 1

Aquele que busca a tempestade; aquele que cria a tempestade: Identificando uma pessoa viciada em drama

O VÍCIO EM DRAMA É MUITO MAIS COMPLEXO, PROFUNDO E impregnado do que simplesmente um grito alto em busca de atenção. É uma forma de tentar existir em um mundo com o qual você está constantemente em descompasso — buscando sentir-se vivo e procurando uma crise como forma de validar um desconforto indefinível e insaciável. Ser viciado em drama é como dirigir em uma autoestrada em busca de um local pacífico, porém acompanhado de uma força invisível que assume o controle do volante e nunca permite que você pegue a saída certa. Em vez de ir em direção à paz, ela te empurra para mais longe — deixando um rastro de destruição. Viver dentro do drama é como ser pego em uma tempestade de raios em busca de um fio aterrador, e, consequentemente, puxando tudo para o seu vórtex — enquanto destrói o chão em que quer tão desesperadamente se aterrar. Esse fenômeno controverso, em que muitos de nós nos encontramos, não é muito diferente da dependência de uma droga que você pode ingerir, inalar ou injetar. Com a exceção de que a "droga", o drama, não é algo tangível, que você consiga pegar; você só consegue procurá-la ou criá-la.

Drama é a agitação, a excitação, o exagero, a erupção, a inquietude e a batalha para se sentir vivo em relação à alienação dos mundos interno e externo ao seu redor.

BUSCANDO A TEMPESTADE

A história é repleta de pessoas que prosperaram em situações extremas. Harry Houdini escapou das suas algemas dentro da barriga de uma baleia embalsamada. Amelia Earhart deu a volta ao mundo nos primórdios da aviação. Evel Knievel tentou pular o Snake River Canyon em uma moto propulsada por foguete. Equilibristas, atletas de alta performance, pilotos de carro de corrida, soldados em campos de batalha — seja qual for o motivo, algumas pessoas são mais tendenciosas do que outras a ir na direção da excitação.

Em meados dos anos 1950, após uma tempestade particularmente forte deixar rastros de destruição em sua cidade natal, Bismarck, Dakota do Norte, David Hoadley tornou-se um dos pioneiros no mundo da caça a tempestades. Essa atividade fazia parte do domínio daqueles que tentavam entender melhor os fenômenos meteorológicos, mas que, sem dúvida, também eram atraídos pela excitação e pela imprevisibilidade das tempestades. Um caçador de tempestade precisa ter os sentidos aguçados, um dom intuitivo para encontrar o epicentro do caos meteorológico e vontade de abandonar os aspectos mais seguros e mundanos da vida. Desde Hoadley, caçar tempestades foi algo que só cresceu em popularidade, mas os riscos podem superar os benefícios. Todo verão, há histórias de pessoas que se aproximam demais do alcance imprevisível de tempestades de trovões, enchentes repentinas e tornados, e acabam seriamente machucadas ou mesmo mortas.

Não é difícil imaginar o drama como um tipo próprio de tempestade. O estrago que ele pode causar varia amplamente, e seu prenúncio nem sempre é conhecido até bem depois que o incidente já tenha ocorrido. Uma pessoa pode estar no meio de uma tempestade por acidente, mas, assim como Hoadley e seus contemporâneos, as pessoas viciadas em drama também conseguem encontrá-lo ao se engajarem, persegui-lo e buscá-lo. Pode chover onde estamos ou podemos ir para onde está chovendo. Uma pessoa que sofre de vício em drama sempre pode encontrar ou *criar* o drama.

Muitas pessoas dizem que se "sentem vivas" durante tempestades com trovões. No romance *História é tudo que me deixou*, de Adam Silvera, um personagem comenta:

> Tempestades podem ser terríveis quando derrubam a energia e destroem casas, sem dúvida. Mas, outras vezes, o trovão é a trilha sonora de algo imprevisível, de algo que faz nossos corações acelerarem e nos desperta. Se alguém tivesse me avisado sobre o clima, talvez eu entrasse em pânico e ficasse em casa.
> Mas não fiz isso.

Não é inesperado que as pessoas se "sintam vivas" com o drama. Em comparação ao momento, ele torna todas as outras preocupações insignificantes. Quem consegue se preocupar com algo corriqueiro quando a possibilidade de uma catástrofe arrasadora está por perto? Para algumas pessoas, essa fuga pode ser materializada pelas imagens de tempestades em filmes (vídeos, documentários ou filmes como *Twister*); outras precisam viver a experiência real e, como Hoadley, saem pelo mundo em busca dela.

Isso também pode acontecer com aqueles que são viciados em drama. "Você precisa estar em crise o tempo todo, ou vai se tornar um conformado", diz Marline, uma viciada em drama autodeclarada. "A crise é o local onde a ação acontece. O drama é nosso carvão interno que precisa ser alimentado e mantido daquela forma para que consiga reagir."

IDENTIFICANDO PADRÕES E CARACTERÍSTICAS

"Quantos de vocês conhecem alguém viciado em drama?"

Quando faço palestras sobre esse tópico, sempre começo fazendo essa pergunta ao público. Quase todo mundo levanta a mão. Algumas pessoas levantam as duas mãos.

Na pergunta seguinte, "E quantos de vocês são viciados em drama?", poucas mãos são levantadas, às vezes nenhuma. Isso se tornou um padrão contínuo tanto nas minhas palestras para grupos grandes de pessoas quanto em entrevistas individuais. Quase todo mundo com quem converso consegue identificar outras pessoas viciadas em drama, mas poucos conseguem identificar o vício em si mesmos. Esse é o caso para a maioria dos vícios, nos quais aqueles que os possuem são os últimos a identificá-los. Pessoas viciadas em drama normalmente não são capazes de reconhecer-se como a origem do conflito que buscam ou criam sem perceber.

Para ajudar a identificar padrões na expressão do drama, reuni histórias e observações de um grupo amplo de pessoas e procurei pelos traços em comum entre elas. Isso incluiu histórias de viciados em drama, das pessoas ao redor e de médicos que trabalhavam com todas elas. Ao longo da minha função de pesquisador, psicólogo clínico e mediador de workshops de terapia, tive a oportunidade de trabalhar com milhares de indivíduos para evoluir e desenvolver essa autoexploração inicial. Embora suas histórias sejam subjetivas e não possam retratar um cenário completo de vício em drama — há muitas nuances para dar conta, e cada indivíduo é diferente —, essa informação me permitiu criar um perfil da pessoa viciada em drama. O vício em drama é um padrão multifacetado com reviravoltas que circundam uma experiência interna principal que normalmente se manifesta das seguintes maneiras:

- Sentir-se fora de controle, tanto de si mesmo quanto do ambiente (velocidade, pressão e desafios do mundo ao redor);
- Perceber o mundo de forma exagerada ou intensa e, às vezes, engajar-se em atividades extremas;
- Viver com uma sensação constante de isolamento, traição, abandono e inquietude;
- Sentir-se apático na maior parte do tempo, e tentar resolver buscando uma sensação de vivacidade;
- Ter um senso de identidade que flutua e dispersa, às vezes ficando perdido;
- Tornar uma situação maior do que a circunstância exige;
- Autoestima baixa ou exagerada;
- Ter problemas em envolver-se com outra pessoa e comunicar suas necessidades e sentimentos;
- Sentir uma corrente de agitação ou que algo está "errado";
- Ser hipersensível a cargas de estresse, resultando em reações impulsivas e extremas;
- Ter visão de túnel, tendendo a focar o lado negativo com pouca habilidade para mudar o foco de atenção;
- Sentir um desejo profundo e inalcançado de ser visto e ouvido;
- Ser intolerante ou incapaz de reconhecer conexões interpessoais e oferecer ou aceitar empatia;
- Buscar, criar ou encontrar alguém que seja a vítima da crise.

Em vez de focar seus próprios sentimentos e necessidades não atendidas, uma pessoa lidando com o vício em drama irá focar os estímulos externos (por exemplo, situações, eventos, pessoas etc.). Normalmente, também se sentirá ansiosa ou entediada quando as coisas estiverem calmas, assim como mais viva ou próspera sob pressão — talvez preencha toda a sua agenda até o limite, e depois fique sobrecarregada. Pode ser que também traga outras pessoas para o seu redemoinho e repita um cenário ou interação inúmeras vezes, quem sabe até acrescentando variações à situação original. Pode ser que viva no passado ou no futuro em vez de no presente — mediante preocupações compulsivas, pensamentos repetitivos, histórias, reencenações do passado ou um futuro projetado, e talvez seja rancorosa e tenha dificuldade em perdoar.

(A propósito, se isso se parece com todos nós, basicamente, o Capítulo 9 vai tocar no que poderia ser considerado uma epidemia de drama. Vamos explorar como, em nossa cultura urgente e apressada e nosso mundo de mídias sociais em que tudo está sempre exposto, o vício em drama é, na realidade, uma ocorrência diária para muitos de nós.)

Pessoas viciadas em drama podem ficar preocupadas em consertar as coisas, podem ficar aéreas ou perder a atenção durante uma conversa. Podem sentir necessidade de controle em situações intensas, ou parecerem "sequestrar toda a atenção" de uma situação social.

Podem ficar reativas ou sentir emoções exageradas sem motivos claros, e achar que outra pessoa ou o mundo conspira contra elas, pensando "Por que comigo?". Podem achar que os outros não as entendem ou não as validam, e ficam mais críticas conforme as pessoas se aproximam. Podem contar a mesma história comovente para diferentes públicos — fazendo-a circular entre as pessoas —, para que possam desabafar continuamente. Podem ficar abaladas pelo que acontece na vida de outras pessoas, constantemente vasculhando as mídias sociais em busca de notícias ou informações.

Por fim, podem expressar amor e afeto com intensidade. A intimidade normalmente é substituída pelos extremos. Isso pode se manifestar ao experimentarem a conexão por meio de discussões, brigas, grandes aventuras ou se apaixonarem de forma veloz e impetuosa.

Algumas dessas características — reações intensas, emoções exageradas, inquietude, agitação, apatia e dissociação — também estão ligadas ao estresse crônico, que é um indicativo do genuíno, apesar de camuflado, vício em drama.

OLHANDO O MONSTRO NO ARMÁRIO

O drama é o monstro no armário que todo mundo conhece, mas poucos conseguem definir com precisão.

Ao pesquisar indivíduos que se identificam com o vício em drama, aqueles que identificam outros em suas vidas com a propensão ao vício em drama e psicólogos clínicos que trabalham com essas pessoas, comecei a perceber comentários e temas familiares:

- O drama pode ser definido como o tumulto e o caos "desnecessários" na vida de uma pessoa ou no mundo.
- É fácil reconhecer um comportamento dramático, mas difícil de *definir* o drama.
- O drama é a dissonância entre um estímulo externo e a resposta que ele produz. Um descompasso e exagero entre as circunstâncias externas e as reações internas.

Drama, quando usado como adjetivo (*dramático*), foi descrito como um redemoinho — interno para a pessoa dramática e externo para aqueles ao redor dela. Para a pessoa em busca ou criando o drama, há uma sensação de intensidade que parece uma guerra interna. Esse redemoinho e essa guerra interna são o mundo dramático em que a pessoa vive, e como ela detecta e se compromete com o mundo externo. É uma experiência interna — e uma necessidade — de uma experiência extrema. As coisas são quentes ou geladas, pretas ou brancas. *Não existe um meio-termo.*

Drama como substantivo é mais amorfo e definido de forma menos rebuscada. Engloba as circunstâncias externas, as interações interpessoais e a percepção e resposta a uma combinação de circunstâncias e interações. Um participante no meu estudo de pesquisa definiu o drama como "coisas que mudam a vida com as quais eu preciso lidar sozinho". Contudo, para outra pessoa, o drama era "as grandes coisas que aconteceram na vida, quando ninguém liga para nada e gritam uns com os outros".

Mas todos nós reagimos a situações difíceis e de estresse, portanto como é possível determinar a linha entre uma resposta normal e uma reação dramática que possa sugerir um vício em drama? Nós, humanos, evoluímos para sermos responsivos a estímulos internos e externos, mas se a intensidade dramática é habitual em vez de algo de curto prazo ou adaptável, e se o caos e a crise aparecem para dominar a vida de uma pessoa, é bastante provável que haja uma afinidade com o drama.

- - - - -

APAGANDO UMA VELA COM UMA MANGUEIRA DE INCÊNDIO

O drama é uma dissonância entre o que está acontecendo e a sua resposta a isso. Também pode ser uma forma de evitar a si mesmo. Vamos ver a história de Shawn, por exemplo. A vida, para ele, normalmente é esmagadora, repleta até o topo de demandas infinitas que criam uma pressão oprimida, como uma carga muito pesada sobre os ombros. A agenda de Shawn é superlotada: seu dia de trabalho começa às 8h e termina às 18h ou 19h, e, após esse horário, suas noites são repletas de telefonemas e eventos sociais. Ele não consegue ficar parado — seus dias livres são preenchidos com funções aparentemente eternas, tarefas, ver sua família e amigos e terminar o trabalho que não foi feito durante a semana; há sempre algum projeto no horizonte antes do último ser finalizado. Quando ele temporariamente termina todas essas demandas, sente um silêncio — e esse silêncio leva a um vazio desconfortável. Shawn começa imediatamente a preencher seus horários até ficarem suficientemente cheios e sobrecarregados, tudo de novo. Ele tem uma "ânsia para que seus neurônios peguem fogo". Honestamente falando, ele deseja e precisa da sobrecarga para evitar o vazio sob a superfície.

Pessoas intoxicadas pelo drama demonstram uma intensidade emocional crescente que normalmente excede o que chamaríamos de uma resposta "normal" ou esperada, como entrar em um abrigo para furacões no meio de uma garoa leve ou apagar uma vela com uma mangueira de incêndio. Jen, por exemplo, estava esperando na fila da farmácia; quando o atendente pediu licença para um pequeno intervalo quando era a vez dela, Jen basicamente "perdeu a cabeça". Foi de zero a cem em um piscar de olhos, exigindo falar com o gerente sobre por que eles não respeitavam seu tempo e por que, como cliente pagante, estava sendo deixada de lado.

Quando uma pessoa está vivenciando uma necessidade de drama, ela segue na direção do extremo: pensamentos, linguagem, hábitos, comportamentos, expressão de sentimentos e até mesmo relacionamentos. Perto dessas pessoas, nada é sem graça nem entediante. Sua vida emocional é marcada pela volatilidade incessante diante de mudanças repentinas, surpresas ou emoções inesperadas. (Isso pode parecer atraente para os outros, na primeira impressão.)

O drama habitual pode ser um mecanismo de proteção para nos defendermos de viver nossos sentimentos: uma forma de supressão e automedicação. Liz, por exemplo, embora não perceba na hora, está sempre procurando ações e falhas de outras pessoas que a impedirão de sentir suas próprias emoções, como tristeza e rejeição. Porém, o que essa estratégia faz é criar certa apatia em relação à experiência sutil, profunda e rica do que está acontecendo dentro dela e no mundo ao seu redor.

Então, quem são esses indivíduos? Antes de começar a responder a essa pergunta, gostaria de fazê-la a você: quem são esses indivíduos na sua vida? Sua mãe? Seu pai? Sua irmã? Seu irmão? Seu parceiro? Sua parceira? Seu amigo? Um estranho na padaria? Você?

Você vai encontrar uma seção no fim deste capítulo para ajudar a identificar a pessoa com um vício em drama, seja ela outra pessoa ou, quem sabe, você mesmo.

ENTÃO, E AGORA?

Talvez você esteja lendo este livro porque está diretamente envolvido com alguém viciado em drama. Algumas vezes, você achou que estar próximo dessa pessoa fosse animador e interessante. Mas, em algum momento (se não de forma automática), a pessoa fica simplesmente exaustiva, como uma sanguessuga, e você está constantemente sendo sugado pelo seu redemoinho emocional, uma crise atrás da outra, e nada que você diga ou faça consegue diminuir a intensidade.

Ou talvez você esteja lendo este livro porque alguém acha que você é viciado em drama e o comprou para você. Se esse for o caso, eu o(a) encorajo a prosseguir com bom humor e mente aberta. Quem sabe, você consiga aproveitar algo deste livro, mesmo que jamais concorde com a pessoa que lhe deu.

Talvez você esteja lendo este livro porque está se perguntando se é viciado em drama. O estresse parece sempre encontrar uma maneira de chegar até você, as coisas parecem maiores do que são, você está sempre no meio de alguma crise e, em algum momento, percebe que ambientes tumultuados em casa e no trabalho o instigam — ou seus amigos e parentes lhe dizem isso. Embora você declare um desejo por paz e calma, a falta de "barulho" de todos os tipos lhe dá a sensação de inquietude e ansiedade.

Você diz que quer paz e calma, mas, quando consegue, o silêncio pode parecer desconfortável, ou muito distante e estranho. Conforme você reflete, percebe que sua vida gira em um ritmo firme e repetitivo de intensos altos e baixos, que em algum momento se tornaram a base da sua própria frequência. Quando não está em compasso com esse ritmo intenso, sente-se sozinho no mundo, como se estivesse desconectado dele.

Quando chegar ao final deste livro, pode ser que se reconheça nas três categorias. Portanto, faça as duas avaliações a seguir, mesmo que pense que sabe as respostas. Sugiro fazê-las agora, enquanto lê o livro, e novamente uma semana, no mínimo, depois de ter terminado de ler, de ter aprendido a identificar os sinais de vício em drama e observado o quão presentes eles estão na sua vida, na vida de um amigo ou de um parente. Você pode se surpreender com o que vai descobrir.

Se você estiver se sentindo chateado ou incomodado com os resultados dessas avaliações, fique tranquilo. Todo mundo pode mudar e se curar — e o autoconhecimento é o primeiro passo no caminho da liberdade. A parte final deste livro oferece práticas de cura, independentemente de onde você esteja e de como se identifica no espectro do drama.

ALGUÉM QUE VOCÊ CONHECE É VICIADO EM DRAMA?

Aqui você vai encontrar dois blocos de perguntas. O primeiro vai ajudá-lo a identificar essas características em outra pessoa, e o segundo vai guiá-lo para ver se você pode ser viciado em drama.

Se alguma dessas perguntas for familiar tanto a algo que você mesmo já vivenciou ou a algo que alguém disse sobre você (independentemente se concordar ou não), ou se essas perguntas fizerem você pensar em uma ou mais pessoas em sua vida… então, este livro é para você.

Avaliação #1:
Alguém que eu conheço é viciado em drama?

Leia as afirmativas a seguir e classifique-as de acordo com a exatidão com que representam a sua experiência: Nunca / Raramente / Às vezes / Frequentemente / Sempre.

Embora esta avaliação não tenha o intuito de fazer um diagnóstico formal de vício em drama, ela pode dar uma luz à mera presença de alguns traços e comportamentos do que vício em drama é na vida de alguém. Mais uma vez, eu sugiro fazer o teste agora, enquanto você lê o livro, e depois outra vez, no mínimo uma semana após ter terminado a leitura, após ter passado por essas características e observado o quão presentes podem estar na vida de um amigo. Atente-se à quantidade de vezes que você marcou "Às vezes", "Frequentemente" e "Sempre". Se tiver circulado essas palavras dezesseis vezes ou mais, seu amigo está na boa companhia de muitas pessoas que também são propícias ao drama. Se suas respostas forem "Às vezes" com maior frequência, a propensão é mais leve, e se você respondeu "Frequentemente" e "Sempre", então o vício em drama é mais prevalecente.

Se parecer claro que seu amigo possui uma propensão ao drama, há um lembrete que você verá ao longo de todo o livro: seu amigo continua sendo um ser humano incrível que, por muitas razões, adaptou-se a esse modelo de sobrevivência.

1. Ele se sente ansioso ou entediado quando as coisas estão calmas.
   Nunca / Raramente / Às vezes / Frequentemente / Sempre
2. Intensidade é sua linguagem do amor.
   Nunca / Raramente / Às vezes / Frequentemente / Sempre
3. Ele parece precisar de dor, prazer ou sensações intensas para se relacionar com seu próprio corpo.
   Nunca / Raramente / Às vezes / Frequentemente / Sempre
4. Ele tem dificuldade em receber elogios e/ou validação.
   Nunca / Raramente / Às vezes / Frequentemente / Sempre
5. Ele se sente mais vivo ou mais próspero sob pressão.
   Nunca / Raramente / Às vezes / Frequentemente / Sempre
6. Ele recruta outras pessoas para o seu estado de espírito, sugando-as para o seu redemoinho.
   Nunca / Raramente / Às vezes / Frequentemente / Sempre
7. Ele fica preocupado em acertar as coisas.
   Nunca / Raramente / Às vezes / Frequentemente / Sempre

8. Repassa uma cena ou interação milhares e milhares de vezes — eventualmente até acrescentando variações da situação original.
   Nunca / Raramente / Às vezes / Frequentemente / Sempre

9. Acha difícil perdoar.
   Nunca / Raramente / Às vezes / Frequentemente / Sempre

10. É rancoroso.
    Nunca / Raramente / Às vezes / Frequentemente / Sempre

11. Fica desligado com frequência ou perde a atenção no meio da conversa.
    Nunca / Raramente / Às vezes / Frequentemente / Sempre

12. Durante situações intensas, tende a querer controlar.
    Nunca / Raramente / Às vezes / Frequentemente / Sempre

13. Vive no passado e no futuro, em vez de no presente — manifestando preocupação compulsiva, pensamentos repetitivos, histórias, projetando confusões no futuro.
    Nunca / Raramente / Às vezes / Frequentemente / Sempre

14. Acha que outra pessoa ou o mundo conspira contra ele, e se pergunta "Por que eu?".
    Nunca / Raramente / Às vezes / Frequentemente / Sempre

15. Expressa que as outras pessoas não o compreendem nem o validam.
    Nunca / Raramente / Às vezes / Frequentemente / Sempre

16. Sente-se desconfortável ou inquieto quando uma situação é silenciosa, calma ou pacífica.
    Nunca / Raramente / Às vezes / Frequentemente / Sempre

17. Preenche até o último segundo do seu tempo e depois se sente sobrecarregado.
    Nunca / Raramente / Às vezes / Frequentemente / Sempre

18. Fica abalado pelo que está acontecendo na vida de outras pessoas, constantemente vasculhando as mídias sociais em busca de novidades ou informações.
    Nunca / Raramente / Às vezes / Frequentemente / Sempre

19. Gosta de provocar.
    Nunca / Raramente / Às vezes / Frequentemente / Sempre

20. Parece não querer que as coisas deem certo, para sempre ter algo para contar depois.
    Nunca / Raramente / Às vezes / Frequentemente / Sempre

21. Reconta a mesma história comovente para diferentes públicos — fazendo-a circular entre as pessoas —, para que possa continuar falando continuamente.
    Nunca / Raramente / Às vezes / Frequentemente / Sempre

22. Fica reativo ou sente emoções exageradas sem motivos claros.
    Nunca / Raramente / Às vezes / Frequentemente / Sempre

23. Quanto mais as pessoas se aproximam, mais criticadas são por ele.
    Nunca / Raramente / Às vezes / Frequentemente / Sempre

24. Sente-se abandonado pelos outros.
    Nunca / Raramente / Às vezes / Frequentemente / Sempre

25. Ele se sente mais próximo das pessoas quando as coisas estão animadas ou agitadas.
    Nunca / Raramente / Às vezes / Frequentemente / Sempre

26. Quando as coisas estão indo bem, o foco dele é no lado negativo, e sempre encontra algo para deixá-lo desassossegado.
    Nunca / Raramente / Às vezes / Frequentemente / Sempre

27. Pensa nos eventos e conversas do passado repetidamente — revivendo-as como se pudesse dizer ou fazer algo diferente.
    Nunca / Raramente / Às vezes / Frequentemente / Sempre

28. Ficar parado ou esperar pode ser difícil; ele se sente inquieto quando está descansando.
    Nunca / Raramente / Às vezes / Frequentemente / Sempre

29. A presença dele, algumas vezes, concentra toda a atenção do lugar; não há espaço para ninguém falar, compartilhar nem obter atenção.
    Nunca / Raramente / Às vezes / Frequentemente / Sempre

30. A resposta dele à determinada situação parece maior do que a situação exige.
Nunca / Raramente / Às vezes / Frequentemente / Sempre

31. Mesmo quando as coisas estão indo bem, ele só foca os problemas.
Nunca / Raramente / Às vezes / Frequentemente / Sempre

32. Ele "pula de crise em crise" — deslocando o foco de uma situação difícil ou desafiadora para a seguinte.
Nunca / Raramente / Às vezes / Frequentemente / Sempre

Avaliação #2:
Será que eu tenho propensão ao drama?

Revise e depois avalie o quanto as afirmativas a seguir representam sua experiência de si mesmo: Nunca / Raramente / Às vezes / Frequentemente / Sempre.

Assim como na primeira avaliação, embora ela não tenha o intuito de fazer um diagnóstico formal de vício em drama, ela pode dar uma luz ao quanto alguns traços e comportamentos do vício em drama são presentes na sua vida. Você pode dizer a si mesmo "Vou deixar isso para depois" ou evitar essa autoanálise, mas eu sugiro fazer o teste agora, enquanto você lê o livro, e depois outra vez, no mínimo uma semana após ter terminado a leitura, após ter passado por essas características e observado o quão presentes podem estar na sua vida. Atente-se à quantidade de vezes que você marcou "Às vezes", "Frequentemente" e "Sempre". Se tiver circulado essas palavras dezesseis vezes ou mais, você está na companhia de muitas outras pessoas que também são propícias ao drama. Se suas respostas forem "Às vezes" com maior frequência, a propensão é mais leve, e se você respondeu "Frequentemente" e "Sempre", então o vício em drama é mais prevalecente.

E o mesmo lembrete gentil serve para você também: se descobrir que possui uma propensão ao drama, conforme viu ao longo do livro, você continua sendo um ser humano incrível que, por muitas razões, adaptou-se a esse modelo de sobrevivência.

1. Eu me sinto ansioso ou entediado quando as coisas estão calmas.
   Nunca / Raramente / Às vezes / Frequentemente / Sempre
2. Intensidade é a minha linguagem do amor.
   Nunca / Raramente / Às vezes / Frequentemente / Sempre
3. Preciso de dor, prazer ou sensações intensas para me relacionar com meu próprio corpo.
   Nunca / Raramente / Às vezes / Frequentemente / Sempre
4. Tenho dificuldade em receber elogios e/ou validação.
   Nunca / Raramente / Às vezes / Frequentemente / Sempre
5. Me sinto mais vivo ou mais próspero sob pressão.
   Nunca / Raramente / Às vezes / Frequentemente / Sempre
6. Recruto outras pessoas para o meu estado de espírito, sugando-as para o meu redemoinho.
   Nunca / Raramente / Às vezes / Frequentemente / Sempre
7. Fico preocupado em consertar as coisas.
   Nunca / Raramente / Às vezes / Frequentemente / Sempre
8. Repasso uma cena ou interação milhares e milhares de vezes — eventualmente até acrescentando variações da situação original.
   Nunca / Raramente / Às vezes / Frequentemente / Sempre
9. Acho difícil perdoar.
   Nunca / Raramente / Às vezes / Frequentemente / Sempre
10. Sou rancoroso.
    Nunca / Raramente / Às vezes / Frequentemente / Sempre
11. Fico desligado ou perco a atenção no meio da conversa.
    Nunca / Raramente / Às vezes / Frequentemente / Sempre
12. Durante situações intensas, tenho tendência a querer controlar.
    Nunca / Raramente / Às vezes / Frequentemente / Sempre
13. Vivo no passado e no futuro, em vez de no presente — manifestando preocupação compulsiva, pensamentos repetitivos, histórias, projetando confusões no futuro.
    Nunca / Raramente / Às vezes / Frequentemente / Sempre

14. Acho que outra pessoa ou o mundo conspira contra mim, e me pergunto "Por que eu?".
    Nunca / Raramente / Às vezes / Frequentemente / Sempre

15. Os outros não me compreendem nem me validam.
    Nunca / Raramente / Às vezes / Frequentemente / Sempre

16. Me sinto desconfortável ou inquieto quando uma situação é silenciosa, calma ou pacífica.
    Nunca / Raramente / Às vezes / Frequentemente / Sempre

17. Preencho até o último segundo do meu tempo e depois me sinto sobrecarregado.
    Nunca / Raramente / Às vezes / Frequentemente / Sempre

18. Eu me envolvo em um redemoinho de emoções e, depois, me sinto exausto.
    Nunca / Raramente / Às vezes / Frequentemente / Sempre

19. Fico abalado pelo que está acontecendo na vida de outras pessoas, constantemente vasculhando as mídias sociais em busca de novidades ou informações.
    Nunca / Raramente / Às vezes / Frequentemente / Sempre

20. Gosto de provocar.
    Nunca / Raramente / Às vezes / Frequentemente / Sempre

21. Secretamente, não quero que as coisas deem certo, para que sempre tenha algo para contar depois.
    Nunca / Raramente / Às vezes / Frequentemente / Sempre

22. Reconto a mesma história comovente para diferentes públicos — fazendo uma rotação entre as pessoas —, para que possa continuar falando.
    Nunca / Raramente / Às vezes / Frequentemente / Sempre

23. Fico reativo ou sinto emoções exageradas sem motivos claros.
    Nunca / Raramente / Às vezes / Frequentemente / Sempre

24. Sou mais crítico com as pessoas mais próximas a mim.
    Nunca / Raramente / Às vezes / Frequentemente / Sempre

25. Eu me sinto abandonado pelos outros.
    Nunca / Raramente / Às vezes / Frequentemente / Sempre

26. Me sinto mais próximo das pessoas quando as coisas estão animadas ou agitadas.
    Nunca / Raramente / Às vezes / Frequentemente / Sempre

27. Quando as coisas estão indo bem, eu foco o lado negativo, e sempre encontro algo para me deixar desassossegado.
    Nunca / Raramente / Às vezes / Frequentemente / Sempre

28. Penso nos eventos e conversas do passado repetidamente — revivendo-os como se pudesse dizer ou fazer algo diferente.
    Nunca / Raramente / Às vezes / Frequentemente / Sempre

29. Ficar parado ou esperar pode ser difícil; eu me sinto inquieto quando estou descansando.
    Nunca / Raramente / Às vezes / Frequentemente / Sempre

30. Prefiro ser o centro das atenções em situações sociais.
    Nunca / Raramente / Às vezes / Frequentemente / Sempre

31. Minha resposta à determinada situação parece maior do que a situação exige.
    Nunca / Raramente / Às vezes / Frequentemente / Sempre

32. Mesmo quando as coisas estão indo bem, eu foco os problemas ou algo que não está bom.
    Nunca / Raramente / Às vezes / Frequentemente / Sempre

33. Tendo a "pular de crise em crise" — deslocando o foco de uma situação difícil ou desafiadora para a seguinte.
    Nunca / Raramente / Às vezes / Frequentemente / Sempre

PRINCIPAIS CONCLUSÕES

* O drama pode ser definido como a confusão e o caos desnecessários em si mesmo e/ou no mundo. Aparece nas respostas, comportamentos, interações ou eventos vivenciados por alguém.

- O vício em drama pode ser muito mais do que um desejo por "atenção". É reflexo de navegar pelo mundo enfrentando camadas de apatia, desconforto e caos internalizado.
- O drama não é algo que as pessoas querem; é algo do qual precisam — e que pode ser encontrado ou criado.
- Para uma pessoa viciada em drama, intensidade, sobrecarga e sentimentos amplificados, como a ansiedade, são ferramentas para desviar o foco do vazio interno e das emoções que o acompanham e se movimentam por trás desse vazio.

CAPÍTULO 2

Os dois lados da moeda: Como enxergamos as pessoas viciadas em drama — e como elas próprias se enxergam

AS AVALIAÇÕES NO CAPÍTULO ANTERIOR PODEM TER CONFIRmado o que você já estava suspeitando: talvez você tenha tido um lampejo de reconhecimento em relação a um amigo ou um familiar, ou uma percepção repentina ou mesmo uma confirmação sobre si. Muitos de nós conhecemos alguém que parece criar o próprio drama, chamar atenção ou causar problemas onde parece não existir nenhum.

Para obter uma visão "de fora" de alguém viciado em drama, eu fiz três perguntas a pequenos grupos de pessoas:

- Você conhece alguém viciado em drama?
- Como você descreveria alguém viciado em drama?
- Como é estar perto dessa pessoa, ou qual é o efeito que ela tem sobre você?

Todos os participantes responderam *sim* à primeira pergunta — todos conheciam alguém viciado em drama, normalmente alguém em seu círculo de amigos ou familiares, mas, às vezes, uma figura pública.

EXPLICANDO: A VISÃO EXTERNA DE PESSOAS VICIADAS EM DRAMA

As pessoas com quem falei compartilharam suas histórias sem hesitação alguma. Ouvi-las confirmou o que eu estava pensando e formulando sobre temas e traços comuns (alguns dos quais falamos no Capítulo 1): reações excessivas a eventos mundanos, necessidade de ser o centro das atenções, preocupação com a própria história e estar em uma crise eterna. Vamos observar como as pessoas mais próximas àquelas viciadas em drama veem o seu comportamento.

1. "O mundo delas parece doloroso": reagem de forma excessiva a eventos banais.

As pessoas viciadas em drama explodem com coisas de maneira desproporcional. Um entrevistado percebeu que elas tinham uma tendência à linguagem extrema — "Você nunca as ouve pronunciar as palavras *bom*, *ok* ou *bem*", disse ele. Outro entrevistado, que é astrólogo, falou que uma pessoa viciada em drama simplesmente não consegue dizer "Estou doente" ou "Não estou muito bem" — diz sempre "Estou morrendo". E ele reparou que para "garantir que nós estejamos prestando atenção, elas fazem gestos e expressões faciais dramáticas. É como se estivessem no palco".

A história de Tesha

Tesha conhece pessoas viciadas em drama e convive com uma delas, uma relação que precisa administrar em prol da sua própria sanidade. "Estou sempre traduzindo a linguagem dele, trazendo-a para um modo mais calmo. Quando ele me diz que está sentindo uma dor tremenda, eu penso *Ele se machucou*. Quando é uma emergência, penso *Bem, uma emergência para ele equivale simplesmente a um pequeno problema ou um pequeno desafio para outra pessoa*." Tesha admite que, às vezes, responde, mesmo sabendo que o assunto é exagerado. Por exemplo, "Se ele reclama que está desesperadamente doente, eu digo 'Talvez você deva ir ao pronto-socorro'. Isso normalmente faz com que ele pare, pois ele não quer, de fato, lidar com as consequências do seu drama, não quer colocar a situação no contexto de como os outros se sentem".

Tesha acha que o mundo de uma pessoa viciada em drama "parece realmente doloroso". Ela diz: "As emergências perdem todo o seu significado, pois o drama é crônico, contínuo. Se tudo é urgente, então nada é urgente. E há um perigo real nisso. Pois se todo mundo ao redor do viciado em drama deixa de levar suas reclamações a sério, então o que acontece quando há uma emergência de verdade, quando a pessoa realmente precisa ir para o pronto-socorro?"

2. "É como estar em uma seita": eles precisam ser o centro das atenções.

As pessoas com tendência ao drama raramente ficam em segundo plano ou na periferia das situações. Quando conseguem suprimir seu desejo de ser o centro das atenções, não dura muito. Ser o centro de ações grandiosas parece conferir importância ou significado, que, como um entrevistado afirmou: "É melhor do que ser uma partícula insignificante no universo."

A história de Belinda

Belinda diz que sua amiga que parece ser viciada em drama sempre identifica as coisas como uma crise, e assim pode ser o centro das atenções. Parece que há sempre algo errado com a saúde dela: uma dor, um sofrimento, um machucado, no qual ela foca e normalmente exagera para os outros, aparentemente para manter o foco sempre nela. E a urgência das coisas que outras pessoas descreviam como um nível "3", para sua amiga era um nível "10".

Belinda acredita que as pessoas viciadas em drama são inseguras e precisam de muita atenção, e conseguem o que precisam fazendo cenas e exagerando histórias para soarem mais interessantes. Ser amiga de alguém assim, diz ela, é como estar em uma seita com aquela pessoa — e é esperado que você sempre concorde com ela para evitar ainda mais drama.

3. "Ficar perto deles é exaustivo": estão preocupados e presos na própria história.

Assim como qualquer estrela de show, a pessoa viciada em drama precisa de uma interação de via única com o público — pessoas cujo único papel é ser testemunha do drama. Ou seja, com exceção daqueles de quem espera-se o papel de coadjuvantes silenciosos. A estrela do show também gosta de determinar papéis para o restante do elenco. E, se colegas de elenco não entregarem as falas certas nas suas deixas, isso vira um problema. Contudo, como um participante relatou, "Eles não têm interesse algum na sua história", principalmente quando ela não os envolve.

A história de Carter

Carter conseguia identificar perfeitamente diversas pessoas viciadas em drama: "Algumas pessoas públicas, mas outras eu conheço. Gente do meu círculo pessoal." Carter disse que elas têm um "senso exacerbado da realidade", e destacou que o drama é uma profecia autorrealizável com seu próprio circuito contínuo. "Nunca há um fim do ciclo; sempre existe algo novo para jogar dentro da máquina de drama para se tornar dramático."

Carter acha que a pessoa viciada em drama "se sente mais viva, mais valiosa de alguma maneira". Mas acha exaustivo estar perto de alguém com essa questão, e difícil não ser sugado pela situação. Ele imagina como pode "se afastar ou ser afastado sem parecer afastado" e, ao mesmo tempo, manter alguma aparência de amizade. E acrescenta, "É um desafio entender como posso estar em uma relação com uma pessoa sem ser parte do seu drama" — e admite que às vezes dá trabalho demais. Ele já terminou mais de uma amizade por isso.

4. "Eles estão sempre na espreita": vivem em uma crise e caos eternos.

Pessoas viciadas em drama sempre parecem estar em crise, embora muita gente acredite que as crises sejam inventadas e exageradas. Algumas observações dos entrevistados:

- "Tem sempre algo errado na vida deles, e raramente parecem ver as coisas por um viés diferente ou de um jeito positivo."
- "É uma profecia autorrealizável."
- "Estão sempre ocupados, sempre sobrecarregados" e depois "reclamam das demandas em excesso".
- "O drama é como rolar ladeira abaixo, ganhando velocidade e incapaz de parar ou de desacelerar a intensidade — continuamente alimentados pelas histórias que contam, pelo extremismo dos seus pensamentos (principalmente os negativos), e pela grandeza dos seus sentimentos. Se foram lançados ladeira abaixo ou se caíram é menos relevante do que o fato de que, uma vez que estão descendo a ladeira do drama, parece impossível parar."

Talvez o assunto mais comum que tenha sido reportado é que é terrível ser sugado para dentro da tempestade da pessoa viciada em drama, e pode ser difícil sentir empatia pela pessoa que criou aquilo tudo. Os entrevistados reconheceram que o caos na vida de alguém viciado em drama parece real para a pessoa que sofre com ele, mas ser empático torna-se difícil, uma vez que a carga emocional se torna cada vez mais pesada.

A história de Zack

Zack demorou menos de cinco segundos para pensar em alguém que considerasse viciado em drama, e depois rapidamente pensou em mais pessoas. Zack diz que a dependência do drama não é o mesmo que sentimentos fortes ou emoções intensas, que todo mundo sente às vezes. Uma diferença fundamental, diz ele, é que "o viciado está sempre à procura de material". Zack descreve uma pessoa viciada em drama como alguém que fica feliz "quando há movimento, de preferência um movimento caótico" e, na ausência desse movimento, ela o criará. Comparou a um viciado em adrenalina. Também disse que a falta de tempo livre pode ser "outra forma de reclamarem das suas vidas".

O ESTIGMA

Se perguntar a alguém sobre uma pessoa viciada em drama, você pode obter reações que vão desde a retração até uma repulsa total. Essas reações normalmente são rápidas e bastante viscerais. As pessoas podem não saber exatamente o que é, ou o que torna alguém viciado em drama, mas sabem como se sentem em relação a isso e, em geral, não é positivo.

Tudo isso sugere um estigma evidente sobre um fenômeno bastante difuso. E os estigmas criam barreiras: poucas pessoas procuram informar-se sobre o fenômeno, e menos ainda estão dispostas a identificar-se com ele ou a obter apoio.

Essas barreiras criam um desafio à compreensão do fenômeno esquivo, profundamente estratificado e abrangente que é o vício em drama. O estigma também nos impede de reconhecer como a estratégia de sobrevivência adaptativa do drama pode interferir em uma vida saudável.

O foco do meu trabalho é acabar com esse estigma definindo-o, desmistificando-o e dando luz aos nossos próprios vícios em drama, assim como à sua escala global.

O OUTRO LADO DA MOEDA: COMO É SER VICIADO EM DRAMA

Embora a gente tenha ouvido pessoas que interagem regularmente com viciados em drama, nada transmite tanto a realidade emocional, mental e física de *ser* viciado em drama do que alguém que vive essa realidade. Como veremos, esse comportamento muitas vezes surge como uma estratégia de sobrevivência (na Parte 2 deste livro, passaremos mais tempo entendendo as causas-raiz do vício em drama). Vamos ver como é para a pessoa que tem essa predisposição ao drama: a visão de dentro para fora.

Melissa: Incapaz de parar de reviver um passado traumático

Melissa é uma mulher de 57 anos com um histórico de traumas familiares. Cresceu em um lar abusivo e instável e sofreu uma quantidade significativa de traumas, dentre eles maus tratos por parte dos pais, fibromialgia, abuso sexual, a morte de um irmão com câncer no cérebro, uma lesão que a deixou incapaz de andar, uma doença que a tornou incapacitada, a situação temporária de ficar sem moradia, a morte de um primo e a perda de amigos próximos. É uma lista avassaladora.

Para Melissa, esses detalhes estão sempre passando pela sua cabeça e, por isso, ela revive esses traumas inúmeras vezes. Ela atribui à necessidade de liberar esse excesso de energia emocional o fato de ter virado cantora e atriz profissional. A intensidade elevada que sente no palco é uma forma de canalizar suas tendências ao drama. Sem esse escape, ela se preocupa com os danos que o constante retorno dos seus traumas poderia causar.

Muitas das pessoas com propensão ao drama são sobreviventes de acontecimentos extremos e dramáticos, incluindo doenças, abusos, acidentes e lesões causadas por si próprias ou por membros da sua família. Mas para algumas pessoas, como Melissa, o incidente não acontece apenas uma vez — como as memórias não cessam, o incidente ocorre infinitas vezes, um ruído constante que precisa ser abafado em uma tentativa de controlar o mundo interno. E assim, não conseguem avançar para a cura desses acontecimentos.

Assim como não se sentir à vontade no seu próprio corpo reforça a sensação de não estar à vontade no mundo, o fato de não se sentir em controle dos seus próprios pensamentos, emoções e ações alimenta a sensação de que o mundo está fora de controle. Simultaneamente, é quase impossível experimentar uma sensação de controle interno quando o mundo à nossa volta parece estar fora do nosso controle.

Helen: Assumindo o controle do espaço como forma de lidar com a situação

As pessoas viciadas em drama também podem exercer o controle, como tentativa de equilibrar a falta dele, assumindo o espaço, sendo o que os entrevistados descreveram como ousado, intenso ou grandioso.

Helen descreve-se como "uma pessoa extrovertida e sensível", e diz que torna a vida das pessoas interessante. "Sei fazer muitas piadas", diz ela, "mas de uma forma dramática, e posso exagerar em muitas situações". Helen também nota a sua tendência para o drama e a tendência para dominar um espaço.

"Quando estou contando uma história, exagero muito com a minha linguagem e com o meu corpo também. Meu corpo é mais dramático mesmo contra a minha vontade: minha postura corporal e as expressões faciais. Quando estou no drama, sinto-o no meu corpo, no meu estômago, por exemplo. Sinto-o no coração, e meu corpo assume o controle. É como se meu corpo se apoderasse das minhas emoções e reações e se sentisse mais vivo."

Helen diz que detesta drama, mas pergunta-se se, inconscientemente, não está em busca dele. Considera-se divertida, mas acrescenta que não inventa drama por entretenimento. Depois de refletir sobre o efeito que pode ter nos outros, Helen diz: "Não sou uma pessoa má. Na maior parte das vezes, faço-o sem perceber." Helen vê a sua tendência para o drama como uma forma de evitar conflitos. "Não comunico o que estou sentindo no momento." Durante um longo período de tempo, os sentimentos acumulam-se até chegarem em um nível desconfortável. "As coisas que me incomodam vão acumulando e eu explodo, o que se transforma em uma situação maior do que realmente deveria ser." Para Helen, o drama é a forma de lidar com as coisas, mas percebe que "quando estou nele, não sou capaz de lidar com o que está acontecendo ou com a agitação". Como resultado, a situação piora em vez de melhorar. Helen reconhece que sua propensão ao drama não faz sentido. "Estou sempre reclamando de estar estressada, e então crio situações ainda mais estressantes, e uma parte de mim gosta disso." O mundo interior, para a pessoa viciada em drama, pode estar cheio de paradoxos muito dolorosos.

Rafe: Quando a intensidade se transforma em raiva

Rafe descreve a sua raiva quando não é visto ou compreendido de forma tão palpável que ela se manifesta fisicamente. "É raiva ou histeria completa. Na versão extrema, bato uma porta ou quebro um copo." Ele admite que precisa chegar ao extremo da exaltação para conseguir largar mão.

Rafe diz que cresceu em uma família cheia de conflitos e com uma sensação constante de mal-estar. "Havia muita raiva e energia exacerbada", diz. Para ele, isso parecia normal. "As pessoas falavam por cima umas das outras. Tínhamos de dizer coisas escandalosas, e fazer coisas afrontosas, só para sermos ouvidos e reconhecidos. Não reparei que tinha se tornado algo tão familiar a ponto de eu buscar a mesma coisa em todas as áreas da minha vida — minhas escolhas profissionais, minhas relações românticas, amizades, o que se passava no mundo (notícias) e nos lugares onde vivia, como Nova York. Essa tensão onipresente na cidade é como a corrente que sinto na minha vida."

Rafe ficou surpreso ao descobrir que amores e amigos o descreviam como uma pessoa intensa. "Foi preciso muito trabalho para conseguir sair do meu normal" e observá-lo de fora, diz ele, e depois mais um passo "para saber que qualquer coisa diferente era possível".

Trazer a ioga, a meditação e a terapia para sua vida permitiu que Rafe controlasse o caos de uma forma que não conseguia antes, e ele tem se esforçado para perceber tanto a necessidade de drama dos outros como a sua própria. "Estou adquirindo a capacidade de ver o que realmente se passa por baixo dos falsos exteriores que as pessoas colocam para se convencerem de que têm controle das coisas na sua vida sobre as quais não têm", diz ele. "Tenho tentado tirar as camadas e perceber de onde vem a necessidade de drama e como é que ela ficou marcada em mim. Foi um processo de encontrar ou ser capaz de receber conforto em estados mais vulneráveis do que o limiar do drama."

Embora Rafe consiga ver mais claramente sua propensão ao drama e possa escolher quando e até onde vai, sente sempre atração pela intensidade e pelos extremos. "Pessoas ou experiências particulares trazem a atração para mais perto da superfície." Nesses momentos, diz ele, a intensidade é "nostálgica e sentimental na sua familiaridade". Expor seu lado dramático é uma certa libertação — uma adrenalina. Rafe conclui: "Às vezes, não há problema algum em me envolver e vivenciar o drama, e acabar colhendo as coisas que não são tão boas para mim. Aprendi a aceitar a intensidade; de qualquer forma, não gostaria de ser bege."

O comentário de Rafe sobre "ser bege" alinha-se com a autopercepção de outros que são viciados em drama. Muitas vezes eles se veem como pessoas interessantes que tornam a vida dos amigos e familiares mais animada. Rafe, por exemplo, descreve-se como "um provocador" que "agita as coisas" e gosta de ver alguém desconfortável ou reativo a algo que ele diz ou faz. Pensa nesse comportamento como "muito honesto com as pessoas, como um 'mago da verdade'", admitindo que "digo coisas que os outros não dizem ou coisas que as pessoas nem sempre querem ouvir".

Tanto as pessoas viciadas em drama como as que convivem com elas ou estão próximas delas reconhecem que a vida de uma pessoa viciada em drama é intensa, dada a extremos e repleta de fatores estressantes. Enquanto os "de fora" observam a necessidade de atenção e controle, os "de dentro" descrevem experiências contínuas de se sentirem invisíveis e fora de controle. Os de fora reconhecem que há sempre algo de errado, distorcido ou inventado, na vida dessas pessoas; os de dentro experimentam uma sensação constante de mal-estar, como se o azar fosse um companheiro habitual — as coisas ruins os perseguem e os encontram. Os que estão do lado de fora sentem-se exaustos por serem arrastados para a crise desses indivíduos; os que estão do lado de dentro sentem-se sozinhos, abandonados e isolados.

PRINCIPAIS CONCLUSÕES

- Se você conhece alguém viciado em drama, é provável que já tenha observado algumas ou todas estas características: há sempre um sentido de urgência, linguagem e expressões exageradas; a necessidade de ser o centro das atenções; de reencenar e recontar histórias com uma intensidade desnecessária; conseguem pegar qualquer coisa neutra e dar-lhe uma carga pesada; são inflexíveis com qualquer verdade que não seja a sua; e há sempre algo de errado — uma vez que se concentram principalmente nos elementos negativos, chocantes ou emocionantes da sua vida ou da vida de outras pessoas.

- Aqueles que são testemunhas sentem-se muitas vezes controlados, exaustos e sugados para o drama.
- Se você tem ou suspeita ter um vício em drama, pode ser que reconheça alguns ou todos estes traços: as dores do passado têm um impacto na forma com que percebe o mundo agora; a maioria das coisas na vida parece uma luta ou um combate; não se sente em casa (confortável e confiante) no seu corpo; experimenta uma falta de controle (por exemplo, da dimensão das suas emoções ou da crise em que se encontra), uma sensibilidade a não ser visto e compreendido; e o drama também lhe dá um sentido de relevância.
- As intensidades desse passado que foram internalizadas podem ser trazidas de volta à vida no presente, procurando e combinando com os lugares onde vive, os trabalhos que faz e as pessoas com quem se associa.

CAPÍTULO 3

Sintomas comuns e impactos do vício em drama

Após passar anos alternando entre estar no drama e observá-lo como terapeuta e pesquisador, surgiram sete temas centrais (sintomas) para os viciados em drama. Se eu soubesse como esses sintomas são comuns enquanto eu estava navegando no meu próprio vício, talvez tivesse me sentido menos sozinho e mais esperançoso.

"Às vezes, sinto desejo de drama", diz Helen. "Recentemente, senti que não fazia nada imprudente ou espontâneo havia algum tempo, e então fiz uma tatuagem. O desejo é como uma necessidade de apimentar as coisas na minha vida. Também posso inventar minhas próprias narrativas — não baseadas na realidade — que acabam por me deixar chateada com as pessoas, como o meu namorado. Quando eu e o meu namorado discutimos, sinto que é a única hora em que ele compartilha seus sentimentos e, por isso, crio essas situações como forma de confirmar que ele gosta de mim. A briga cria esse tempero e eu recebo mais atenção dele. O mesmo acontece com a minha mãe e a tatuagem. Acho que o drama pode vir das minhas inseguranças e ciúmes, de uma necessidade de atenção. Quando estou ansiosa, me coloco nessas situações mais dramáticas. Isso desloca a minha ansiedade para outra coisa."

A história de Helen é apenas um exemplo de como alguém viciado em drama funciona no seu cotidiano. Todas as pessoas com um vício em drama têm manifestações semelhantes; esses sintomas internos acompanham os indivíduos para onde quer que vão e em qualquer situação em que se encontrem. É como andar com um casaco pesado em todas as estações do ano e climas. Em vez de um casaco, as pessoas com um vício andam com a experiência generalizada da vida como uma falta de controle, cheias de intensidades e extremismos, sentindo-se sozinhas, desconfortáveis e apáticas, como mencionei brevemente no Capítulo 1.

Como você pode imaginar — ou como sabe, se é o seu caso —, viver dessa forma não é fácil. Vamos analisar mais de perto essas formas comuns de manifestação do vício em drama e compreender o impacto que pode ter nas relações de uma pessoa e no seu bem-estar físico e mental.

"NÃO ME SINTO CAPAZ DE CONDUZIR MINHA PRÓPRIA REALIDADE": FALTA DE CONTROLE

Muitas pessoas viciadas em drama têm a tendência a se sentir — ou ficar — fora de controle. Podem se sentir assim em relação às coisas que as rodeiam ou a si próprias e sua resposta mental e emocional aos acontecimentos. Parece que a vida não lhes dá opções, tudo no mundo está contra elas e estão soterradas debaixo de três metros de areia. E a reação a esses sentimentos é tão "automática" que parece predeterminada por uma força exterior.

É claro que nenhum de nós pode controlar muitos dos acontecimentos ou situações da nossa vida, mas as pessoas viciadas em drama podem se sentir consideravelmente mais fora do controle. Imagine aqueles bonecos biruta que vemos em lojas de automóveis e postos de gasolina. Seus membros dobram-se e flexionam-se de forma errática porque estão completamente à mercê dos compressores de ar que os insuflam e do vento que os joga para lá e para cá.

É assim que uma pessoa viciada em drama se sente; o seu mundo interno é frequentemente doloroso e avassalador. "Não me sinto capaz de conduzir minha própria realidade", explicou um cliente. Outra pessoa diz: "A escolha é algo exclusivo daqueles com mais sorte, e as coisas difíceis estão sempre acontecendo."

A incapacidade de controlar (ou prever) o mundo exterior leva a sensações de sobrecarga, desamparo e vitimização — algo que todos nós sentimos de vez em quando, mas é mais exacerbado naqueles com propensão ao drama. Pegar a saída errada de uma estrada pode parecer um pequeno erro ou inconveniência, mas, para alguém viciado em drama, parece uma catástrofe e um fracasso injustos.

De fora, parece que tudo está sendo manipulado, pensado e controlado. De dentro, no entanto, estão lutando com as muitas forças esmagadoras que bombardeiam simultaneamente a sua vida. Estão tentando fazer música a partir de uma cacofonia.

"COMO UMA CHALEIRA PRESTES A EXPLODIR": SEMPRE INTENSO

A vida é intensa para as pessoas viciadas em drama. A intensidade oscila, mas nunca desaparece completamente. "É uma corrente que está subjacente a tudo", diz Lisa, mas "às vezes está mais perto da superfície. Estou sempre consciente de onde está prestes a irromper ou entrar em erupção". Outra cliente utiliza a metáfora da água fervendo para descrever a intensidade da sua raiva durante as discussões com o namorado ou com os pais, especialmente quando se sente "injustiçada de alguma forma". Nesses momentos, diz ela, "a raiva era tão palpável que eu me sentia como uma chaleira prestes a apitar". Para ela, a água estava sempre fervendo.

A intensidade para as pessoas viciadas em drama traduz-se muitas vezes em um sentido de urgência incessante — sem ele, algo parece errado. Para reforçar a urgência, criam uma vida cheia de compromissos, projetos e prazos, todos conflitantes uns com os outros. Até o cotidiano é preenchido com essa intensidade e, por isso, as tarefas mais simples parecem pesadas e onerosas.

Do lado de fora, parece que estão "tratorando", dominando tudo e todos com a sua velocidade e energia frenética. Internamente, a intensidade parece uma força motriz que atravessa tudo, uma energia caótica de alta velocidade que se transfere para cada palavra e ação. Pode dar a sensação de que, se elas se acalmarem, se tirarem o pé do acelerador, vão morrer.

"NUNCA, O MELHOR, O PIOR, PERFEITO": TENDÊNCIA À REAÇÃO EXAGERADA

Para quem é viciado em drama, tudo é visto sob uma lente de aumento. O pensamento extremista, a invenção de grandes histórias e o significado e emoção associados a elas levam a reações exageradas.

Quem tem vício em drama geralmente se sente inundado de algo, além do que consegue aguentar. Os incidentes diários parecem ser um problema enorme, e a linguagem dessas pessoas reflete esses extremos, com palavras como *sempre, nunca, fracasso, absoluto, o melhor, o pior, perfeito, desastre, arruinado, impossível, tudo* etc. Encontrar e criar situações extremas pode justificar a grandeza dos sentimentos — como encontrar um recipiente suficientemente grande para contê-los e validá-los.

Para quem está de fora, a dimensão da resposta pode parecer fabricada de propósito — uma expressão de personalidade, uma performance que parece conduzir a extremos. No entanto, visto de dentro, não é bem assim. O volume e a magnitude com que as coisas são expressas e as ações são tomadas estão no mesmo nível do volume com que são vivenciadas por elas.

"NINGUÉM ME APOIA": SENTIR-SE SOZINHO, ISOLADO E ABANDONADO

Muitas pessoas viciadas em drama sentem que estão caminhando sozinhas pelo mundo. Helen diz que o seu "lado dramático" é "muito vulnerável e delicado, e anseia por ser compreendido e ouvido".

Inerente ao sentimento de abandono e solidão está a desconfiança de que ninguém possa apoiá-las ou estar presente. Essa sensação de solidão é facilmente desencadeada pelas ações de outras pessoas, que são frequentemente interpretadas como abandono. Para Karine, grande parte da necessidade de drama deve-se ao fato de "não ter ninguém para me apoiar. Estou completamente sozinha, por minha conta, tenho que resolver tudo sozinha". Essa experiência comum leva a uma mágoa contínua, chamada dor de isolamento.

Do lado de fora, parece que aqueles com vício em drama estão constantemente à procura de atenção e não aceitam o conselho ou a conexão oferecidos. Do lado de dentro, todo mundo parece estar muito distante, e uma conexão profunda soa aterrorizante e uma superexposição das suas vulnerabilidades.

"DEVE HAVER ALGO RUIM NO HORIZONTE": UMA SENSAÇÃO CONSTANTE DE MAL-ESTAR

Uma das características de viver com vício em drama é um desconforto ou mal-estar constantes, como se algo estivesse sempre prestes a dar errado. "Sinto um mal-estar presente na minha vida", diz Martin. "Há sempre algo de errado ou algo que tem de ser resolvido." E, no entanto, o conforto e a facilidade desencadeiam uma sensação de perigo.

Frank, um produtor de eventos de 32 anos, diz: "É como se estivesse constantemente sentindo um perigo iminente, mesmo quando não há nada. Quando as coisas estão bem, meu primeiro pensamento é que *deve haver algo ruim no horizonte.*" Isso cria uma necessidade de vigilância permanente; aqueles que são viciados em drama estão constantemente à espreita, procurando as forças não identificadas da ansiedade.

Muitas pessoas viciadas em drama sentem um desconforto que se prolonga e paira sobre elas como um abutre esfomeado. Não importa aonde vão ou o que fazem, essa sensação de mal-estar ou angústia as acompanha. Um cliente diz: "A vida, de alguma forma, é como se eu tivesse que empurrar uma pedra para cima de uma colina, independentemente de o caminho à frente ser plano e fácil."

Do lado de fora, esse mal-estar é palpável; ele ocupa todo o espaço, sugando todo o ar do ambiente. Do lado de dentro, a pessoa viciada em drama está atribuindo significado e tentando dar sentido à constante sensação de mal-estar. Está lutando para encontrar um lugar entre o desconforto que se aproxima e os perigos percebidos da calmaria. Porque ceder ao conforto é confundido com ficar indefeso, o que pode significar que ela não está preparada para a próxima coisa ruim.

"SENTINDO NADA E SENTINDO DEMAIS": APATIA E SOBRECARGA SENSORIAL

Talvez uma das questões mais avassaladoras e paralisantes do vício em drama seja a sensação de apatia e sobrecarga sensorial. A apatia ou a desconexão são mais evidentes quando há espaço entre a intensidade das respostas ao mundo, os afazeres da vida ou a preocupação com o que as outras pessoas estão fazendo. Todos nós sabemos como é a sensação de quando o nosso pé "adormeceu" — para alguém viciado em drama, essa é uma experiência de corpo inteiro.

Os viciados têm uma sensação contínua de excesso e falta de tudo, mas especialmente de sentimento. Por um lado, são pessoas muito sensíveis ou, como muitos afirmam, "extremamente empáticas". É como ser feito de bolas de algodão e absorver tudo, diz Trina, mas, por outro lado, "as bolas de algodão também parecem um amortecedor para o mundo, uma camada familiar de distanciamento". Essa apatia e desconexão muitas vezes é chamada de "tédio" pelos viciados em drama. (Reconheço isso em mim: quando criança, quanto mais me aproximava de uma versão de calma, mais aborrecido ficava.) O tédio e a sobrecarga dançam de mãos dadas, alternando entre um e outro para tomar a frente.

Felice, uma cliente de vinte e poucos anos, descreve essa experiência da seguinte forma: "A vida é como ter todas as abas abertas no navegador do computador e não conseguir resolver nenhuma delas, por isso minimizamos a janela e ficamos olhando para a tela em branco." Isso resulta em sentir-se impotente e vítima das condições do mundo — intensificando a falta de controle que descrevi anteriormente neste capítulo. Outro cliente, Michael, disse: "Eu não sei o que fazer com todas essas sensações e sentimentos, então eu simplesmente congelo, e então não sobra nada." Quando era criança, diz ele, "eu tinha mesmo de ser uma estátua e engolir toda a dor".

Do lado de fora, as pessoas viciadas em drama parecem não empáticas e altamente emotivas, focadas apenas no seu próprio drama e narrativa. Por dentro, sentem demais e, para sobreviver, podem não sentir nada.

"É COMO SE O AR ESTIVESSE PASSANDO ATRAVÉS DE MIM": A EXPERIÊNCIA DA DISSOCIAÇÃO E DE ESTAR SEM ÂNCORA

Ao acompanhar uma sensação persistente de torpor e mal-estar, muitas pessoas viciadas em drama vivenciam variações de dissociação, ou uma sensação de estar sem âncora, desligadas de si próprias, sem estrutura e estabilidade. Como diz um cliente, "É como se o ar estivesse passando através de mim". É como uma vela sem pavio, ou um barco sem âncora ou cais. Sem esta solidez, as pessoas viciadas em drama sentem-se completamente sem poder, à mercê de tudo o que as rodeia.

Estar sem âncora traz consigo o pesado preço de se sentir perdido. Só existe confusão onde deveria existir um sentido de propósito e significado. As pessoas viciadas em drama podem parecer estar em todo canto e, ao mesmo tempo, em lugar nenhum. É comum seguirem uma direção, e de repente a abandonarem e se lançarem a uma nova direção. Mesmo quando há grandes realizações, pode parecer que não há ninguém ali para recebê-las.

Uma vez que a autoestima e o amor-próprio surgem da capacidade de se sentir seguro e presente no próprio corpo, as pessoas com vício em drama sentem que há sempre algo que lhes falta e que está errado com elas.

Sem estar situado no seu próprio corpo, é difícil estar presente no que está realmente acontecendo e julgar a intensidade e o tipo de resposta necessários para qualquer situação. A percepção de uma situação dos viciados em drama é distorcida devido ao fato de verem-na através da sua própria tempestade interna. Um amigo de longa data disse: "Quando meu terapeuta me guiou de volta ao meu corpo, percebi que tudo era como em *Alice no País das Maravilhas*, totalmente desproporcional ao que sentia naqueles momentos (de drama)."

Para quem está de fora, os viciados em drama parecem inconstantes, inconsistentes, incapazes de manter a atenção e sempre atrasados. No entanto, no seu interior, estão à procura de um sentido central de si próprios e muitas vezes confundem-no com a crise que os rodeia.

O PREÇO FÍSICO E MENTAL DO VÍCIO EM DRAMA

Independentemente do lado da moeda em que se esteja, o vício em drama tem muitos custos, como sinaliza a pesquisa: pode afetar as relações pessoais e profissionais e praticamente todas as partes da vida de uma pessoa. Também pode levar a uma série de problemas emocionais e físicos. Esses possíveis resultados podem incluir fadiga crônica, doenças autoimunes, fibromialgia, imunossupressão, dores articulares e musculares, incapacidade de concentração, bem como isolamento interpessoal e mudanças de humor. Também pode afetar a saúde da pele, do pâncreas, do estômago, do coração, do intestino e do sistema reprodutor de uma pessoa.[1]

Pesquisadores como Bessel van der Kolk demonstraram que os sintomas físicos e emocionais surgem frequentemente juntos.[2] Questões básicas de qualidade de vida também estão incluídas. Ser atraído pelo estímulo do drama pode diminuir a sua capacidade de estar atento aos momentos significativos da vida. Quando se anda na montanha-russa dos extremos, perde-se facilmente a intimidade e os sabores sutis do dia a dia; a tolerância aos estímulos normais também pode diminuir. Em última análise, isso pode afetar negativamente a sua capacidade de agir e a sua resiliência, bem como a sua capacidade de estar presente, de prever escolhas e de se sentir apto a fazer tais escolhas. Tudo isso impede a capacidade de se envolver em grandes desafios, o tipo de respostas adaptativas que podem estimular o crescimento pessoal.

Além disso, similar a outros comportamentos de vício, o drama habitual — na sua essência, uma dependência da intensidade e do caos — pode causar sintomas de abstinência quando o que desencadeia o drama não está presente. E tal como alguém viciado em drogas precisa de mais doses ou de doses mais fortes para continuar entorpecido, o mesmo acontece com uma pessoa viciada em drama. As pessoas viciadas em drama habituam-se ao volume ou intensidade da situação dramática e do caos interno e precisam de cada vez mais.

Quando um agente estressor (fator de estresse) nível 10 se torna o novo normal, podemos começar a procurar os níveis 11 e 12 para preencher esse buraco. Dessa forma, o drama deixa de ser uma escolha, uma resposta possível a uma situação, e passa a ser uma caraterística de quem somos.

O vício em drama também afeta profundamente as pessoas próximas aos viciados em drama, criando estresse, caos e confusão. Múltiplos estudos mostram que as pessoas expostas ao drama experimentam efeitos psicofisiológicos semelhantes aos da pessoa viciada em drama.[3] O simples fato de estar no ambiente da situação dramática cria uma resposta secundária ao estresse, uma transmissão da pessoa viciada em drama. Ao contrário de quase todas as outras dependências, esta afeta diretamente as pessoas que estão por perto e pode até ser contagiosa — você pode pensar nela como algo semelhante aos perigos do fumo passivo do cigarro. Para usar outra analogia, se pensarmos em ouvir uma história evocativa, o tom do narrador, o ritmo, a linguagem e a emotividade podem puxar-nos para a história como se, de repente, fizéssemos parte dela. O drama pode ser parecido com isso. Tal como um motorista que reduz a velocidade para ver um acidente e depois os outros motoristas seguem o exemplo, as pessoas que estão à volta de um drama podem ser atraídas para ele sem tomarem uma decisão consciente de fazê-lo — muitas vezes resultando em um acidente.

Para além desses efeitos mente-corpo, o vício em drama cria grandes tensões nos relacionamentos, tanto que esses impactos são abordados em um capítulo separado. Vamos dar uma olhada.

PRINCIPAIS CONCLUSÕES

- Existem seis características principais de quem vive o vício em drama:
  - A falta de controle;
  - Uma intensidade tanto na força quanto na magnitude da forma como agem, assim como na corrente subjacente e a urgência com a qual sentem;
  - Um sentimento familiar e uma sensibilidade de estar sozinho, abandonado e isolado;
  - Uma sensação consistente de mal-estar e desconforto, uma sensação generalizada de que algo está ou vai dar errado;
  - Sentir-se sensível demais e apático — criar uma experiência de vida que seja ou exagerada ou insuficiente;
  - Uma sensação comum de desconexão consigo próprio; dissociação
- Desacelerar o ritmo ou relaxar desencadeia ansiedade.
- A consequência do vício em drama é psicológica, emocional e física.
- Como a maioria dos vícios, a tolerância é construída — exigindo mais drama para manter o ciclo e evitar os sintomas de abstinência que ocorrem.
- Além disso, como a maioria dos vícios, tem um impacto sobre as pessoas ao redor, criando, em última análise, desafios físicos e fisiológicos semelhantes nos outros, tal como acontece com os viciados.

CAPÍTULO 4

O ciclo de criação e destruição:
O drama e os relacionamentos

Veja como Alicia, que se identifica como uma pessoa viciada em drama, descreve o seu relacionamento com o namorado: "Quando é bom, é muito bom! E também pode ser tão doloroso que eu só quero acabar com tudo. Posso ficar muito frustrada. Às vezes, minhas emoções são tão grandes ou fortes que perco de vista o motivo da minha frustração inicial. Muitas vezes sinto-me injustiçada e insatisfeita, mas, verdade seja dita, é difícil estar em contato com o que eu quero ou preciso em primeiro lugar." Alicia acha que, se o namorado pudesse satisfazer as suas necessidades, tudo ficaria bem, mas nem sempre tem certeza de quais são essas necessidades. Uma das características — e consequências — do vício em drama é a forma como as relações estão num constante processo de criação e destruição.

O ser humano é uma espécie social, com aptidões para estabelecer vínculos e criar laços sociais. As relações podem ajudar a regular o nosso humor, a adaptarmo-nos, a reforçar o nosso sistema imunológico e até a reduzir a dor. Mas, para quem tem vício em drama, as relações tornam-se mais complexas. A intimidade pode parecer perigosa, e as relações podem se tornar um lugar para projetar sentimentos não expressados e não processados. Os altos e baixos das relações se tornam a dose que satisfaz o desejo incessante de drama. O drama pode manifestar-se sob a forma de ciúme, culpa, privação, espionagem, traição, brigas intensas, casos amorosos emocionais, voltas apaixonadas, e uma falta de limites — basicamente, a versão da vida real de um talk show sensacionalista ou de um reality de TV.

A palavra *relacionamento* nem sempre significa o nosso laço com um amor, amigo, familiar ou colega, mas pode ser apenas a capacidade de nos conectarmos; a ruptura da conexão pode estender-se a empregos, lugares, projetos ou mesmo coisas. No entanto, neste capítulo, vamos nos concentrar na forma como a conexão e a desconexão se manifestam nas relações com outras pessoas.

AS RELAÇÕES ATRAVÉS DO ESPELHO

As relações em todos os níveis, até consigo próprio, servem a um objetivo evolutivo: a sobrevivência. É a tensão entre, ao mesmo tempo, *desejar e rejeitar os laços sociais (conexão)* que cria muitos dos comportamentos de uma pessoa predisposta ao drama.

Nem todas as relações construídas no caos são consideradas negativas — pelo menos, não no início. As pessoas com propensão ao drama podem parecer bastante sedutoras e excitantes. Há algo de magnético na sua personalidade e, tal como um ator ou um contador de histórias habilidoso, podem atraí-lo para o seu mundo, proporcionando a você uma existência mais animada indiretamente.

Daniel diz: "No início é excitante, nós nos sentimos atraídos, como se fôssemos especiais, como se fizéssemos parte de algo mais interessante do que o dia a dia do mundo. É uma sensação semelhante à que sentimos quando somos atraídos por um bom filme ou espetáculo e o coração dispara — é excitante, jovial, novo e, de certa forma, dá graça à vida. As histórias que partilham parecem vivas, sentimo-nos envolvidos e convocados."

Esse nível de validação em uma relação pode não ser sustentável, mas pode ser difícil de se afastar, como explica Daniel. "Para ser completamente honesto, é como se, depois de sentirmos um pouco de excitação, fosse difícil parar de buscá-la. Por isso, a única coisa a fazer é nos desvincularmos totalmente... mas então há o medo da reação adversa de nos tornarmos o sujeito ou o alvo do drama deles."

- - - - -

O CICLO DE CRIAÇÃO E DESTRUIÇÃO

O vício em drama é um ciclo constante de criação e destruição de relações, e a tensão que se acumula no meio. Se você já interagiu com pessoas viciadas em drama, conhece essa tensão; parece o repuxo de um acidente de carro do qual você não consegue sair. Se não está familiarizado com essa experiência, experimente o seguinte: com uma das mãos, imagine-se puxando uma coisa ou alguém para perto de si e, com a outra mão, imagine-se empurrando essa pessoa para trás. Deixe uma das mãos assumir a liderança (com o empurrão ou o puxão) antes que a outra entre e assuma o papel. Essa é a dança relacional dos viciados em drama.

Para a pessoa que recebe essa tensão, é como se estivesse sendo atirada de um lado para o outro, sem chão para se firmar, completamente desorientada. Essa dinâmica de empurra-e-puxa percorre todas as relações daqueles que são viciados em drama.

Em outra parte deste livro, falaremos sobre a teoria do apego: como as primeiras experiências de segurança, conexão ou desconexão formam padrões de comportamento que podemos representar nas nossas relações, também chamados de reencenações (Capítulo 7). Antes de nos debruçarmos mais profundamente sobre a *razão* pela qual o drama aparece nas relações (Parte 2), vamos primeiro explorar *como* o drama se manifesta através do ciclo de criação e destruição.

A ÁGUA ESTÁ SEMPRE FERVENDO:
ENTRANDO EM UM RELACIONAMENTO

As pessoas viciadas em drama não começam a interagir com os outros a partir de um ponto de neutralidade. Costumo dizer que o seu ponto de partida é mais parecido com uma fervura branda. Para entender o que quero dizer, imagine que, cada vez que você abre a torneira, a água sai imediatamente fervendo em vez de fria ou morna. Pensando em como usar — interagir com — a água, seja para beber, para tomar banho ou para o que quer que precise, você assumiria que usar essa água seria difícil ou até perigoso, e definiria suas ações a partir dessa noção. Para quem tem um vício em drama, é como se a água estivesse sempre fervendo, e é por aí que começam.

Imagine uma jovem que cresceu em uma casa onde os membros da família eram imprevisíveis. Ela não sabia quando eles iam gritar, ignorar ou envergonhá-la, ou quando ia haver outra grande tempestade. A sua resposta intuitiva ao medo e ao terror era ficar pequena, o menor possível, e se esconder. Se esse terror basal tivesse uma voz, diria: *"Encontre um esconderijo dentro de si e não deixe ninguém entrar."* Foi exatamente isso o que ela fez.

Com o tempo, a menina desenvolveu um motivo para ter de ser pequena e se esconder, e, assim como a *Alice no País das Maravilhas*, criou uma versão de si própria tão grande que era capaz de se defender e não ser ignorada — um tamanho que seria impossível não ver.

Do lado de fora, essas duas versões de si mesma se mostram como grandes reações que parecem injustificadas, uma vingança ao ser provocada que se pode transformar em um ataque de culpabilização, uma reciclagem eterna das mesmas questões, ou uma incapacidade de deixar o elemento de gatilho ir embora, seguida de um colapso que irrompe como a energia de uma criança ferida.

Ambas as estratégias de sobrevivência, simultaneamente escondendo-se e tornando-se exageradamente grande, impediram a menina de conseguir o que ela queria: ser vista e ouvida, expressar-se de forma autêntica no seu verdadeiro tamanho e, em última análise, estar rodeada de uma conexão segura.

Os sintomas comuns descritos nos capítulos anteriores constituem o ponto de partida para aqueles que são viciados em drama e influenciam a forma como se envolvem nas relações. Da mesma forma que o relaxamento pode desencadear uma sensação de alarme para os viciados em drama, isso também acontece com a intimidade, a partilha do nosso eu verdadeiro por meio da proximidade e da conexão. Como já mencionei, o vício em drama envolve camadas de apatia e dessensibilização. Ser íntimo significa deixar de lado o distanciamento protetor — mas o medo de deixá-lo de lado é que o derretimento dessa camada congelada profunda seja mais doloroso do que aquilo que a causou.

A INTIMIDADE É UMA RODOVIA DE MÃO DUPLA

A intimidade, sentida pela conexão e a relação, é uma rodovia de mão dupla. Ou seja, recebemos os outros e somos, ao mesmo tempo, recebidos. Para os viciados em drama, essa rodovia bidirecional de ligação é fechada como forma de filtrar ambientes caóticos e imprevisíveis ou para atenuar a dor. Uma vez bloqueada, ela se torna o novo normal, não é fácil voltar a abri-la.

Ao compartilhar algo íntimo com alguém que é viciado em drama, muitas vezes parece que essa pessoa está preocupada com outras coisas e não é capaz de absorver o que você está dizendo. Com clientes que expõem esse bloqueio na autoestrada da conexão, muitas vezes é preciso bastante trabalho e paciência para restabelecerem conexões vulneráveis. Por exemplo, minha cliente Martina fica com os olhos vidrados e inexpressivos quando lhe dizem que ela está se saindo bem, o quanto ela significa para outra pessoa ou qualquer conexão íntima direta. Martina compartilhou comigo uma carta que recebeu da sua filha mais velha dizendo o quão maravilhosa é a sua mãe. Imediatamente fez um comentário desdenhoso sobre como a filha deve ter se sentido pressionada a escrever aquilo para o Dia das Mães. No momento em que a convidei a fazer uma pausa e absorver as palavras significativas da carta da filha, ela começou a se mexer na cadeira e mudar de assunto.

Para descrever essa incapacidade de receber um elogio, utilizo muitas vezes a metáfora de levar uma xícara de chá à boca, mas sem nunca ingerir o conteúdo ou provar os sabores. A incapacidade de sentir, receber, absorver ou saborear realça uma sensação de ausência perpétua na vida dessas pessoas.

Uma prática simples para realçar a bidirecionalidade de uma relação é sentar-se em uma cadeira. Mantenha seu corpo bem rígido e firme, quase como se estivesse se levantando e se afastando do apoio da cadeira. Agora, relaxe e concentre-se nos pontos em que seu corpo está em contato com a superfície de apoio. Deixe sua respiração viajar até esses pontos de contato. Veja se consegue reparar onde a cadeira está a subir para receber o peso do seu corpo. Talvez possa reparar onde a cadeira está encostando para receber o peso do seu corpo. Repare onde pode dar a si próprio permissão para ser recebido pela cadeira.

Esse fluxo simultâneo de se deixar receber e ser recebido é a forma mais elevada de conexão bidirecional. Afastar-se, tornando-se rígido e incapaz de receber o apoio ou o contato da cadeira, é o que significa andar por aí com um vício em drama. (Se esse exercício foi útil para você — e espero que tenha sido! —, não perca o Apêndice no final deste livro, que oferece muitas outras práticas e meditações úteis.)

Quem é viciado em drama não está verdadeiramente em contato com o mundo que o rodeia. Para quem está de fora, pode muitas vezes parecer o "Show de [insira o nome]"; parece que tudo é sobre eles, que se relacionam com tudo contando histórias sobre si próprios e sequestrando a conversa. Mas o que pode parecer narcisismo pode ser causado pela falta dessa conexão bidirecional. Quando não se consegue absorver o mundo exterior, as pessoas são incapazes de se sentir verdadeiramente pertencentes ou conectadas. Ficam presas dentro de si próprias, onde elas são o seu mundo inteiro.

CRIAÇÃO: FORJAR UMA CONEXÃO ATRAVÉS DE UM TURBILHÃO

Se você por acaso não viu o nascimento do universo, deixe-me atualizá-lo: foi caótico. Como o universo estava essencialmente criando a si próprio, expandindo-se e contraindo-se simultaneamente, pequenas mudanças estavam tendo efeitos desproporcionais de grande escala, como uma borboleta batendo as asas no México e gerando um tornado no Canadá. Para os viciados em drama, os processos de criação de relações são como a confusão do Big Bang; as conexões são frequentemente rápidas, excitantes, de alta energia, criativas e intensas. Nessa fase, as pessoas com afinidade para o drama tendem a tornar-se o seu próprio centro de gravidade, puxando tudo e todos para a sua órbita de caos.

O desafio para os viciados em drama é a forma como procuram a conexão e como permitem que ela aconteça. Expressamos amor e recebemos amor por meio da nossa linguagem do amor, um conceito que Gary Chapman, PhD, desenvolveu no seu livro *As cinco linguagens do amor* (ed. Mundo cristão, 2013). Chapman explica que, para algumas pessoas, os atos de servir o outro, os presentes, o toque físico, o tempo de qualidade ou as palavras de afirmação são sua principal linguagem do amor. Com base no meu trabalho com clientes e nas minhas entrevistas, acrescentaria que, para outros, a linguagem amorosa é o caos e a crise.

Se uma pessoa cresceu com cuidadores que mostravam atenção principalmente quando as coisas estavam agitadas, ruins ou intensas, essa pessoa provavelmente começou a adotar isso como a sua linguagem do amor. A intensidade tornou-se a sua moeda de troca por amor e também sinônimo do que o amor significa para ela. Isso pode incluir começar brigas sem motivo aparente, fazer fofoca, envolver-se em conflitos alheios, sentir proximidade apenas quando as pessoas estão se afastando. A intensidade dessas relações pode muitas vezes ser confundida com profundidade, mas, na realidade, as conexões são bastante superficiais. Estar em uma relação ou simplesmente na proximidade do drama pode parecer que está sendo puxado para uma tempestade perfeita — o "turbilhão". Para a pessoa viciada em drama, puxar os outros para um turbilhão dramático é a maneira familiar e aparentemente a única maneira "segura" de se aproximar das pessoas. Quando os espectadores são arrastados ou se envolvem no drama, estão igualando-se à frequência do caos da pessoa que está provocando a crise. E, da perspectiva da pessoa que iniciou o turbilhão, parece que alguém finalmente sintonizou a sua estação de rádio e ela se sente ouvida e vista — com um momento de conexão. Ela também pode provocar o turbilhão para estabelecer a conexão das seguintes maneiras:

Intensificar as situações para um nível de caos "confortável"
Quando suas primeiras relações são construídas baseadas em ter que utilizar um volume mais alto para ser visto e ouvido, ou em acreditar que uma conexão estável é uma conexão caótica, isso vai se refletir em qualquer relacionamento interpessoal mais tarde. Agitar as coisas recria os laços familiares e, como resultado, pode criar uma sensação de acessibilidade à conexão. Minha cliente Elizabeth contou que sabia que seu filho queria atenção, mas parecia que ele ficava "no modo mudo" até que o seu caos ou a crise à sua volta atingissem determinado nível. De repente, quando seus gritos e ações atingiam um decibel de intensidade elevada, ela conseguia ouvi-lo, entrar em ação e atender às suas

necessidades. Até esse ponto, ele se sentia ignorado, o que geralmente o levava ao nível de ativação em que Elizabeth precisava se envolver. Esse ciclo de feedback negativo é exatamente o que era necessário para estabelecer uma conexão. Elizabeth dizia: "Não é que eu queira brigar com ele; é que me parece mais familiar e mais fácil quando ele está no meu nível."

Criar laços através do trauma

Conseguir que os espectadores se irritem e se envolvam na sua crise é uma habilidade adquirida por aqueles que são viciados em drama. No entanto, eles logo descobrem que é muito mais fácil atrair alguém que já esteja preparado para isso. Alguém viciado em drama pode procurar a conexão por meio do laço por afinidade — um trauma em comum — com pessoas que se deixem atrair facilmente por questões semelhantes. Candace, cuja irmã é viciada em drama, disse: "É como se a minha irmã conseguisse intuir quando estou chateada com alguém. Outro dia, eu estava frustrada com o nosso cunhado e, sem perder tempo, ela começou a contar histórias e a fofocar sobre ele até eu ficar bastante irritada e furiosa com ele. No início, eu me senti validada, mas depois foi como se tivesse perdido a mão e me sentisse totalmente imersa em algo maior do que eu."

Quando não existe um laço de afinidade, aqueles que estão criando o turbilhão têm de se esforçar mais para atrair as pessoas. No entanto, a recompensa sentida ao fazê-lo vai além de um sentimento momentâneo de pertencimento e de conexão. Puxar as pessoas para o drama também torna mais fácil confirmar e justificar o ciclo do drama. Quando vemos outras pessoas convencidas das nossas histórias, é muito mais fácil convencermos a nós mesmos. Atrair os outros permite que o criador desse turbilhão se alimente da animação da outra pessoa — é como adquirir uma bateria extra para manter o ciclo do drama.

Se aproveitar da empatia

Outra característica das pessoas viciadas em drama é conectar-se aos outros através da empatia estratégica. A empatia estratégica é muitas vezes acompanhada por uma linguagem como "Eu só quero que eles/você sintam o que eu estou sentindo... o estresse, a dor, a mágoa". Não ser capaz de ter uma relação bidirecional significa não ser verdadeiramente capaz de receber empatia, validação, ou mesmo desculpas — e assim surge a empatia estratégica.

A empatia estratégica consiste em criar ou forçar as condições em que se acredita que alguém terá os mesmos sentimentos ou experiências que nós. Pode parecer um castigo para alguém: trazer continuamente à tona os "erros" do passado dessa pessoa, usando linguagem dura, vergonha, histórias intensas e extremas ou interrupções do que a pessoa disse ou fez (ou não disse e não fez), e recrutar outras pessoas para se voltarem contra alguém.

Embora isso pareça ser um instrumento para afastar as pessoas, para aqueles viciados em drama, o conflito intensificado é uma forma de conexão. A crença interiorizada é que "Se os outros souberem da minha dor, já não estou sozinho nela". Ou "O meu sofrimento tem de estar em um volume suficientemente alto para que os outros consigam ouvi-lo verdadeiramente". No entanto, a incapacidade de ser validado, de receber outra pessoa, torna impossível nos sentirmos verdadeiramente conectados e com empatia. Os viciados em drama ficam presos em um ciclo de se sentirem injustiçados ou vitimizados, com constantes rupturas de relacionamento. Isso também se manifesta como uma eterna demonização, perseguição, vilanização e discriminação das pessoas.

Para aqueles viciados em drama, atrair as pessoas para o seu turbilhão cria uma relação "segura", em que finalmente se sentem em compasso com os que os rodeiam. No entanto, seja pela intolerância da pessoa à intimidade ou pelo fato de os outros envolvidos começarem a regressar à sua própria linha de base, esse breve momento de conexão e pertencimento torna-se insustentável.

O ciclo de criação e destruição – 69

A AMPLIFICAÇÃO: LAÇO POR AFINIDADE

Recentemente, a sobrinha adolescente de uma amiga, Lucy, chegou em casa da escola e me disse que tinha tido um dia difícil com um dos seus professores. Convidei-a a me contar o que havia acontecido, ouvindo-a e validando sua experiência — uma situação típica de um amigo adulto psicólogo. Depois de falar comigo, ela parecia bastante calma, mas então Lucy foi diretamente para uma chamada de Zoom com seus amigos. Em poucos segundos, depois de contar sobre seu dia, todos estavam colocando lenha na fogueira — vozes gritando, planos de vingança imaginados etc. Como todos conhecem aquele professor e estavam no mesmo "pesadelo do ensino fundamental", não foi preciso muito esforço para que esse grupo preparado pegasse uma faísca e fizesse uma enorme fogueira de drama.

Depois de conversar com os amigos, Lucy estava mais agitada e perturbada do que quando tinha chegado em casa da escola logo após o incidente. Em uma escala de 1 a 10 de agitação, estava no nível 5 quando chegou em casa. Mas, depois do "laço por afinidade" com seus colegas de turma, estava no nível 10. Após o telefonema, ficou inconsolável, e nenhum dos meus conhecimentos de psicólogo conseguiu ajudá-la a se acalmar e voltar a se conectar consigo mesma.

Minha mãe, que também estava presente, inclinou-se na minha direção e disse: "Não tente acalmá-la; só vai piorar as coisas. Em algum momento, ela vai superar, mas primeiro terá que falar com os amigos mais algumas vezes, dizer para todo mundo que sua vida é uma porcaria e que é uma vítima, e depois provavelmente fará algo irracional." Quando lhe perguntei como podia prever tão facilmente esse processo, respondeu: "Os adolescentes inventaram um vício pelo drama... porque não faz disso um capítulo do seu livro?" Demos uma gargalhada e observamos, nas horas que se seguiram, a previsão da minha mãe acontecer exatamente como ela tinha dito.

- - - - -

DESTRUIÇÃO: RUPTURA DE RELAÇÕES

Todos os seres vivos têm um impulso fundamental para a conexão e a proximidade. No entanto, para aqueles que são viciados em drama, uma vez que a conexão for estabelecida puxando as pessoas para o turbilhão, não demora muito até a pessoa começar a se sentir sobrecarregada com essa conexão e precisar se retirar da vulnerabilidade que está surgindo com o contato. É um círculo vicioso: as pessoas viciadas em drama utilizam respostas que no passado as protegeram (da mágoa ou da sobrecarga), mas que agora impedem a intimidade ou criam rupturas nas relações. Em outras palavras, essas estratégias históricas de segurança tornam-se mecanismos predefinidos para interromper e atrapalhar a conexão.

Vejamos de perto os quatro mecanismos de defesa mais comuns: deflexão, retroflexão, projeção e confluência. São essas estratégias que levam a pessoa viciada em drama a usar a mentira, a culpa, a manipulação, a criação de histórias e outros atos de destruição que cortam a conexão temporária.

- **Deflexão** é passar o foco/atenção para outra pessoa. A deflexão cria uma barreira — nada do mundo exterior faz parte — e, como tal, cria uma incapacidade de absorver, tomar conhecimento ou ser afetado pela experiência de outras pessoas. É tipicamente associada a estratégias de negação e manipulação. Utilizando a estratégia de deflexão, a pessoa viciada em drama pode dizer coisas como "Não foi isso que aconteceu", "Você está exagerando a minha resposta", "Está inventando isso" ou "Isso, na verdade, é sobre você". Em um nível menos extremo, um exemplo pode ser quando você pergunta a um amigo como ele está e ele responde com uma pergunta sobre você, colocando o foco em você. A deflexão é uma defesa contra o recebimento de qualquer nova informação que possa desafiar suas crenças ou sua realidade.

- **Retroflexão** é voltar algo para si mesmo, quando as pessoas são incapazes de expressar seus sentimentos com alguém. A retroflexão surge frequentemente quando a pessoa tem um histórico de não ser ouvida, recebida ou permitida a expressar seus pensamentos e sentimentos. Ao aplicar a estratégia de retroflexão, a pessoa torna-se frequentemente fria, rígida e distante. O maxilar aperta e os músculos do peito, do diafragma e dos braços contraem-se, isolando-a fisicamente das outras pessoas ou do mundo à sua volta. A pessoa está essencialmente desligando todos os seus sentimentos, uma vez que a energia está sendo desviada para se blindar. Isso, por sua vez, cria uma sensação de estar preso dentro de si próprio, incapaz de expressar o que realmente precisa e de conseguir efetivamente que outras pessoas ou o ambiente satisfaçam as suas necessidades. A dor autogerada reforça o valor — e a necessidade — de interromper a conexão com outras pessoas. Utilizar essa estratégia pode soar como "Nunca ninguém consegue satisfazer as minhas necessidades ou me compreender, por isso vou fazê-lo sozinho". Por exemplo, Alex está zangado com seu parceiro por algo que ele disse. Mas, em vez de ser capaz de expressar sua raiva ao parceiro, Alex diz coisas cruéis e punitivas sobre si próprio para si próprio. Torna-se frio e distante, e depois fica ressentido com o parceiro por não ter feito as pazes, apesar de o parceiro ter tentado.
- **Projeção** é mover todas as percepções, sentimentos e pensamentos de si mesmo para outra pessoa ou para o ambiente. Uma caraterística marcante da projeção como estratégia é não "ver" ou "sentir" as pessoas com quem estão ou os

eventos que estão acontecendo, mas apenas vê-los como traumas não resolvidos, histórias, histórico e problemas que estão sendo projetados neles. Como resultado, a culpa e a paranoia tendem a surgir, e o viciado em drama vai empurrar os seus sentimentos para outra pessoa, dizendo coisas como "Você me decepcionou / me desiludiu / se meteu no meu caminho" ou sentindo raiva internamente e dizendo aos outros: "Você está tão zangado." Um exemplo seria a amiga de Maria, que acusa as pessoas de a perseguirem e acredita que sempre a maltratam. "Era sempre ela que enfrentava a injustiça e o tratamento injusto, mas era ela que criava brigas — tentava pôr uns amigos contra os outros para criar conflitos e dramas entre eles", diz Maria. "Em um momento, era sua melhor amiga, mas, se você chegasse dois minutos atrasado ou não respondesse à mensagem dela com a rapidez necessária, ela destruía a conexão entre vocês e depois te culpava." A projeção é muitas vezes a história que é colocada em outras pessoas ou situações que criam as condições e/ou justificam os sentimentos e comportamentos extremos que fazem parte do ciclo do drama.

- **Confluência** é o oposto da deflexão. A pessoa, em essência, funde-se com o que está acontecendo à sua volta, como se as crises do mundo fossem pessoais. Quando essa estratégia é utilizada, o indivíduo é visto, ou vê-se a si próprio, como sendo muito sensível ou um mártir. Falar a partir dessa estratégia pode soar como "a sua dor é a minha dor", em que não há fronteiras ou filtros entre o mundo e a pessoa. Podem ver as notícias sobre uma crise no estrangeiro e sentir que fazem parte dela, ou sentir a dor de uma celebridade que se divorcia. Ou só conseguem ser felizes quando estão na presença da felicidade de outra pessoa. Essas reações vão para além da empatia normal. Em vez disso, é como se a dor de outra pessoa ou a dor do mundo se tornasse combustível para o seu próprio fogo. Pode parecer que o ar está sendo sugado do ambiente quando alguém está utilizando a confluência. Marcus diz: "Eu era casado com uma viciada em drama. Lembro-me de lhe contar que minha mãe tinha sigo diagnosticada com câncer, e ela ficou histérica, dizendo como isso era assustador para ela e como conhecia pessoas que tinham morrido de câncer. Começou então a chorar por todas elas... Não havia espaço para eu ter a minha própria experiência. Era como se ela a tivesse sugado de mim."

O vício em drama é único porque não existe uma estratégia estável para interromper a conexão — e sim uma oscilação contínua entre as estratégias... que muitas vezes parecem atiradas de um lado para o outro para a pessoa que as recebe. Cada uma dessas respostas de sobrevivência ajuda a criar e a validar a ruptura de qualquer conexão ou a distância contínua necessária para se sentir seguro. Na sua essência, essas respostas são ferramentas que desestabilizam a conexão e o contato com as outras pessoas, consigo próprio e com o mundo.

O TRIÂNGULO DO DRAMA

O "triângulo" do drama foi desenvolvido em 1961 por Stephen Karpman, MD, e é usado em psicologia para descrever três papéis rotativos ou personas que alguém assumirá em relação ao conflito com outras pessoas ou eventos. O trabalho do Dr. Karpman fornece um guia fácil para analisar algumas características básicas das pessoas com vício em drama. Essas pessoas alternam rapidamente entre os papéis, deixando um rastro de confusão e instabilidade para os que as rodeiam. Karpman descreve as personas da seguinte forma:

- O "Perseguidor" encontra falhas e acusa os outros, cria superioridade, culpa, ameaça ou acusa os outros de injustiça.
- O "Salvador" está sempre tentando ser "útil", intrometendo-se, sentindo-se culpado se não o fizer, compartilhando eternamente tudo o que faz e dando condições para o drama (uma representação muito clássica da codependência e de evitar a conexão com seu próprio eu).
- A "Vítima" se sente oprimida e injustiçada — e, quando não existem condições que justifiquem esse sentimento, procurará ou criará essas condições. Como resultado da rápida mudança entre essas estratégias de enfrentamento, a sensação é de repuxo e de destruição de qualquer conexão que tenha sido formada.

Esses são os papéis que as pessoas viciadas em drama percorrem subconscientemente — ou projetam nas outras pessoas.

- - - - -

RECAPITULAÇÃO DE RELACIONAMENTOS

Nesse ciclo de relacionamentos, a conexão é muitas vezes tão intensa e extrema quanto a destruição. Os viciados em drama puxam as pessoas para o seu vórtice caótico (turbilhão), o que lhes permite sentir-se em sintonia com o caos dos outros, uma variação da conexão. Quando alguém viciado em drama começa a se sentir vulnerável à intimidade, pode procurar ou criar conflitos para interromper essa ligação, o que pode se transformar em rupturas maiores. As rupturas parecem começar a partir de algo aparentemente inócuo e se tornarem confusas para os envolvidos. A pessoa viciada em drama criará e compartilhará histórias para justificar as suas ações, a vitimização e os erros dos outros. Isso irá afastá-la cada vez mais da intimidade que provocou a ruptura.

É a relação de empurra-e-puxa que descrevi anteriormente. Os padrões dramáticos de relacionamento podem ser uma forma de se proteger de mais danos ou abandono, *mantendo as pessoas distantes* e usando o drama para sentir poder e controle na relação. A disfunção e o caos criam uma previsibilidade que é calmante para a ansiedade subjacente. Terminar uma relação ou manter os outros à distância através da criação de drama pode parecer menos doloroso do que se a outra pessoa fosse embora por si própria. Uma cliente, Susan, admite que é muito mais difícil alguém deixá-la do que o contrário. Acrescenta: "O drama resulta da necessidade de ser ouvida e reconhecida, agimos para garantir que isso aconteça e, por vezes, acabamos perdendo essa pessoa."

Nas relações, as crises internas e externas são representadas assim:

- **Como eles puderam fazer isso?!**
- **Nunca devia ter confiado neles!**
- **Por que sou sempre eu a injustiçada, por que eu?**

Essas histórias internas são usadas para justificar o sentimento de profunda solidão e são mais combustível para os turbilhões, que trazem os viciados em drama de volta à proximidade. E o ciclo de criação e destruição continua.

NESTE MOMENTO, VOCÊ já tem uma percepção clara do que é o vício em drama e dos efeitos que tem nos indivíduos e naqueles que os rodeiam. Agora, é hora de aprofundar a nossa compreensão, analisando as raízes dessa dependência. Como já mencionei brevemente, esses comportamentos começam, muitas vezes, como uma tática de sobrevivência. Reconhecer de onde vêm esses comportamentos e por que eles se mantêm é o próximo passo no nosso caminho para interromper o ciclo de drama e avançar para a cura.

PRINCIPAIS CONCLUSÕES

- Nós somos evolutivamente feitos para criar relações e conexões. Para aqueles com vício em drama, conexão, intimidade e relação são tanto desejados quanto ameaçadores.
- Intimidade é uma conexão fluida dentro de cada um ou entre duas ou mais pessoas. Para aqueles com vício em drama, essa conexão bidirecional é desligada como um meio de sobrevivência.
- Aqueles viciados em drama desenvolvem padrões de compensação únicos para se sentirem menos sozinhos. O método principal é criar um turbilhão de caos e puxar os outros para dentro dele.
- A conexão, em qualquer nível, ao longo do tempo começará a desencadear dores históricas. Isso, por sua vez, desencadeia padrões de sobrevivência de destruição relacional, causando, em última análise, um ciclo de criação e destruição.

PARTE DOIS

ENTENDENDO AS CAUSAS DO VÍCIO EM DRAMA

CAPÍTULO 5

Construindo a tempestade perfeita: A base para o vício em drama

MARIA, O PEIXE-LUTADOR, CRESCEU LUTANDO CONTRA AS correntes implacáveis do frígido oceano Ártico. Suas escamas endureceram para manter sua temperatura corporal e propiciar-lhe proteção adicional contra a constante ameaça dos predadores. A dureza das suas escamas conseguia movê-la através das mudanças imprevisíveis das correntes turbulentas e das tempestades violentas. A vigilância de Maria e sua capacidade de entrar rapidamente em ação mantiveram-na viva em um ambiente em condições extremas.

Quando Maria foi capturada, foi trazida para terra e colocada em um lago tranquilo, sem predadores ou tempestades perigosas. Poderíamos pensar: "Ah, o lago é um lugar seguro, com mais previsibilidade e um ambiente pacífico, por isso é claro que o peixe-lutador do Ártico encontraria a felicidade." Mas o lago quente e plácido era tão dissonante dos ritmos habituais de Maria que ela se sentia em descompasso. Embora não houvesse nenhum dos perigos do Ártico, Maria não conseguia adaptar-se à ausência de estímulos a que tinha se habituado.

Maria começou logo a assumir o papel de protetora dos outros peixes, o que depois se transformou em brigas com os outros peixes passivos. Maria ia muitas vezes para o centro do lago e nadava em círculos tão depressa que criava redemoinhos de correnteza. Ao criar o caos, Maria perturbou o equilíbrio do ecossistema; toda a lagoa ficou desregulada. A ansiedade resultante e a cacofonia do lago lhe eram familiares: sentia-se finalmente em casa, desde as suas escamas duras até os ossos. Maria podia voltar a entrar em ação, o que lhe devolvia o seu senso de propósito. Era disso que ela precisava.

À primeira vista, a maioria das pessoas presume que Maria — ou uma pessoa viciada em drama — procure a atenção ou seja inerentemente perturbadora. No entanto, a busca de atenção e a perturbação são meios para atingir um fim. Na Parte 1, mencionei que a dependência do drama surge muitas vezes como um mecanismo de sobrevivência; agora, vamos começar a desvendar o que isso significa.

Independentemente do lugar onde se coloca Maria, o peixe-lutador, no perigoso Ártico ou em um lago tranquilo, ela tem uma linha de base, um *status quo*, uma forma de ser e de existir no mundo que se tornou fundamental para quem ela é. Uma linha de base é o ponto de partida a partir do qual se interage e se opera no mundo. Nossas experiências acumuladas informam a nossa forma de ser.

As bonecas russas matrioskas são uma série de bonecas de madeira, cada uma menor do que a outra, colocadas umas dentro das outras. Quando se abre a maior, há outra menor no interior, e assim por diante, até se chegar à figura menor de todas. Se cortássemos uma boneca matrioska ao meio, veríamos camadas, como os anéis de um tronco de árvore ou as camadas de uma cebola.

Da mesma forma, a base de um vício em drama é construída sobre camadas de respostas de sobrevivência que estão envolvendo camadas mais profundas de entorpecimento e dor:

> Primeira camada, a mais íntima: a necessidade primordial não suprida de ser visto e ouvido.
> Segunda camada: a dor do isolamento que leva a um senso de identidade não desenvolvido — uma falta de identidade pessoal, ou sentido de quem se é.

Terceira camada: apatia, que impede que a dor seja sentida.
Quarta camada: busca por sensações, a resposta à apatia.

Quando essas camadas se cruzam sob estresse generalizado, a experiência normaliza-se para um estado de caos interior eterno. *A agitação emocional, mental e até física torna-se a norma.*
Para compreender como isso acontece, vamos olhar para cada camada de dentro para fora.

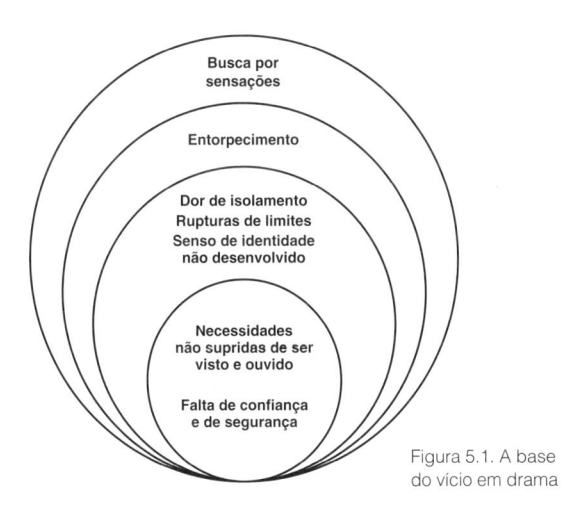

Busca por sensações
Entorpecimento
Dor de isolamento
Rupturas de limites
Senso de identidade não desenvolvido
Necessidades não supridas de ser visto e ouvido
Falta de confiança e de segurança

Figura 5.1. A base do vício em drama

CAMADA 1: NÃO SER VISTO E OUVIDO

Uma necessidade não suprida de ser visto e ouvido — o círculo mais interno da Figura 5.1 — é a origem do vício em drama.

Quase todas as pessoas que entrevistei para este livro descreveram uma falta de presença, conexão e apoio nas suas vidas. As pessoas com vício em drama falam muitas vezes dos desafios e crises que se desenrolaram na sua família e dos papéis que lhes foram atribuídos. Alguns tornaram-se o centro de uma crise; outros tornaram-se os mediadores da família. Alguns falam de pais que usaram a sua dor para chamar a atenção para si próprios em vez de darem atenção aos filhos. E outros ainda dizem que a única maneira de serem vistos ou ouvidos era quando algo estava errado ou era suficientemente grande para ser tratado. Como um amigo me disse uma vez: "Eu costumava pensar que a minha mãe só gostava de mim quando eu estava doente ou em apuros... de outra forma eu não recebia muita atenção."

Sermos vistos, ouvidos, estarmos conectados a alguém e podermos nos expressar de forma autêntica são necessidades primordiais. Quando essas necessidades são satisfeitas, nós nos sentimos seguros e amados; quando não são, sentimo-nos inseguros e isolados. Essa necessidade primária de nos sentirmos conectados pode ser afetada pela presença ou ausência de confiança, responsabilidade, segurança, respeito, expressão, honestidade, consistência, paciência, proteção e cooperação.

Uma vez que os processos emocionais e expressivos da pessoa viciada em drama, bem como a sua presença fundamental, não foram reconhecidos ou apoiados, ela sente uma profunda sensação de perda. O sentimento de não ser ouvido e não ser visto torna-se uma experiência central que está na base de quem são. É o solo a partir do qual todas as coisas crescem. Especificamente, um sentimento de isolamento e desconexão — tanto do seu mundo emocional interior como do seu mundo exterior — tende a criar raízes. Essa desconexão torna-se uma dor invisível e penetrante que conduz a vida dessa pessoa, assim como as suas estratégias para lidar com ela.

CAMADA 2: OS LIMITES SÃO ROMPIDOS E O "EU" SE PERDE

A segunda camada que cria a linha de base envolve os limites pessoais, o autodesenvolvimento central e a dor do isolamento.

Os limites são essencialmente as nossas diretrizes e fronteiras pessoais, dando-nos uma noção clara de onde começamos e onde acabamos. Podem ser fronteiras físicas ou limites simbólicos. Dão-nos espaço e permitem-nos fazer escolhas entre estímulo e resposta — o que entra e como nos expressamos em resultado disso. A funcionalidade do nosso limite estabelece a precedência para aquilo a que somos capazes de dizer sim e não. Os tipos de limites incluem os seguintes:

- **Limites físicos/espaciais**, que envolvem o nosso espaço pessoal, as nossas necessidades físicas e o nosso conforto com o toque; permitem-nos expressar a nossa necessidade de proximidade ou distanciamento entre coisas (acontecimentos, fatores de estresse ou pessoas). Por exemplo, dar e receber consentimento para ser tocado é um limite físico importante.
- **Limites emocionais/energéticos**, que são provavelmente a nossa forma mais primordial de discernir entre "eu", "você" e "nós". Têm tudo a ver com o respeito pelos sentimentos. Isso pode significar estabelecer uma conexão com os outros, interiorizar as emoções dos outros (ou não!) e saber quando partilhar e quando se conter. Ter limites emocionais inclui a consciência de como nos expressamos e de quanto vínculo ou conexão precisamos em qualquer momento.
- **Limites de recursos**, que envolvem uma consciência de quanto dos seus recursos — quer seja tempo, energia, concentração, financeiros ou materiais — estão disponíveis em qualquer circunstância. Isso inclui poder escolher a forma como esses recursos são distribuídos, utilizados e partilhados, e certificar-se de que tem o espaço para reabastecê-los, caso se esgotem.
- **Limites mentais**, que são a clareza, a escolha e a expressão de pensamentos, crenças, valores e opiniões. Esses incluem

a capacidade de dizer sim e não para onde a sua atenção é direcionada. Também envolvem respeito pelos pensamentos e ideias das outras pessoas.

Durante a nossa vida, e especialmente na infância, nossos limites têm um efeito profundo no desenvolvimento do eu e na nossa capacidade de identificar e regular nossos sentimentos, necessidades e valores. Podemos exprimir os nossos limites de forma consciente ou inconsciente — a sua funcionalidade e a sua saúde podem ser reveladas pelas nossas palavras, ações, pensamentos, comportamentos, energia, e até pela postura do nosso corpo —, essencialmente como nos movemos no mundo.

Os limites saudáveis representam a capacidade de nos sentirmos estáveis, confortáveis dentro de nós mesmos e capazes de articular sentimentos como uma expressão das nossas necessidades — sem tentar controlar outra pessoa. Os limites saudáveis não são absolutos; eles são um misto de adaptabilidade com integridade. Um limite saudável é saber quanto "sim" e quanto "não" é necessário em determinado momento. Assim, a adaptabilidade e a saúde dos nossos limites refletem a capacidade de estarmos presentes no momento, no aqui e agora. Para uma visualização simples de um limite saudável, imagine um balão de água. O balão cria uma barreira que retém a água e permite que ela permaneça intacta, mas ainda possibilita que ela mude um pouco de forma. A água, nessa analogia, representa o sentido central do eu que os nossos limites contêm e protegem. O nosso "eu" central é um sentido desenvolvido de quem somos que influencia a forma como pensamos, sentimos e agimos. Uma pessoa com um sentido vibrante do eu é motivada, equilibrada e consciente de si própria, capaz de "ler" as situações com acuidade e de escolher uma resposta saudável para elas.[1] O nosso sentido do eu cresce e evolui por meio da nossa interação com outras pessoas e com o ambiente que nos rodeia — e essa interação é modulada pelos nossos limites. É por intermédio deles que afirmamos o nosso sentido de segurança, o que permite a intimidade em relação a nós mesmos e às outras pessoas.

Os desafios e as violações de limites são uma experiência cotidiana muito mais comum. Por exemplo, um pai ou mãe que telefona com frequência exagerada e faz perguntas demais; o seu colega de quarto pega uma camisa emprestada sem pedir, ou o seu chefe manda uma mensagem no fim de semana. Pense no balão de água sendo perfurado por uma agulha. A fronteira permanece intacta; no entanto, a funcionalidade saudável dela pode ser momentaneamente suspensa.

As rupturas de limites, por outro lado, são os rasgos não cicatrizados no tecido da confiança, segurança e proteção. Pense no que acontece a um balão de água que sofre um grande rasgo. As rupturas de limites e as suas consequências têm uma presença fundamental no vício em drama. Os limites podem ser rompidos de duas maneiras básicas: *superestimulação* (como violações do espaço pessoal, ambientes exagerados e imprevisíveis, ou até mesmo alimentar-se do caos) e *subestimulação*. A subestimulação ocorre quando uma pessoa se sente invisível, inaudível, não atendida e tem pouca ou nenhuma oportunidade de expressar autenticamente suas emoções e pensamentos mais íntimos — em suma, a camada 1 da nossa linha de base.

Quando as fronteiras do eu são rompidas, a nossa vitalidade e a nossa integridade pessoal ficam em perigo. Como exemplo, vejamos o caso da minha cliente Melissa, uma autoproclamada "viciada em drama de segunda geração", que passou toda a sua infância lidando com pais que a arrastavam para o seu drama. Ser filho de uma pessoa viciada em drama lhe dá duas opções: sobreviver alimentando-se também das brigas, ou silenciando-se completamente, ficando essencialmente apático para si mesmo e para o mundo. Nas nossas sessões, Melissa dizia muitas vezes em tom de brincadeira: "Limites, o que são limites?" Tinha dificuldade em identificar suas próprias necessidades e sentimentos, e a ideia de não colocar os outros em primeiro lugar era insuportável. Tanto quando criança quanto como adulta, seu próprio espaço e sua sensação de segurança nunca foram dela; estava constantemente sendo puxada em qualquer direção que os seus pais ou as outras pessoas à sua volta estivessem orquestrando.

Para se adaptar após uma ruptura, as pessoas modificam os limites que ainda possuem; podem tentar mudar ou controlar o ambiente, mudar ou controlar-se a si próprias, ou congelar. Essencialmente, perdemos a nossa capacidade de ser flexíveis e adaptáveis no momento presente.

Algumas pessoas compensam essa perda formando limites rígidos e inflexíveis, enquanto outras colapsam em limites quase inexistentes. Quando nossos limites são rígidos demais, podemos perder pistas sociais e emocionais importantes. As pessoas com limites excessivamente rígidos formam relações rígidas; quando a proximidade ou a intimidade começam a se desenvolver, elas iniciam brigas, projetam histórias que criam distanciamento ou reclamam de um jeito que afasta a outra pessoa.

As pessoas viciadas em drama tendem a ter limites rígidos e com escapes ao mesmo tempo. Seus desafios cotidianos em termos de limites parecem ser rupturas monumentais. Eugene, um cliente que, após algum tempo, se identificou com uma dependência do drama, falava frequentemente que a sua noção de limites era como um queijo suíço: cheia de buracos. Ele descreve-se como muito sensível, sentindo e sendo esmagado pela dor dos outros. Desde que se lembra, não estipulava limites no início de uma relação e depois, de um dia para o outro, tornava-se rígido. Eugene descreveu isso como a abertura de uma máquina fotográfica: ou estava aberta demais, sobrecarregando os seus sentidos, ou fechada, deixando-o sozinho. Ironicamente, Eugene podia sentir-se dominado pelo mundo e, ao mesmo tempo, sozinho no escuro, uma experiência familiar para quem tem vício em drama.

Uma pessoa que tenha sofrido uma ruptura de limites tentará compensar da melhor forma possível, mas frequentemente se tornará hiper-reativa ou não reativa, retraída, desassociada e sem fundamento, com um senso de identidade atrofiado.

Um senso de identidade central bem desenvolvido dá a sensação de uma identidade sólida e fundamentada que pode, na maioria das vezes, tolerar os altos e baixos da vida cotidiana sem se sentir sobrecarregado ou vitimizado. Por exemplo, ao enfrentar desafios ou estresse, você é capaz de se manter presente e estável dentro de si mesmo — conhecendo e mantendo os seus desejos, valores, pontos fortes, senso de propósito — e lidar com a situação. Um sentido claro de um "eu" central permite com que você esteja presente com qualquer outra pessoa ou ambiente, ao mesmo tempo que está ciente do que se passa dentro de si.

Não ter um "eu" central forte é como ser uma folha soprada pelo vento. Um jovem empresário descreve a ausência desta âncora como "sentir que não consigo conduzir a minha realidade ou estar em contato com o que quero ou preciso". Para essas pessoas com uma dependência do drama, é frequente o sentimento de isolamento. Ele pode ser a ausência de outras pessoas à nossa volta, a ausência da capacidade de estabelecer conexões, e pode também ser a ausência de um sentido de si próprio, que inclui a capacidade de perceber as suas próprias sensações sutis, emoções, necessidades, desejos e intuição. O resultado dessas fontes combinadas de isolamento é a dor. (Muitas pessoas experimentaram o isolamento social na pandemia da covid-19 e podem atestar a dor desse nível de solidão).

A pesquisa mente-corpo sugere que a experiência da dor física e da psicológica são quase indistinguíveis.[2] A existência de fortes laços sociais está no centro da nossa sobrevivência enquanto seres humanos, pois fomos concebidos para sentir dor como resposta à rejeição social e ao isolamento. Estudos demonstraram que a ruptura dos laços sociais na infância — a incapacidade de formar relações calorosas e seguras com outras pessoas importantes — está associada à dor crônica generalizada.[3]

Esses laços sociais também são interrompidos quando as relações adultas terminam. As pessoas sugerem que as rupturas românticas são as mais difíceis, em parte devido à reação física e mental inesperada. Cresci com os filmes da Disney como modelo de amor, por isso, para mim, foi radicalmente surpreendente sentir o amor pela primeira vez e os sentimentos complexos que o acompanham — da alegria à náusea, ao nervosismo e à falta de jeito —, muito diferentes da viagem mágica que tinha aprendido a esperar. O mesmo se pode dizer das separações — os sentimentos podem ser um choque. No meu primeiro término, o nível de dor no meu corpo foi semelhante ao do dia em que quebrei a perna jogando futebol, só que durou mais tempo, e eu a senti em todo o corpo, no peito, na barriga e até nos braços. Como isso é possível? Por que uma separação de outro ser humano se tornaria uma dor física?

O objetivo da dor é nos impedir de fazer qualquer coisa que possa causar mais dor — é uma forma de proteção. Pode ser uma dor física ou emocional. Qualquer que seja a origem, é natural ficarmos estáticos, paralisados e até congelados, até que seja suficientemente seguro se mover e a ferida esteja curada.

Como dito na Parte 1, muitas vezes as pessoas com vício em drama descrevem uma sensação constante de mal-estar e desconforto — uma dor esquiva e não identificável. A dor prolongada que se torna parte da linha de base transforma-se em uma sensação impregnante de uma "corrente subjacente" de desconforto e mal-estar.

Um cliente, Ismar, disse: "A dor existe desde que me lembro. É como as pessoas descrevem a sensação de um ferimento antigo quando o clima esfria. Talvez seja dor ou talvez seja um anseio, talvez seja a mesma coisa. Muitas vezes, sinto que essa dor quer crescer, como se quisesse ser alimentada. E eu vou lá, viver mais relações terríveis ou me colocar em situações que me magoam. E pronto, essa dor interior foi alimentada, e ficou maior! Acho que quer ser alimentada para se tornar suficientemente grande para ser encontrada ou para deixar de ser ignorada."

Qualquer que seja a fonte da dor do isolamento, quer seja por não ser visto e não ser ouvido na primeira infância ou por uma ruptura posterior dos limites, o mecanismo de sobrevivência é o mesmo: formar uma camada de apatia para impedir que a dor emocional, física e social venha à superfície. Isso nos leva à camada 3 da nossa linha de base.

VERGONHA

A vergonha é um subproduto de uma violação ou ruptura de limites. Provavelmente, todos nós já sentimos alguma versão da vergonha. Podemos ter dito ou feito algo de que nos arrependemos mais tarde ou pelo qual nos sentimos humilhados. Outra pessoa pode ter dito ou feito algo que o diminuiu.

A vergonha saudável destina-se a ser temporária. Tal como a dor, a vergonha em nível fisiológico destina-se a imobilizar os nossos processos biológicos, mesmo que seja apenas por um momento, para nos dar tempo para fazer uma pausa, refletir e avaliar o dano potencial que estamos causando aos outros ou a nós próprios, para que possamos depois repará-lo. Na vergonha saudável, o foco está no comportamento e não na pessoa; em última análise, há um caminho de volta à conexão e ao pertencimento. Eis um exemplo de vergonha saudável. Uma criança brincalhona corre até a rua para perseguir uma bola que escapou. Os pais veem a criança fazer o exato ato contra o qual acabou de ser advertida. O pai corre e puxa a criança de volta para o quintal. Começa a dar uma bronca na criança, dizendo-lhe que sua ação foi errada, que era muito perigosa — e para quê, por uma bola? A criança e o pai têm uma ruptura temporária da relação. Isso permite uma pausa para avaliar e aprender com o que está acontecendo, e depois há uma oportunidade para o pai reparar a ruptura e dizer: "Eu te amo tanto e me assusta quando você está em perigo. Quando levanto a voz, é porque preciso mesmo que ouça como é importante que você fique em segurança. Eu te amo muito." Eles se abraçam e o ciclo de vergonha saudável (ruptura e reparação) se completa.

Os seres humanos não foram estruturados para a vergonha prolongada, que é a vergonha tóxica. A vergonha tóxica é generalizada; o ato de ruptura continua para além de um momento singular. Na vergonha tóxica, a pessoa considera-se o problema (por exemplo, má, perigosa, problemática, intensa etc.) e interiorizam-na como o rótulo de quem são (consciente ou inconscientemente). Na vergonha tóxica, o indivíduo permanece na ruptura. A mesma criança brincalhona do exemplo anterior é repreendida, e é dito a ela que é estúpida por arriscar a vida por uma bola, que não pensa antes de agir. É então mandada para o quarto para pensar no seu erro. Quando a criança sai do quarto para pedir desculpa, os pais respondem recordando-lhe que tem de começar a pensar antes de agir — ou continuará tendo consequências graves. Não houve reparação da ruptura, e a vergonha começa a se instalar no corpo e na mente da jovem.

A mãe de Angela costumava envergonhá-la por gostar mais do pai do que dela. Tudo o que Angela fazia, musical ou academicamente, era visto como uma tentativa de impressionar o pai. Com o tempo, Angela acreditava que era alguém que ofuscava as outras mulheres e as fazia sentir-se pequenas. Ela gastava muita energia tentando se tornar pequena diante de outras mulheres e recusava-se a aceitar elogios delas. Tendo absorvido e se identificado com a dor da vergonha doentia durante tanto tempo, Ângela tornou-se hiperfocada nas dores, usando-as frequentemente como desculpa para não se concentrar nos seus sentimentos. Independentemente do tipo de terapia física que tentasse, só quando começou a lidar com a vergonha internalizada é que sentiu alívio físico.

Quando crianças, nossos pais ou cuidadores, mesmo com as melhores intenções, podem nos causar um sentimento confuso de rejeição e vergonha. Estudos mostram que os filhos de pais deprimidos e com afeto restrito interiorizam a falta de resposta dos pais como rejeição — o que resulta em vergonha tóxica.[4] A vergonha leva ao medo da rejeição e ao isolamento para evitar mais rejeição. Em última análise, isso torna-se uma parte da sua linha de base.

A vergonha tóxica leva a um sentimento de não ser digno de conexão, vínculo e pertencimento. Cria um sentimento profundamente enraizado de ser fracassado e sem valor. Essas crenças são integradas nas crenças em torno do eu, selando o momento original da vergonha — a ruptura original. Como a ruptura ou o trauma original é mantido no corpo como memória implícita, é vivido como se continuasse a acontecer no momento presente, e a pessoa fica presa na espiral da vergonha.

A vergonha, no longo prazo, leva a uma apatia em longo prazo — torna-se mais difícil lidar com os desafios e com os estímulos sensoriais das relações, e a nossa resposta fundamental ao estresse fica comprometida.

CAMADA 3: ADEUS, SENTIMENTOS, ADEUS, SENSAÇÕES... OLÁ, APATIA

Depois de muitos meses de trabalho para tolerar o sentimento de uma emoção não exagerada, um cliente, Ian, virou-se para mim e disse: "Uau, podemos estar conscientes de nós mesmos e ainda assim não estarmos em contato conosco." Ian estava referindo-se ao nível de torpor que havia se tornado a sua linha de base — a distância na forma como ele vivenciava a si próprio e ao mundo. Para quem tem uma dependência do drama, o torpor é o que vem depois da dor.

O torpor, ou apatia, tem muitas formas, mas fundamentalmente é um mecanismo de enfrentamento para sobreviver quando a sensação e o sentimento excedem um limite tolerável. O copo metafórico que poderia conter a experiência transbordou ou quebrou, enviando em seguida a pessoa para o modo de conservação de energia — uma resposta de congelamento. Morgan, um jovem cliente, confirma isso, dizendo: "Senti-me congelado na vida, como uma falta de movimento, e muitas vezes, por causa disso, sinto-me como se estivesse à mercê do mundo."

O torpor está associado à dissociação psicológica, em que uma pessoa está essencialmente tirando férias do seu corpo. Quando se torna um hábito, uma parte do funcionamento de base, ele cria desafios. Muitas vezes, é por isso que os viciados em drama parecem estar "performando" — há uma distância palpável entre a dimensão dos seus sentimentos e comportamentos e o que está acontecendo dentro de si. As pessoas viciadas em drama têm uma versão de dissociação em que uma parte delas está continuamente separada do resto. Uma pessoa descreveu isso como "ter um pé dentro de mim e o outro fora — o tempo todo".

Em ambientes caóticos, as pessoas aprendem a filtrar os estímulos. Os profissionais da área médica muitas vezes experimentam "fadiga de alarme ou fadiga de alerta" em resposta à exposição a alertas frequentes. Depois, tornam-se insensíveis aos alarmes e podem não percebê-los completamente. Da mesma forma, os médicos, enfermeiros e paramédicos das emergências tornam-se cada vez mais insensíveis à intensidade e gravidade do que ocorre nas salas de pronto atendimento.

A dessensibilização é imperativa em algumas situações, mas tem impacto na capacidade de nos conectarmos emocionalmente a nós mesmos ou aos outros. Quando a estratégia adaptativa e necessária de dessensibilização é generalizada e usada em outros ambientes, cria um desafio para ser adaptável ou responder ao que está acontecendo no momento atual. Isso também ocorre com as emoções que podem ter sido suprimidas devido à falta de espaço seguro, permissão ou apoio. As pessoas não podem evitar uma única sensação ou emoção sem afetar todas as outras sensações e emoções. Elas fazem parte de um sistema global e, portanto, as estratégias de supressão e apatia têm um efeito global.

Durante nossa primeira sessão, Melinda me disse que tinha vindo para o tratamento porque todos os seus amigos diziam que ela era a rainha do drama. Perguntei a Melinda que emoções ela podia ou tinha permissão para ter.

Ela respondeu imediatamente:

— Todas elas.

Quando perguntei:

— Quais dessas emoções você sente?

Ela olhou para mim como se eu estivesse falando uma língua estrangeira. Demorou alguns momentos antes de dizer:

— Quando tenho esses grandes sentimentos, é como se estivesse me afogando neles, e acho que não estou sentindo aquilo em que estou me afogando.

Pedi a ela, então, que segurasse a maçã que tinha trazido.

— Qual é a sua reação à maçã?

Melinda respondeu:

— Neutra.

Convidei-a a dar uma mordida e a reparar na sua reação.

Melinda respondeu novamente:

— Neutra.

Convidei-a a descrever as qualidades e características da maçã... o sabor, o peso e assim por diante. Enquanto a descrevia, ela disse:

— É estranho, de repente sinto-me mais ligada a ela... como se antes estivesse distante dela e, agora, estou mais próxima.

Pedi que evocasse uma memória de algo de que falamos no início da sessão, e esperamos algum tempo para sentir as emoções, tal como fez com a maçã. Ela conseguiu fazer isso por um momento antes de sentir que algo se fechava dentro dela:

— Eu podia começar a sentir a textura da emoção como fiz com a maçã — disse ela —, e então, de repente, foi como se eu batesse em uma parede e fosse chutada para fora do meu próprio corpo, uau!

Naquele momento, Melinda foi capaz de reconhecer o quão distante e apática ela estava... o quão isolada suas sensações e seus sentimentos internos estavam, apesar das grandes explosões emocionais que faziam seus amigos chamarem-na de rainha do drama.

Embora uma das características do vício em drama seja os sentimentos, as ações e comportamentos extremos, a intensidade não faz parte realmente da linha de base de ninguém — é uma *resposta* a ela.

A confusão sobre como um indivíduo pode estar apático e desconectado de suas sensações e sentimentos, e ainda assim ser visto com emoções grandes e desreguladas, pode ser respondida de forma bastante simples. Esses indivíduos estão essencialmente respondendo com emoção às memórias do passado e às histórias do futuro que estão criando, em vez de estarem em contato com o que está acontecendo aqui e agora. O passado e o futuro servem de escape aos sentimentos e sensações subjacentes do presente. Assim, eles podem ser bastante receptivos com grandes sentimentos, mas sentem-se fora de contato com as circunstâncias dadas naquele momento. Por sua vez, viver fora do momento presente torna-se parte da linha de base.

GRANDES SENTIMENTOS, GRANDE DISTRAÇÃO

Uma vez, vi uma mulher à mesa de jantar bater com o garfo no prato, sorrir ao ouvir o ruído e dizer: "Pelo visto, eu estava morrendo de fome."

Respondi perguntando a ela: "Você não sabia que estava com fome antes, vendo como a comida saiu rápido do seu prato?"

Ela respondeu: "Acho que não!"

Muitas vezes procuramos grandes pistas externas ou periféricas para indicar como e o que está acontecendo no nosso corpo e na nossa mente. A verdade é que quanto mais nos afastamos dos sinais sutis das sensações e emoções, mais sinais externos utilizamos e mais nos distanciamos de nós mesmos.

Eis outro exemplo: muitas vezes, quando estamos tendo uma aula de ioga, concluímos que não estamos fazendo o exercício certo a menos que sintamos uma sensação de alongamento extremo no corpo. Na realidade, os efeitos profundos da ioga surgem de um estado em que a consciência e o sentimento se fundem e experimentamos as sensações mais sutis do corpo — emoções, intuições e segurança — como a nossa orientação interior. Somos capazes de adquirir essa informação em um estado mais calmo e introspectivo. No entanto, sensações como o alongamento, a ardência e a dor chegam ao cérebro mais rapidamente, ocupando assim o espaço e a atenção dele — sobrepondo-se, pela sua velocidade e volume, às sensações e sinais mais sutis do nosso corpo.

Para aqueles viciados em drama, as reações e experiências maiores e mais intensas, sem falar do foco elevado em coisas ativas e dolorosas, distraem das sensações e sentimentos subjacentes mais sutis. Por exemplo, meus clientes dizem muitas vezes: "Eu sinto demais... Eu me sinto zangado ou abandonado toda hora."

No entanto, têm dificuldade em localizar e sentir essas respostas nos seus corpos ou outras emoções como a tristeza ou a desilusão. O grande estado intenso global toma o lugar do condutor, enquanto as emoções menores e isoladas se tornam passageiros silenciosos.

Quando os clientes que são viciados em drama entram em contato com a verdadeira tristeza, em especial, muitas vezes começam imediatamente a procurar sensações (como forma de evitar esse sentimento). Assim, os estados emocionais extremos frequentemente associados ao vício em drama são, de fato, uma distração ruidosa que impede o contato com as emoções mais sutis.

As pessoas viciadas em drama tendem a utilizar determinados sentimentos, como a raiva e a frustração, como expressão de todas as outras emoções. O cenário pode ser o seguinte:

> Se não consigo sentir tristeza ou alegria, vou colocá-las no único recipiente que tenho para expressá-las, que talvez seja a raiva, e a única forma de conseguir esse sentimento é criar um cenário em que fui injustiçado ou abandonado. A sensação de raiva também confirma o meu sentido de vida. Sinto-me vivo e real quando estou zangado.

Uma cliente, Veronica, recorda a sua primeira experiência dissociativa quando era criança, dizendo: "Como se eu fosse metade de uma criança. Como se estivesse metade no meu corpo e metade fugindo dele. Como se pudesse me ver de fora." A emoção da raiva ajudou-a a ancorar-se: "Minha raiva me ajuda a ficar no meu corpo. Consigo senti-la. Ajuda-me a sentir a minha essência."

As pessoas viciadas em drama revelaram que a raiva explosiva era muitas vezes utilizada como um fio de ligação à terra para se afastar do sentimento de dissociação. Dessa forma, os sentimentos grandes e mais extremos são simultaneamente um aterramento e uma distração.

CAMADA 4: SENTIR-SE VIVO (BUSCA POR SENSAÇÕES)

Uma das formas de confirmarmos a nossa existência é através do que sentimos: eu sinto, logo existo. Tenho significado. Assim, por entorpecimento e pelo desejo de fazer parte de algo ou de alguém, começamos a procurar deliberadamente grandes sensações.

A busca por sensações é a vontade de correr quaisquer riscos sociais e físicos na tentativa de encontrar ou criar uma experiência que produza uma reação que ultrapasse o limiar da apatia e confirme a sensação de estar vivo — custe o que custar.

Pesquisas mostram que as pessoas que obtêm resultados elevados nas escalas de vício normalmente também obtêm resultados elevados nas escalas de busca por sensações e ficam entediadas com mais facilidade.[5] De fato, a busca por sensações e a propensão para correr riscos predispõem as pessoas para o abuso de substâncias e outras dependências.[6]

Alguma vez, você já viveu a experiência do seu pé adormecer e, para tentar acordá-lo, você deu tapas nele ou bateu com ele no chão? E depois aumentou a quantidade de tapas e batidas à medida que avançava? Agora imagine que, em vez do seu pé, essa sensação perturbadora de estar dormente se estenda a todo o seu corpo e que a única sensação que tem é de mal-estar ou desconforto. Em resposta à apatia, as pessoas procuram sensações para se sentirem mais vivas, envolvendo-se em dramas, que podem momentaneamente retificar um pouco da apatia. Dessa forma, a busca por sensações é encontrar o volume certo de estímulos, algo suficientemente elevado para confirmar a nossa vivacidade.

Quando o meu cão, Charlie, começou a perder a audição, ele uivava sem motivo aparente. Apresentava inúmeros sinais de ansiedade — como se o mundo que ele conhecia estivesse desaparecendo, deixando-o num vazio. Para acalmá-lo, eu colocava um rádio perto da sua cama. À medida que os meses passavam e a audição de Charlie piorava, ele começou a uivar novamente. Esse era o sinal para aumentar o volume do rádio, aumentando o nível de decibéis para lhe fazer companhia e atenuar a sensação de solidão de Charlie.

Para a pessoa viciada em drama, o desejo de sentir torna-se parte da sua linha de base. O drama não tem a ver com fazer sentido, tem a ver com a sensação. A chama do drama oferece uma falsa sensação de libertação e conclusão, ao mesmo tempo que proporciona distração e até satisfação. É uma resposta adaptativa ao trauma e à perda emocional. O desafio é que, quando estamos à procura de sensações, podemos simultaneamente ser inundados por elas e criar uma imunidade às mesmas. No final, tal como na fase de tolerância de qualquer vício, precisamos de cada vez mais estímulos, dependendo do estresse para sentir alguma coisa — qualquer coisa. É isso que leva à dependência do drama, como veremos no próximo capítulo.

A LUTA PARA SE SENTIR VIVO

As sensações da situação dramática ajudam as pessoas com vício em drama a sentir que existem, que estão vivas. Ou, como disse uma pessoa: "Quem sou eu sem os meus problemas?" As sensações físicas, mentais e emocionais derivadas de situações extremas as ajudaram a sentir "algo" e, ao sentirem esse algo, podem sentir-se mais vivas.

Eis como algumas pessoas tentam se sentir mais vivas:

- "Tenho de ultrapassar o limiar da apatia para me sentir conectada e viva", diz Karine. Mas sua intensidade acaba por afastar as pessoas, diz ela, e então sente-se abandonada.
- Para Miki, certas emoções o ajudam a sentir-se vivo ou, melhor dizendo, o impedem de congelar, ficar apático ou se fechar: "Consigo sentir raiva e vergonha sem me fechar, por isso evoco esses sentimentos. Sentir algo, qualquer coisa, é saber que estou vivo."
- Kyle diz: "Há a apatia, mas também há outra parte em que estou fazendo todas essas coisas para realmente tentar sentir algo. Por isso, se me queimar ou consumir drogas vai realmente mudar minha experiência de uma forma notável… [então] é para sentir algo. Talvez a apatia apareça primeiro, mas depois é a explosão de uma espécie de autodestruição e de violência."

A vida normal, com seus aspectos rotineiros, pode parecer potencialmente ameaçadora para a pessoa viciada em drama. A normalidade é mais incômoda do que calma ou pacífica. Para a pessoa viciada em drama, pode parecer o nada, ou a inexistência.

- - - - -

PRINCIPAIS CONCLUSÕES

- Uma linha de base é o ponto de partida de como alguém viciado em drama interage com o mundo. Essa linha de base compreende quatro camadas primárias de experiência:
  - A necessidade não suprida de ser visto e ouvido;
  - Ruptura de limites. As pessoas viciadas em drama formam limites exteriores que oscilam entre rígidos e permeáveis, resultando em emoções não moduladas, avaliação imprecisa do momento presente e uma perda de conexão, que forma uma dor de isolamento constante;
  - A apatia, que assume várias formas, incluindo a dissociação e a ausência de capacidade de conexão e de expressão dos sentimentos e das necessidades do momento presente;
  - A busca por sensações, que consiste em criar ou encontrar as condições que produzirão sensações suficientemente grandes para ultrapassar a apatia generalizada.

CAPÍTULO 6

Feito para o drama: O papel do estresse

VOCÊ VAI MORRER.
 Todos nós vamos, claro, e, em certo nível, sabemos disso. Mas esse conhecimento não impediu que seus olhos se arregalassem, que seu ritmo cardíaco aumentasse ou pulasse uma batida, que sua respiração se tornasse instantaneamente superficial ou que sua mente acelerasse quando leu essas palavras.

Em uma frase, criei um ciclo de estímulo e resposta, uma agitação elétrica de excitação — um momento de caos. Nós, humanos, não gostamos de ser lembrados das nossas mortes inevitáveis (o estímulo), mas, quando o somos, sentimos um pico de excitação fisiológica que aguça nossa atenção e cria uma onda emocionante de energia que nos percorre (a resposta).[1] É assim que somos feitos; essa onda é parte integrante da adaptação que ajudou o *Homo sapiens* a sobreviver e a evoluir durante milhões de anos. Nosso cérebro recebe essa explosão de sensações como uma recompensa — e assim, paradoxalmente, a lembrança da morte é também uma confirmação tátil e uma afirmação de estarmos vivos.

Isso é apenas uma pequena amostra do que a pessoa viciada em drama sente. Se você também é viciado em drama, espero que isso o ajude a continuar a reconhecer e a contextualizar o que está acontecendo. No capítulo anterior, mencionei que, quando as camadas que formam a base se cruzam sob o estresse generalizado, uma sensação constante de caos torna-se normal.

Mas o que o estresse tem a ver com o vício em drama? Bem, tem a ver com a psicologia e a fisiologia do estresse e com a nossa capacidade de nos adaptarmos a ele — e, neste capítulo, vamos analisar tudo isso.

Vamos começar a desvendar o vício em drama considerando os dois ingredientes principais, o *caos* e a *crise*.

- *Caos*, que tem origem na palavra grega para abismo ou vazio, é um estado de confusão, imprevisibilidade e desordem. Neste livro, nós o usaremos para definir a experiência interna do drama.
- *Crise* é um acontecimento ou condição de instabilidade e perigo que afeta um indivíduo. Neste livro, será usado para definir experiências externas, aquelas que surgem das condições, relações ou ambientes circundantes.

Da mesma forma que o vício em drama pode ser decomposto nos elementos crise e caos, o estresse pode ser decomposto nos seus dois elementos: fator de estresse e resposta ao estresse. Um fator de estresse, em termos simples, é um estímulo; uma resposta ao estresse é a mudança interna em relação ao fator de estresse. Como vimos no capítulo anterior, uma pessoa viciada em drama depende tanto da crise quanto do caos; depende dos fatores de estresse e da sua resposta ao estresse.

Mas o que *é* o estresse? Você entende o que é o estresse e como ele afeta o seu corpo? A maioria de nós não aprendeu o panorama completo e complexo. Um professor de ciências da minha escola disse uma vez: "Se não tivéssemos estresse, morreríamos." Por um lado, isso faz sentido; até certo ponto, todos precisamos de estresse para nos estimularmos (e algum estresse é necessário e saudável). Por outro lado, não faz muito sentido: por que algo destrutivo seria necessário para a sobrevivência?

O QUE É E O QUE NÃO É ESTRESSE

Escreva a sua definição não acadêmica de estresse, aquela que diria a uma criança de nove anos.

Em seguida, escreva uma ou duas frases sobre a sua relação com o estresse.

Agora, leia a sua definição em voz alta algumas vezes e repare no que acontece no seu corpo enquanto lê.

Por acaso notou alguma atividade em seu corpo? Um pouco de calor ou tensão? Talvez um encurtamento da sua respiração ou um estreitamento da sua visão? Bem, essa resposta faz parte da reação natural do seu corpo a um fator de estresse — nesse caso, o fator de estresse foi o próprio estresse! (Essa reação é também uma grande chave para compreender o vício em drama, como veremos mais adiante neste capítulo. Mas, por agora, vamos nos ater ao estresse em si.)

Este é o momento da conversa em que as pessoas normalmente dizem ou pensam: "O estresse é horrível; me deixa doente e faz com que eu não consiga lidar bem com as coisas." A afirmação "o estresse me deixa doente" tem o seu mérito — mas não é inteiramente verdadeira. Compreender os processos do estresse pode iluminar as nuances da sua complexidade.

Ao contrário do que se possa pensar, o estresse não é um vilão maléfico que espreita ao virar da esquina, colocando blocos de cimento no seu peito. Pelo contrário, é um processo biológico de adaptação e sobrevivência.

Embora a relação entre o estresse e as doenças seja hoje bem conhecida, nem sempre foi assim. O endocrinologista húngaro-canadense Hans Selye (1907-1982) introduziu o termo *estresse* no início da década de 1930, definindo-o como "a resposta não específica do organismo a qualquer exigência de mudança".[2] E o estresse, no que diz respeito ao organismo, é essencialmente o nosso meio biológico de adaptação. Em vez de ver o estresse como um vilão, o dr. Selye explicou-o no seu livro de 1956, *Stress: a tensão da vida* (ed. Ibrasa, 2021), como a forma de nos ajustarmos ao que se passa à nossa volta: "A vida é, em grande parte, um processo de adaptação às circunstâncias em que existimos."

Todos nós temos alguma capacidade interior para nos adaptarmos aos fatores de estresse da vida. No entanto, nem todas as pessoas têm as mesmas capacidades de adaptação. O ponto importante é que o estresse não é inerentemente bom ou ruim. É a resposta do corpo-mente a um acontecimento, situação ou pessoa. Trata-se de preparar o corpo-mente para entrar em ação — e, inevitavelmente, para se adaptar.

VAMOS NOS ADAPTAR: O CICLO DE RESPOSTA AO ESTRESSE

Se alguém atirar uma bola de basebol e ela vier diretamente na sua cabeça e você ficar parado, é justo dizer que não está se adaptando às circunstâncias da vida.

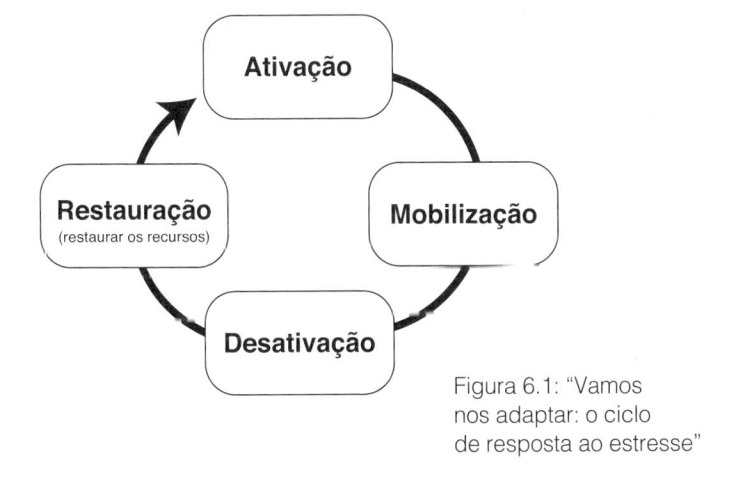

Figura 6.1: "Vamos nos adaptar: o ciclo de resposta ao estresse"

E, se você está reagindo a uma bola de basebol que nem sequer está perto ou se está inconscientemente correndo na direção de uma bola que se aproxima, também pode não estar se adaptando da melhor forma às circunstâncias da vida. O ciclo de resposta ao estresse é o seu processo biológico de interagir com os fatores de estresse (estímulos) do mundo e se adaptar a eles.

Ao interagirmos com um fator de estresse, uma série de efeitos nos prepara para nos envolvermos e depois nos ajuda a nos recuperarmos. Quer o fator de estresse ou o estímulo seja real ou imaginário — está atrasado para uma reunião importante ou vê um galho no chão e pensa que é uma cobra —, a resposta do corpo será a mesma.

Como mostra a ilustração, existe um ciclo de quatro fases. Seu sistema nervoso desempenha um papel importante na forma como reage aos fatores de estresse.

Ativação ou excitação, a primeira fase da resposta ao estresse, é o estado de preparação para lidar com o fator de estresse e se adaptar. Nosso sistema nervoso e o sistema endócrino respondem libertando hormônios do estresse que dilatam as pupilas, provocam a contração dos vasos sanguíneos e suspendem funções não essenciais (por exemplo, a digestão). Nosso campo de visão estreita-se, de modo que o fator de estresse se torna muito nítido e todo o restante fica desfocado e é ignorado. Nesse estado, o mundo é vivido de forma diferente, como se passássemos de uma visão panorâmica para uma visão de retrato. Esta é muitas vezes chamada de resposta de "luta ou fuga", e é a fase com que a maioria de nós está mais familiarizada: sentimos o aperto dos nossos músculos, o coração batendo forte e a energia acumulando-se dentro de nós à medida que o nosso corpo se prepara para a ação.

Mobilização é quando o pico de energia é utilizado. Isso pode incluir correr, saltar, mover-se em direção a algo ou para longe, rasgar, empurrar, e assim por diante. As mobilizações não são, de forma alguma, violentas por natureza; são simplesmente a ação de resposta e adaptação. A parte do nosso sistema nervoso que controla os nossos músculos esqueléticos entra em ação, permitindo a resposta física.

Desativação é como um processo de acalmar-se. Ocorre um reflexo de relaxamento, que inclui uma alteração da pressão sanguínea, do ritmo cardíaco, da função digestiva, dos níveis hormonais e da atenção como contrarresposta à ativação. Você conseguiu chegar à sala de reunião; percebeu que a cobra era um galho o tempo todo. Seus músculos diminuem o seu envolvimento, o foco do túnel começa a expandir-se para incluir a periferia, e está mais sintonizado com os sentimentos e sensações subjacentes. Essa é a fase de "descansar e digerir", quando você processa ou "digere" as sensações de ativação e mobilização.

Restauração é a fase final. Nessa fase, você está se recuperando e reconstruindo recursos que serão utilizados para alimentar o próximo ciclo de resposta ao estresse. Se já fez exercício, você sabe que deve ter um período de descanso entre séries para poder recuperar o músculo e começar a próxima série de forma mais eficaz. Do mesmo modo, a recuperação é o meio que nos permite nos adaptarmos continuamente e passear pela dança da vida.

Pelo menos, é isso o que deveria acontecer. No entanto, é possível ficar preso nas fases de ativação ou mobilização (comum para quem tem um vício em drama). E é aí que surgem os problemas que normalmente associamos ao estresse.

UMA RESPOSTA FRUSTRADA AO ESTRESSE: FICAR PRESO NA FASE 1 OU NA FASE 2

É possível obter uma forte resposta de ativação/excitação (preparação para a ação) sem a mobilização (conclusão da ação); dizemos, então, que é frustrada. Para ajudar a explicar a ação/adaptação frustrada, imagine que você abre uma torneira para encher um copo de água. Quando o copo está cheio, fecha a torneira, bebe a água e fica satisfeito. No entanto, se nunca fecharmos a torneira e não bebermos o copo cheio de água, o copo transbordará e continuaremos com sede. Uma pessoa que não é capaz de completar o ciclo de resposta ao estresse, e, por consequência, não é capaz de se adaptar — seja porque não tem tempo, espaço ou permissão — é essencialmente inundada com a resposta de ativação, sem ter para onde ir.

O Dr. Selye foi a primeira pessoa a provar a existência de *estresse biológico generalizado* (estresse contínuo), distinto do *estresse agudo* (a resposta a um fator de estresse ocasional, após o qual podemos nos recuperar). Ele observou queixas comuns entre os pacientes que foram diagnosticados com doenças distintas, incluindo fadiga, perda de apetite, perda de peso e perda de interesse no trabalho e na vida social. Inadvertidamente, sua pesquisa provou uma relação de causa e efeito entre ambientes externos e processos fisiológicos e psicológicos internos.[3]

Lembrando, em seu livro, o Dr. Selye descreveu a vida como "um processo de adaptação às circunstâncias em que existimos". Ele continuou: "Um perene dar e receber tem acontecido entre a matéria viva e seus arredores inanimados, entre um ser vivo e outro, desde o início da vida nos oceanos pré-históricos. O segredo da saúde e da felicidade reside no ajustamento bem-sucedido às condições em constante mudança neste globo; *as penalidades para o fracasso neste grande processo de adaptação são a doença e a infelicidade*" (ênfase minha).[4] Essencialmente, tal como o Dr. Selye observou, as condições que associamos ao estresse são *subprodutos* do nosso sistema de adaptação biológica (a nossa resposta ao estresse) que está sendo desafiado ou contrariado. Vale a pena repetir isto: quando nosso sistema de resposta ao estresse fica desorganizado e o ciclo não se completa, isso se manifesta como uma doença no corpo. (Assim, ele desafiou a noção de que a mente está separada do corpo, uma visão filosófica que prevaleceu durante 1.500 anos.)

Nossa compreensão do papel do estresse na doença só tem crescido desde a época do Dr. Selye. Sabemos hoje que uma resposta desordenada ao estresse pode levar à formação de neurônios no cérebro que criam níveis mais elevados de ansiedade e desgaste no hipotálamo (a parte do nosso cérebro que mantém os ciclos biológicos, a temperatura, o apetite e as respostas fisiológicas e emocionais aos estímulos). Isso resulta na diminuição da capacidade de regular os hormônios; redução da função digestiva e sexual; problemas no sistema imunológico, como a doença de Graves, fibromialgia, fadiga crônica e muitos outros sintomas. No entanto, podemos entender que essas doenças são sinais do corpo que dizem que algo está desafiando nossos processos biológicos de adaptação.

Sabemos que uma resposta desregulada ou caótica ao estresse pode causar estragos na nossa fisiologia interna. No entanto, em vez de tentarem reduzir o estresse, algumas pessoas reagem de forma a *aumentar* seu nível de estresse ou sua resposta a ele. Se falarmos com pessoas assim, elas dirão que não querem esse estresse todo... o drama e o estresse simplesmente vão ao encontro delas. No entanto, um observador pode verificar dois fenômenos: a pessoa projeta a crise no seu ambiente, vendo (e experienciando) crises que outros não percebem. Ou a pessoa ajuda a construir uma crise, piorando uma situação branda e relativamente não dramática e transformando-a em algo mais grave. A crise é a sua zona de conforto "normal" — a sua linha de base, como vimos no capítulo anterior.

Como exemplo, vejamos o caso da minha cliente Francesca, que veio ao meu consultório com uma ansiedade enorme que se manifestava sob a forma de dores de cabeça, desmaios, fadiga crônica e uma dor generalizada em todo o corpo quando se levantava de manhã. Tinha também uma dor de garganta crônica que descrevia como sendo o mundo tentando sufocá-la. Francesca reconheceu que tinha uma "relação íntima" com o drama, mas disse que a culpa não era sua. Se um médico lhe dissesse que os seus resultados laboratoriais estavam ligeiramente irregulares, ela ficava incapacitada durante dias, o que, naturalmente, só piorava os seus sintomas. Francesca tinha facilidade em expor seus problemas de saúde, mas tinha muita dificuldade em partilhar ou confiar nos seus sentimentos. Ela cresceu ouvindo que seus sentimentos não eram válidos, que era exagerada demais e que estava sempre reagindo em excesso. À medida que trabalhávamos juntos, ela começou a confiar nas suas próprias sensações e sentimentos. Depois de falarmos sobre o que era realmente o estresse, ela abriu-se à ideia de que a reatividade do seu corpo (ativação) era, na verdade, a forma como ele se preparava para responder a muitas das dificuldades (fatores de estresse). Ela reconheceu que os seus sintomas físicos e a ansiedade eram ativações não resolvidas presas no seu corpo. Ao permitir que a ativação não processada se mobilizasse, começou a sentir melhorias significativas. Por exemplo, aprender a expressar a palavra e o gesto "não" libertou muita da tensão no seu corpo, e seus sintomas físicos começaram a desaparecer.

Isso pode ser uma mudança um pouco radical na compreensão do estresse. A linguagem e as noções ultrapassadas podem ter muito poder sobre a forma como percebemos e vivenciamos algo como o estresse.

O CICLO LINGUAGEM-PERCEPÇÃO-REALIDADE

É importante reconhecer que também podemos criar nosso próprio fator de estresse ou crise sem que tenha de ser real, especialmente se uma parte de nós tiver o desejo da resposta ao estresse e do caos interior.

Muitas vezes, falamos de estresse com uma vaga ideia do que é, depois de lermos um livro ou um artigo on-line que tenta prender nossa atenção com uma linguagem rebuscada. Falamos de estar "muito estressados". Não é de surpreender que o estresse tenha se tornado o grande monstro de que todo mundo fala, mas que pouca gente teve a oportunidade de compreender plenamente ou mesmo de apreciar.

No início deste capítulo, eu pedi que escrevesse a sua definição pessoal de estresse e a sua relação com ele. Espero que esse exercício tenha realçado a lente através da qual você vê o estresse — da mesma forma que um par de óculos afeta sua visão. Sua percepção do estresse afeta, por sua vez, a forma como você o recebe e o compreende.

Indo um pouco mais longe, suas percepções, a forma de interpretar algo, criam sua experiência e a realidade construída sobre ela. A sua experiência filtrada através da sua percepção é aquilo a que chamamos de realidade individual. Esse é um conceito importante para compreender o mundo de alguém que é viciado em drama, uma vez que sua realidade construída pode ser bastante diferente da de alguém que não é viciado em drama.

Aqui está um exemplo tangível e lúdico do ciclo entre linguagem, percepção e realidade. Quando era muito pequeno, meu sobrinho veio me visitar e eu cozinhei brócolis no vapor como parte da sua refeição. Reparei que ele não estava comendo os brócolis e perguntei por quê. Ele respondeu: "Não quero comê-los porque são árvores bebês que nunca tiveram a oportunidade de crescer." Agora, muito mais do que cativante, esse foi um exemplo perfeito desse ciclo linguagem-percepção-realidade. Sua definição de brócolis — árvores bebês a quem foi roubada a oportunidade de ter uma vida plena — afetou o que ele viu quando olhou para o prato. Mas não parou por aí.

Como enxergava árvores bebês sem vida, meu sobrinho também teve uma enxurrada de sentimentos (sensações) e emoções. Ele relatou sentir-se triste e confuso e descreveu um peso no peito e no estômago, o que é uma resposta somática. Teve uma resposta visceral que reforçou a sua percepção e a sua definição, e que se tornou sua realidade vivida. Agora, sempre que meu sobrinho ouve a palavra "brócolis", ele tem essa resposta visceral, normalmente abaixo da sua consciência.

Orientação pela linguagem
(definição)

↓

Percepção
(filtro/lentes)

↓

Realidade construída
(resposta)

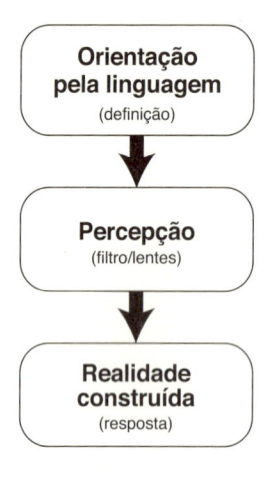

Figura 6.2: Quadro de percepção da linguagem

Da mesma forma, sempre que ouvimos ou lemos a palavra "estresse", "drama" ou "vício", ela é filtrada através da nossa definição, dos nossos sentimentos, da nossa percepção e de quaisquer experiências familiares (memórias). Há também certo nível de resposta fisiológica que cria e reforça a sua realidade. Neste momento, enquanto você lê estas palavras, quer seja óbvio ou não, está trazendo sua própria definição e preconceito para esses termos.

Portanto, embora existam alguns processos fisiológicos universais que ocorrem no corpo — sendo a resposta ao estresse um deles — o "estresse" é realmente tão único como o indivíduo que o está vivendo. Existe um componente subjetivo, porque o coquetel de uma resposta ao estresse inclui a *relação* única do indivíduo com o estresse, bem como o fator de estresse a que está respondendo e a reação do seu corpo a ele.

Se começarmos a reconhecer que cada estímulo (fator de estresse) não é realmente uma ameaça e que nossa resposta ao estresse não é uma "resposta à ameaça", mas a nossa capacidade interna de nos adaptarmos e prosperarmos, então podemos começar a fazer perguntas diferentes para nós mesmos:

O que acontece quando alguém percebe que todos os fatores de estresse são uma crise iminente?

O que acontece quando a inundação desse copo interno é aquilo a que alguém está habituado e se torna o seu *status quo*?

O que acontece quando a resposta de excitação se torna algo que uma pessoa procura e cria? Como isso a beneficia?

Quando trabalho com clientes viciados em drama, costumo perguntar: "Sua resposta de ativação no seu corpo é maior do que é útil para essa situação?" Também pergunto: "A forma com que está mobilizando essa energia é adaptativa para você neste momento?" Essa é uma pergunta complicada, uma vez que somos evolutivamente concebidos para sermos extremamente reativos — é melhor confundir um galho com uma cobra do que uma cobra com um galho. No entanto, aqueles que são viciados em drama levam essa propensão evolutiva a um nível extremo. Parte disso tem a ver com a sua percepção pessoal do estresse, e outra parte deve-se à sua capacidade pessoal de adaptação.

CADA UM DE NÓS TEM UMA CAPACIDADE DIFERENTE DE SE ADAPTAR AO ESTRESSE

Todos os ecossistemas, sejam humanos ou naturais, estão em constante interação com fatores de estresse. Alguns ecossistemas enfrentam esses fatores e prosperam. Alguns ecossistemas são desafiados e esgotados por eles e, mesmo assim, regressam ao equilíbrio. E alguns ecossistemas interagem com os fatores de estresse e não conseguem prosperar.

O que faz com que alguns ecossistemas floresçam e outros não? O que permite que alguns sistemas tenham a capacidade de caminhar pelos altos e baixos da vida e outros não? Essencialmente, essas são questões de resiliência e adaptabilidade.

Para ilustrar, imagine que está atrasado para o trabalho. Por qualquer motivo, dormiu depois do despertador e acordou com uma mensagem de texto do seu chefe pedindo que enviasse a apresentação por e-mail antes do início da reunião, dentro de uma hora. A sua ativação interna dispara para que possa agir e adaptar-se à circunstância. O que acha que faria? Eis como diferentes pessoas podem reagir:

- Allison levanta da cama e se veste, bebe um café e sai correndo porta afora.
- Lexi é dominada por uma sensação de aperto no peito, anda de um lado para o outro no seu quarto, lava o rosto, pensa em ligar e dizer que está doente e depois liga para uma amiga para lhe dar uma sugestão do que fazer. Acaba chegando ao trabalho desgrenhada, poucos minutos antes da grande reunião.
- Erik fica completamente congelado, incapaz de pensar ou de se mexer, e começa a imaginar como vai ser despedido, expulso de casa e forçado a viver em um abrigo, onde provavelmente terá uma vida precocemente solitária.

A mesma situação, reações muito diferentes. Algumas pessoas são mais resilientes aos fatores de estresse, enquanto outras têm menos capacidade de adaptação — e procuram fora de si próprias formas de se portarem diante do estresse.

A resiliência é frequentemente entendida como a capacidade de se recuperar de situações adversas. Imagine um saco de pancada inflável, como um boneco joão-bobo em que se pode bater. Do lado de fora, cada vez que lhe bate, ele volta à sua posição original... portanto, deve ser resiliente, certo? Quanto mais forte apanhar, mais depressa ele recupera.

O que não vemos, se estivermos simplesmente observando a recuperação, é o impacto significativo de cada golpe no interior do saco de boxe. Se imaginarmos esse saco de boxe como uma pessoa, podemos ter uma reação visceral quando ele é atingido, mesmo que se levante. Essa reação visceral permite-nos saber que algo não está bem. O fato de alguém ou alguma coisa se levantar não significa que não haja uma marca invisível e duradoura dessa pancada. É possível ultrapassar a dor e levantar-se, mas continuar tendo uma hemorragia interna. Muitas feridas psicológicas e emocionais não são visíveis a olho nu, e a pessoa pode nem sequer ter consciência delas. Nem todos os golpes são "maus" ou "negativos" — às vezes, até mesmo experiências positivas ou emoções "boas" podem derrubar alguém. A resiliência não é a capacidade de se recuperar da adversidade, mas a capacidade de estar presente, de habitar o momento, com uma consciência e uma conexão sentida ao que está acontecendo em nós mesmos e no ambiente. A resiliência nos permite ser reativos e flexíveis, capazes de mudar, mover-nos e adaptarmo-nos a qualquer situação, e obter significado e propósito.

Voltando à imagem de um saco de boxe insuflado: a cada impacto há uma fuga de ar, às vezes mínima, e, às vezes, significativa. Podemos pensar no ar que encheu o saco de boxe insuflado como o simbolismo de ele se sentir vivo, consciente e capaz de agir. Como seres humanos, quando sentimos o impacto dos fatores de estresse, são retirados de nós alguns recursos e energia, e depois nos recuperamos ou nos preenchemos de novo. Assim, à medida que o ar se esvai lentamente do saco, começa a ter um efeito global nele, que começa a esvaziar, caindo à medida que perde a integridade estrutural. Para se manter na vertical, o saco tem de ser apoiado contra algo ou alguém. (Se a coisa contra a qual está apoiado estiver bem escondida, podemos acreditar que o saco está de pé por si só.)

Nas pessoas, esse apoio é o que chamamos de dependência, geralmente de pessoas ou substâncias. É fácil nos distrairmos com o que uma pessoa está usando para se apoiar e perdermos a concentração no verdadeiro problema — o fato de estar sendo atingida e esvaziando-se.

Apesar de sermos estruturados para sermos resilientes, há acontecimentos, circunstâncias e até disposições genéticas que levam a uma incapacidade de prosperar de forma ótima. Sua capacidade de adaptação e o seu nível de resiliência aos fatores de estresse serão diferentes dos de outra pessoa, com base nos genes, no local e na forma como foi criado e nas condições ambientais.[5]

ESCALA DE RESPOSTA AO ESTRESSE

O estresse que as pessoas sentem segue uma escala de reações, desde o "estresse bom" (chamado *eustresse*), que nos motiva, até o *distresse*, que é quando estamos sobrecarregados e não conseguimos nos adaptar, com o "tolerável" no meio. Pense na Allison, na Lexi e no Erik.

A reação da Allison é um exemplo de *eustresse*. Uma pessoa pode sentir-se rejuvenescida ao envolver-se nisso. *Tolerável* descreve a reação de Lexi ao seu final de manhã — ela tem recursos suficientes para enfrentar o desafio e resistir à tempestade. E a reação de Erik ao acordar tarde no dia da grande apresentação — não ser capaz de lidar com tudo — é um exemplo de *distresse*.

Vale a pena notar que o fator determinante é a pessoa, não o acontecimento — o que causa *eustresse* em uma pessoa pode causar *distresse* em outra. É algo muito individual; para uma pessoa, uma promoção no trabalho pode produzir uma reação de *eustresse*, enquanto para outra a promoção pode ser mais corretamente colocada na categoria *tolerável*.

Algumas pessoas são mais sensíveis aos fatores de estresse; outras são inundadas por fatores de estresse; algumas crescem sem os recursos vitais de apoio, e outras criam afinidade com a resposta ao estresse.

As pessoas com elevado risco de estresse crônico e de doenças relacionadas ao estresse podem ter:

- Menos flexibilidade na adaptação aos fatores de estresse — isso pode se manifestar por meio de uma prontidão excessiva para responder ou de um despreparo para tal.
- Catastrofização, ou, mais coloquialmente, fazer uma tempestade num copo d´água e adotar um ponto de vista negativo.
- Hipersensibilidade que é facilmente ativada ou reativa. Semelhante à catastrofização, esta é a tendência para ir de "0 a 100" sem qualquer gradação de resposta.
- Estresse composto — fatores de estresse psicossocial sob a forma de grandes mudanças na vida e problemas diários, que ocorrem frequentemente em um curto espaço de tempo.
- Falta ou insuficiência de um sistema de apoio social e de habilidades para lidar com a situação.

OS FATORES QUE DETERMINAM A NOSSA RESPOSTA INDIVIDUAL AO ESTRESSE

Allison, Lexi e Erik demonstraram que o mesmo fator de estresse pode gerar respostas muito diferentes, e as suas respostas muito diferentes indicaram o impacto que o fator de estresse teve nas suas vidas. Suas respostas ao estresse tinham sido programadas no seu sistema nervoso.

Existem vários fatores principais, normalmente no início da vida, que moldam nosso sistema nervoso, orientam nossos pensamentos e comportamentos e podem perturbar nossa capacidade e nossa resiliência. Alguns dos principais fatores que determinam a forma como respondemos ao estresse são os seguintes:

* Adversidades no início da vida;
* Experiências transgeracionais e predisposições hereditárias;
* Interações com o ambiente;
* Estilos de apego.

Depois de compreendermos as origens, podemos explorar as formas como as pessoas lidam e se adaptam a essas condições, incluindo (surpresa!) o vício em drama.

Adversidades no início da vida

Os desafios e traumas precoces podem deixar uma marca duradoura até a idade adulta. Como exemplo, consideremos o estudo exploratório que avaliou as experiências adversas da infância (ACE na sigla em inglês) de um grupo de meninas chilenas colocadas em famílias adotivas. O estudo concluiu que as meninas que foram expostas a experiências como negligência emocional e física, abuso sexual e/ou físico, disfunção doméstica — que pode incluir membros da família que são toxicodependentes, encarcerados, doentes mentais ou suicidas — eram altamente vulneráveis ao desenvolvimento de problemas comportamentais e psicológicos.[6] A exposição cumulativa a tais experiências adversas — trauma — também resultou em qualidade de vida ruim, bem-estar físico ruim, bem-estar psicológico ruim, desafios nas relações com a família e com os pais e resultados ruins na vida.[7]

Em outro estudo, os pesquisadores descobriram que as pessoas que tinham pelo menos uma ACE tinham duas a cinco vezes mais probabilidades de tentar cometer suicídio. Além disso, o estudo encontrou uma relação significativa entre ACEs e alcoolismo, estados depressivos e uso de drogas ilícitas.[8] Se alguém tivesse quatro ou mais ACEs, tinha doze vezes mais probabilidade de desenvolver comportamentos de risco e doenças na idade adulta. Em alguns casos, a pessoa com um histórico de ACEs escolhe o comportamento de risco conscientemente, embora muitos dos impulsos que levam a esses comportamentos sejam inconscientes.

Muitas dessas experiências da primeira infância criam uma dor profunda, da qual muitas pessoas desejam escapar, por vezes encontrando refúgio em qualquer coisa que as ajude a evitá-la. Depois de sofrerem traumas na primeira infância, as pessoas desenvolvem frequentemente comportamentos adaptativos, como a dependência, a apatia e a dissociação (e, como veremos em breve, esses comportamentos também podem ser resultado de traumas transgeracionais).[9]

Os fatores de estresse da primeira infância, tanto antes como depois do nascimento, afetam profundamente as respostas ao estresse no adulto e têm efeitos duradouros no sistema nervoso central e no sistema endócrino.[10] Em 33 estudos de investigação que avaliaram a forma como a adversidade em crianças desde o útero até os cinco anos de idade influenciava a sua resposta a um fator de estresse controlado, os resultados mostraram respostas anormais ao hormônio do estresse cortisol. Mesmo as crianças que são jovens demais para terem linguagem capaz de descrever o que estava acontecendo registraram fatores de estresse no ambiente inicial e responderam a eles. Outros fatores de estresse, como a má nutrição, a incerteza econômica e o medo — e suas respectivas respostas de estresse — provocaram reações que não se enquadram nos níveis normais de cortisol.

As pessoas com adversidades graves antes ou depois do nascimento podem ter uma linha de base que não é (nem nunca foi) estável e resistente. Para elas, a tomada de decisões dos adultos serve para manter a linha de base desregulada porque a desregulação é familiar e normal. Como um cliente, Justin, relatou: "Eu gosto de estar em situações de alta pressão. Gosto de deixar as coisas para o último minuto. Não sei por quê. É como se eu me colocasse numa panela de pressão. Gosto de viver esse estresse."

Trauma transgeracional e vulnerabilidade hereditária

A epigenética é o estudo da forma como o seu ambiente e comportamentos podem alterar o funcionamento dos seus genes. É por isso que os cientistas podem agora dizer: "Os seus genes não são o seu destino." As variações epigenéticas não alteram a sua sequência de DNA, mas afetam a forma como o seu corpo lê uma sequência de DNA, determinando quais os genes que são expressos (ou ligados e desligados) e como as células registram essa expressão.

Como mencionado anteriormente, a pesquisa em epigenética descobriu uma correlação semelhante entre o estresse na primeira infância e a resposta ao estresse desregulada *entre* gerações. A título de exemplo, os descendentes de sobreviventes do Holocausto e do 11 de setembro com TSPT apresentaram níveis basais mais baixos de cortisol, tornando-os menos adaptáveis, o que resultou em níveis mais elevados de ansiedade. Outros estudos que se concentraram em sobreviventes de traumas de guerra, refugiados e vítimas de tortura retratam efeitos transgeracionais semelhantes no sistema de resposta ao estresse, uma vez que as crianças podem herdar uma "resposta genética a desafios ambientais, mesmo quando os jovens não experimentam eles próprios esses desafios".[11] O filho de um progenitor com um histórico de trauma ou *distresse* não precisa ter uma experiência adversa para mostrar uma resposta ao estresse desregulada.[12] É como se as adversidades dos pais ou avós deixassem uma memória biológica do trauma não processado.¹³ Podemos chamar isso de uma marca de trauma.

O nível de estresse da mãe durante a gravidez e a presença de ansiedade ou depressão durante a sua vida ou durante a gravidez e depois dela podem criar níveis mais elevados de cortisol nos bebês e nas crianças. Outros fatores de estresse que aumentam os níveis de cortisol da criança incluem a exposição pré-natal ao tabaco, a exposição pré-natal ao álcool, interações negativas entre pais ou cuidadores e crianças, ansiedade, depressão materna/paterna e exposição à violência e à agressão.¹⁴

Martina, uma viciada em drama autoidentificada que entrevistei, disse que as pessoas seriam mais compreensivas com seus comportamentos se pudessem conhecer sua mãe e sua avó. "É como se o trauma da Grande Depressão, das guerras e de tudo o mais que elas passaram estivesse correndo no meu sangue", disse ela.

Como o trauma transgeracional se manifesta? A pesquisa sugere que é muito provável que as pessoas herdem uma vulnerabilidade ao estresse. Isso pode produzir uma pessoa que está continuamente vigilante, em alerta máximo para os fatores de estresse no seu ambiente, tal como as espécies de presas que perscrutam constantemente o horizonte em busca de predadores. Uma pessoa que procura a crise como um meio de se adaptar ao seu caos interior é uma pessoa viciada em drama.

QUANDO OCORRE UM TRAUMA

O trauma pode ocorrer quando:

- Há coisas demais acontecendo cedo demais.
- Há coisas demais acontecendo durante um tempo prolongado demais.

- Não há o suficiente durante um tempo prolongado demais.
- O poder e a capacidade de ação foram retirados da pessoa ou do coletivo.
- Os fatores de estresse ultrapassam os recursos disponíveis para enfrentá-los.
- Nossos instintos de proteção, intuições e respostas primordiais são frustrados.
- Não há tempo, espaço ou permissão suficientes para se curar.

O trauma pode levar a sentimentos de impotência, desamparo e falta de estrutura. Interfere na nossa capacidade de nos sentirmos reais no corpo e na mente; perturba o nosso próprio sentido de existência e nos distancia do momento presente.

O impacto do ambiente

Pense na sua infância e na atmosfera do seu ambiente. Como descreveria o ambiente: calmo, frenético, brincalhão, perigoso etc.? As relações fundamentais entre nós, os outros na nossa vida e o nosso ambiente moldam a nossa experiência de quem somos e a maneira de vivenciarmos o mundo à nossa volta durante toda nossa vida.[15]

Jack, um amigo que se identifica com o vício em drama, cresceu em uma pequena cidade do Alasca. O clima era sempre extremo: -50°C no inverno sem luz solar, 30°C no verão somente com dois meses seguidos de luz solar. "Era preciso estar sempre atento ao que se passava na frente da tempestade", explica Jack. "Isso se tornou minha base de referência, o principal local onde aprendi que os extremos são o normal. Quando criança e jovem adulto, estava sempre tentando encontrar os extremos, ultrapassando os limites, escalando montanhas perigosas." Para Jack, seu ambiente familiar também era intenso, com a casa tumultuada pelas vozes dos seus pais discutindo. Para chamar a atenção deles, diz ele, tinha que gritar, aumentar seu volume ao extremo.

Outros ainda herdaram a propensão para o drama de pais que desenvolveram uma reação habitual às crises que os rodeavam, mesmo quando os filhos não passavam por esses desafios. Por exemplo, Lincoln, um jovem que entrevistei para o livro, disse que sua mãe é viciada em drama; os extremos e as intensidades que ele aprendeu devem-se ao fato de ela tê-lo modelado e de ele ter interpretado como a forma normal de estar no mundo. Ele reconhece que, enquanto para ele esses comportamentos parecem algo que ele aprendeu, a sua mãe dependia deles para chegar ao final da semana.

Estudos demonstram que as crianças que crescem em ambientes físicos e sociais mais caóticos — com ruído, falta de ordem, estrutura e rotina, aglomeração de pessoas, estímulos e emoções imprevisíveis — têm uma menor capacidade de autorregulação, capacidades linguísticas diminuídas (incluindo a capacidade de identificar e descrever sentimentos), aprendizagem e função motora reduzidas, maior incidência de desafios comportamentais e desamparo aprendido.[16]

Todos nós desenvolvemos crenças fundamentais, pensamentos, função e ritmo fisiológicos, e até mesmo nossas capacidades físicas e postura em resposta ao nosso ambiente. Somos esponjas; absorvemos e filtramos o que nos rodeia, moldamo-nos a ele e somos simultaneamente moldados por ele. De acordo com a obra de Bernard J. Baars, *In the Theater of Consciousness: The Workspace of the Mind*, a maioria de nós está consciente de cerca de seis a oito por cento de todos os estímulos que estamos absorvendo.[17] No entanto, há muito mais do que aquilo que sabemos estar simultaneamente absorvendo e respondendo — tudo isso tem um efeito duradouro.

Estilos de apego

Nosso senso de identidade também é influenciado por outras pessoas no nosso ambiente; elas ajudam a moldar nossa trajetória única de desenvolvimento.[18] Um exemplo simples disso é que, se as pessoas rirem das nossas piadas, recebemos a confirmação de que somos engraçados — e assim começamos a acreditar que somos uma pessoa engraçada. O mesmo pode ser dito se formos cuidados e amados. A forma como essas relações são formadas (ou não formadas) ajuda a criar a lente que orienta as percepções e ações de uma pessoa ao longo da vida. A qualidade dessas relações — bem como o mecanismo de resposta que a pessoa utiliza na ausência delas — influencia a conexão com os membros da família, primeiro, e mais tarde com os adultos no ambiente mais amplo.[19] Essas conexões no início da vida são chamadas de *estilo de apego* relacional e de desenvolvimento social.

Quando os cuidadores estão disponíveis, são pacientes, consistentes e responsivos, criam um ambiente positivo na infância, caracterizado por uma relação harmoniosa. Isso é conhecido como apego *seguro*, que está altamente correlacionado com a autoestima, a competência social, o autocontrole, a empatia, a resiliência do ego e o afeto positivo. Esses adultos tendem a ser atentos, sociáveis, cooperantes e capazes de prestar e aceitar cuidados.[20] A autorregulação e a resiliência resultam da corregulação com um cuidador, o que acontece por intermédio do laço seguro (apego) com um cuidador. Quando existe um laço seguro, resiliência e autorregulação, os sentimentos angustiantes são controláveis e a criança ou o adulto conseguem lidar com a situação.

Algumas experiências de infância incluem negligência emocional — falta de afeto, atenção e consistência, incluindo a separação precoce de um cuidador. Isso resulta em um apego *inseguro* — que, por sua vez, molda o sistema nervoso e a resposta ao estresse. As pessoas que cresceram sem laços seguros não tiveram muitas vezes a oportunidade de processar os fatores de estresse ou traumas, e é provável que sofram de ansiedade, depressão, dependência e dor física na idade adulta, bem como de incapacidade para lidar com os fatores de estresse.[21] O apego inseguro, por sua vez, dá origem a um de três estilos gerais de enfrentamento da dor para reduzir ou evitar a dor desta ruptura nos laços sociais.[22]

Eis os três estilos de vinculação insegura:

1. **Inseguro-ansioso.** Essas pessoas têm frequentemente um sistema nervoso hiperativo. Tendem a agir em resposta a fatores de estresse, ficam chateadas e perdem facilmente o equilíbrio emocional. Estão mais predispostas a pensar negativamente e a catastrofizar o que está acontecendo. Desejam estabelecer uma conexão com outras pessoas, mas têm dificuldade em comunicar as suas necessidades e em aceitar essa conexão. Muitas vezes criam histórias de que não são amadas e procuram aprovação e garantias de que o são.
2. **Inseguro-evitativo.** As pessoas com um estilo de apego inseguro-evitativo têm um sistema nervoso pouco reativo e fecham-se, fogem e minimizam as suas necessidades. Suprimem as emoções para se protegerem da vulnerabilidade. Desvalorizam a importância das relações, evitam conexões e parecem extremamente autossuficientes. Consideram que os outros não lhes dão segurança ou conforto.
3. **Inseguro-desorganizado.** As pessoas que têm um estilo inseguro-desorganizado temem fortemente a rejeição e tornam-se dependentes nas relações. Estão em um cabo de guerra entre o desejo de intimidade e o medo dela. Muitas vezes, experimentam mensagens contraditórias dos cuidadores, como "Aproxime-se" e "Vá embora!". Veem frequentemente a si e aos outros sob uma perspectiva negativa.

Recentemente, Danny, um cliente que apresenta muitos elementos de vício em drama, lembrou-me de que um laço enfraquecido entre irmãos pode manifestar-se de forma semelhante a uma ferida com um cuidador. Danny era o mais novo de três filhos, sendo que seus dois irmãos eram muito mais velhos do que ele. "Eu não queria nada mais do que estar perto deles", disse ele. "Embora minha mãe fosse muito cuidadosa e meu pai desdenhoso, era o amor dos meus irmãos que eu desejava — e normalmente tentava consegui-lo através de atos de serviço. Há um sentimento que está ligado a mim e que nunca consegui esquecer. É uma dor no estômago e depois a sensação de que estou sendo engolido por um manto de escuridão, e sou o único que lá está. De vez em quando, a voz ou a ação de alguém penetra nessa escuridão — mas eu não consigo sair dela."

As ADVERSIDADES NO início da vida, os traumas transgeracionais e as interações desafiadoras com o ambiente influenciam na resiliência da pessoa e na sua capacidade de lidar com os fatores de estresse. Como resultado dessas feridas e desafios contínuos, cada pessoa cria respostas que afetam a forma como toma decisões, percebe a sua realidade e se comporta no mundo. E é aqui que as nossas estratégias de sobrevivência podem se tornar um vício.

PRINCIPAIS CONCLUSÕES

- ◆ O drama pode ser desconstruído em caos (experiência interna do drama) e crise (condições externas), da mesma forma que o estresse pode ser desconstruído em fator de estresse (estímulo) e resposta ao estresse (resposta interna ao estímulo).

- O estresse é o nosso processo de adaptação, e o nosso ciclo de resposta ao estresse são os passos para a adaptação e o bem-estar. O ciclo inclui quatro fases primárias: ativação, mobilização, desativação e restauração.
- As respostas ao estresse são únicas para cada pessoa. O mesmo fator de estresse pode ter respostas e capacidades de adaptação diferentes — o que também se reflete no grau de resiliência da pessoa.
- Os fatores que podem afetar a adaptabilidade de cada pessoa incluem traumas precoces, fatores genéticos, ambientes adversos e estilos de vinculação (reflexo de relações precoces de segurança e proteção com os cuidadores).

CAPÍTULO 7

Preso no laço: Quando uma estratégia de sobrevivência se torna um vício

ACONTEÇA O QUE ACONTECER, NÓS, SERES HUMANOS, PROCU-ramos sempre manter ou recuperar o equilíbrio. Para manter esse estado interno de estabilidade, usamos processos cognitivos, emocionais, comportamentais e fisiológicos para nos adaptarmos aos fatores de estresse que o desafiam. Como um termostato que faz ajustes para manter a temperatura ideal, ou procurando um casaco quando sentimos frio, somos fundamentalmente levados a buscar o equilíbrio como meio de sobrevivência.

Os seres humanos são tão maravilhosamente complexos que usamos estratégias conscientes e inconscientes para lidar com as condições do nosso ambiente e experiências internas para manter o equilíbrio. Essas estratégias são designadas por *mecanismos de enfrentamento* ou *estratégias adaptativas (de sobrevivência)*.

De acordo com um artigo de 2001, "Coping with Stress During Childhood and Adolescence" (em tradução livre: "Lidando com o estresse durante a infância e a adolescência"), existem três tipos de mecanismos de enfrentamento:

- Controle primário, que "tem a intenção de influenciar acontecimentos ou condições *objetivas*";
- Controle secundário, que se refere ao enfrentamento destinado a lidar com as condições *internas* do momento;
- Controle abandonado, que é "a ausência de qualquer tentativa de lidar com a situação".[1]

Ou tentamos mudar as condições ou o ambiente, ou mudamos a nós próprios, ou não fazemos nada. Como você deve lembrar, as pessoas viciadas em drama normalmente passaram por dores na infância ou ambientes caóticos aos quais, tal como todos nós, tiveram de se adaptar e lidar, incluindo a adoção desse caos como o seu estado de estabilidade.

É importante perceber que os mecanismos de enfrentamento, em geral, são neurológicos, apenas uma forma das pessoas direcionarem os seus esforços para "manter, aumentar ou alterar o controle sobre o ambiente e sobre si mesmas", de acordo com os autores do artigo.[2] São inerentemente a forma como cada pessoa tenta fazer o seu melhor na dança da vida, para lidar com os acontecimentos, ajustar-se, sobreviver e triunfar. Se a resposta de enfrentamento parecer útil para o objetivo no curto prazo, então é recompensada e repetida.

No entanto, embora todas as estratégias de enfrentamento e adaptação tenham uma intenção positiva, no longo prazo podem ter um impacto negativo no bem-estar. Isso inclui a utilização de uma substância ou comportamento que, com o tempo, se torna um padrão — uma forma predeterminada de pensar, responder e ser. As pessoas viciadas em drama procuram a sensação como um mecanismo de sobrevivência, um meio de manter a normalidade. (Pense na Maria, o peixe, do Capítulo 5.) Subsequentemente, podem ter se encontrado em situações — sejam elas relacionamentos, empregos e/ou lugares físicos — que espelhavam experiências anteriores intensas, instáveis e imprevisíveis. Em suma, procuravam condições às quais tinham se adaptado como forma de manter um equilíbrio interno, tornando-se dependentes do drama para manter seu status quo. É assim que os próprios mecanismos de sobrevivência que utilizamos para manter e restaurar o equilíbrio se tornam os objetos da nossa dependência, o laço dos nossos vícios.

VISÕES DO VÍCIO

O vício é essencialmente uma dependência de algo, independentemente das suas consequências. Entre as várias teorias de vício, duas perspectivas principais são as seguintes:

- **Um modelo médico**, que considera o vício uma doença, como se fosse uma doença cerebral tratável, causada por uma combinação de fatores genéticos e ambientais.[3]
- **Um modelo biopsicossocial**, que reconhece fatores ambientais, de desenvolvimento e genéticos, e que leva em consideração muitas condições subjacentes. É mais provável que reconheça as dependências não relacionadas com o abuso de substâncias.

O modelo biopsicossocial oferece uma compreensão mais abrangente do vício em drama. Trata-se de uma resposta de enfrentamento de autoapaziguamento caracterizada pela necessidade de criar ou procurar constantemente ambientes de alta intensidade para corresponder a um estado interno igualmente intenso. Mark D. Griffiths, PhD, professor de dependência comportamental, acredita que existem seis componentes principais que qualificam uma substância ou comportamento como um vício:[4]

- **Consumo**: quando a substância ou comportamento é a coisa mais importante na vida de uma pessoa ou ocupa uma quantidade significativa do seu tempo;
- **Modificação do estado de espírito**: um estado de espírito alterado, tal como ficar "drogado" ou sentir "uma onda", que emerge do envolvimento na atividade ou substância que serve como um mecanismo de enfrentamento ou fuga;

- **Tolerância**: ao longo do tempo, é necessária uma quantidade crescente da substância ou atividade para manter um efeito modificador do humor;
- **Retirada**: uma resposta física e emocional desagradável, como mau humor ou irritabilidade, resultante da suspensão ou da diminuição do consumo da substância ou atividade;
- **Conflito**: uma desconsideração das consequências que resulta em conflito — tanto com os outros como dentro de si próprio, o que pode levar a uma falta de controle;
- **Recaída**: regresso à atividade ou substância após um período de tempo de melhoria.

Todos os seis componentes estão presentes naqueles que são viciados em drama, como veremos mais profundamente no Capítulo 8.

A dependência está altamente correlacionada com a baixa autoestima. A baixa autoestima e a busca por sensações partilham uma falta de feedback para o eu e uma ausência do eu em um nível fundamental — como se, partindo de dentro, a pessoa não fosse totalmente real ou presente. Voltemos ao Capítulo 5, quando discutimos os fatores que formam a base de uma pessoa com um vício em drama, e cujas rupturas de limites podem levar a uma falta de senso de identidade. Essa falta de um sentido interno de identidade cria uma ânsia de feedback para validar a nossa realidade — a sensação de estarmos vivos.[5] É como tentar preencher um vazio impossível de ser preenchido.

UMA NOVA VISÃO DO VÍCIO

Johann Hari, autor de *Na fissura: Uma história do fracasso no combate às drogas* (São Paulo: Companhia das Letras, 2018), fez uma observação importante: "O oposto do vício não é a sobriedade. É a conexão humana."[6] A opinião de Hari reflete a nova perspectiva sobre o vício que está emergindo de pesquisadores e jornalistas como Gabor Maté, MD; Peter Cohen, PhD; e Bruce K. Alexander, PhD, entre muitos outros. Hari observa que os primeiros modelos de dependência — os modelos clínicos — consideravam-na como algo a que um indivíduo está viciado, uma resposta química produzida por uma substância, sendo a droga o problema e o foco da dependência. Essa teoria foi perpetuada por experiências com ratos. Os ratos foram isolados e receberam dois frascos, um cheio de água e outro misturado com uma droga, como cocaína ou heroína. Como seria de se esperar, os ratos voltaram a beber a água com a droga até morrerem. Os pesquisadores, no entanto, não levaram em consideração o ambiente dos ratos, incluindo seu habitat e seus recursos.

Na década de 1970, Bruce K. Alexander concebeu uma experiência diferente. Ele questionou o que aconteceria se os ratos fossem expostos à água com infusão de drogas em um ambiente favorável, e assim o Dr. Alexander construiu o Parque dos Ratos, um lugar onde havia muita comida, brinquedos, companheiros e amigos. Eis que os ratos do Parque dos Ratos, que tinham uma vida feliz, não se interessaram pela água com droga mesmo depois de provarem. A pequena fração de ratos que bebeu a água drogada não a consumiu até o ponto de morrer. E, quando os ratos que já eram viciados em opiáceos foram introduzidos na colônia, optaram por beber a água pura em vez da água drogada — essencialmente escolhendo se afastar dos opiáceos.[7]

Outras pesquisas demonstraram que os ambientes de apoio e as conexões sociais substanciais contrariam o consumo elevado de drogas.[8] A conexão social ajuda a regular as emoções em geral, permitindo que as pessoas lidem de forma mais eficaz com um fator de estresse antes que se torne uma angústia. Essa nova visão do vício reconhece que somos seres sociais e que, quando não somos capazes de criar laços uns com os outros, ligamo-nos a qualquer outra coisa que substitua a proximidade social.

No *Journal of Restorative Medicine*, o Dr. Maté descreve o vício consistindo no seguinte:

- Algo que cria alívio ou prazer;
- Desejos conscientes ou subconscientes quando este algo não está presente;
- Consequências negativas devido a essa necessidade;
- Dificuldade de desistir deste algo, apesar dos desafios que surgem dessas consequências.[9]

No seu livro *In the Realm of Hungry Ghosts: Close Encounters with Addiction* (em tradução livre: *No reino dos fantasmas famintos: encontros íntimos com o vício*), o Dr. Maté afirma que em todas as dependências existe alguma forma de trauma ou dor derivada de uma perda na infância. Essa perda pode ser algo tangível — uma experiência adversa ou a ausência de algo bom, como uma conexão ou a presença de um cuidador ou o ambiente. A perda afeta os processos neurodesenvolvedores de recompensa e, além disso, o indivíduo procura essa recompensa em outro lugar. Assim, de acordo com o Dr. Maté, o comportamento dependente ou alivia a dor ou é uma fuga dela.[10] Eu acrescentaria uma observação, baseada na minha própria pesquisa: a intenção do comportamento dependente é mitigar o nível de apatia que emerge da tentativa de aliviar ou escapar à dor.

Quando se fala em gerir a dor, é importante perceber que isso inclui tanto a dor física como a dor emocional: elas partilham muitas das mesmas vias neurológicas.[11] As respostas emocionais podem provocar sensações físicas, e as sensações físicas podem desencadear respostas emocionais.[12]

Alguns indivíduos com dor emocional e física recorrem a situações de alto risco e à catastrofização para se distrair.[13] O pensamento e o comportamento dramáticos podem estimular o sistema nervoso a liberar endorfina, que inibe os sinais de dor e também provoca sentimentos de euforia — em suma, aliviam tanto a dor física como a emocional.[14] Dessa forma, o drama pode (potencial e momentaneamente) aliviar tanto a dor emocional quanto a física. Assim, se o drama pode fazer com que alguém sinta menos dor e mais euforia, essa pessoa vai se apegar a ele — é a sua forma de encontrar alívio.[15]

Esses mecanismos de enfrentamento que criam alívio para as necessidades não supridas advindas da tentativa de manter o equilíbrio tornam-se hábitos; e esses hábitos que não são apoiados tornam-se vícios. Quando um mecanismo de enfrentamento se torna o status quo reflexivo, perdemos a nossa capacidade de responder ao momento presente e nos tornamos previsivelmente reativos. As formas como tomamos decisões, percebemos o ambiente, nos movemos no mundo e nos envolvemos em relações — na verdade, até nossas identidades — ficam emaranhadas na manutenção dessa estratégia de sobrevivência adaptativa.

TOMADA DE DECISÕES, ENFRENTAMENTO E VÍCIO

A decisão de entrar em crise e alimentar os níveis internos de caos não faz sentido para um observador, nem faz sentido a partir da experiência vivida do drama. A tomada de decisão nem sempre significa que existe uma escolha consciente, especialmente quando motivada por um mecanismo de enfrentamento.

Quando nos encontramos em um estado estável e equilibrado, temos consciência e reagimos aos pensamentos, emoções, processos psicológicos, objetivos e condições do nosso ambiente. Esse estado otimiza o processo ideal de tomada de decisões, uma vez que nossas melhores decisões resultam da capacidade de avaliar o nosso próprio estado atual e o futuro previsto, e de avaliar os resultados de decisões anteriores. As decisões que tomamos podem mudar o nosso estado de bem-estar.[16] No momento necessário, tomar decisões é como encontrar o nosso equilíbrio enquanto pulamos de pedra em pedra ao atravessar um riacho. Decidir em qual pedra pisar e como fazer isso requer a capacidade de avaliar o momento atual. As pessoas mais propícias ao vício tendem a ter menos consciência do momento presente, incluindo o seu estado atual;[17] por sua vez, muitas das decisões são tomadas como se fosse a partir do passado ou de um futuro fantasioso.

Algumas decisões são claramente não benéficas para o bem-estar no longo prazo. Fazer escolhas menos otimizadas é muitas vezes causado por uma tentativa mal orientada de alcançar estabilidade e equilíbrio, como alguém que teve um dia difícil no trabalho e consome uma quantidade enorme de álcool para compensar. Quando uma pessoa percebe uma situação e age de forma exagerada ou muito intensa, pode estar tentando voltar ao que considera normal. Minha cliente Martina contou que, mesmo quando um problema está resolvido, decide sempre voltar nele para se certificar de que todo mundo compreendeu realmente "a verdade" do que a pessoa fez de errado. Ela reconhece que, muitas vezes, isso perturba a paz, enfurece e afasta as pessoas, fazendo-a se sentir sozinha — mas mantém-se firme na sua convicção de que a verdade liberta as pessoas. Embora Martina acredite que a motivação para essas decisões é libertar as pessoas, na realidade, a decisão de voltar aos problemas tem a ver com o regresso a um estado normalizado de caos.

A pesquisa demonstrou que os padrões de tomada de decisão desregulada e de sensibilidade aos fatores de estresse existem antes do desenvolvimento de um vício, o que sugere que estes se formam a partir de sistemas nervosos desregulados e incapacidades de adaptação aos fatores de estresse.[18]

A RESPOSTA AO ENFRENTAMENTO (E AO VÍCIO) FICA ENRAIZADA NO CORPO

No Capítulo 6, falamos sobre a forma como o corpo é ativado durante o ciclo de resposta ao estresse; as alterações neuromusculares e hormonais que ocorrem durante a ativação (aumento do ritmo cardíaco, tensão muscular etc.) são também conhecidas como *resposta ao estresse*. As respostas ao estresse podem durar muito mais do que a presença do fator de estresse, e o corpo continua pronto para lutar ou fugir mesmo quando o estímulo é mínimo ou já desapareceu há muito tempo. Como veremos, para os viciados em drama, é como se estivessem sempre em um estado de prontidão para responder — independentemente da presença ou ausência dos fatores de estresse. Quando a dimensão do fator de estresse corresponde finalmente ao estado de prontidão para ele, a pessoa com vício em drama sente-se satisfeita. Quando sua prontidão para o estresse é de 8 em 10 e há um fator de estresse que também é de 8 em 10, a vida parece subitamente fazer sentido, e a pessoa sente-se validada.

Quando estamos em condições, situações e ambientes que achamos inseguros, nossos sistemas sensoriais (visão, audição, olfato e até paladar) adaptam-se, alterando a nossa percepção; em uma pessoa viciada em drama, essa percepção alterada pode tornar-se a norma. A seguir, apresentamos como todos os nossos sistemas sensoriais se adaptam aos fatores de estresse e onde podem ficar travados:

- Na resposta ao estresse, nosso campo de visão estreita-se, de modo que o fator de estresse ou a coisa a que estamos nos adaptando entra nitidamente em foco e todo o resto é desfocado e ignorado.[19] O mundo nesse estado é vivenciado de forma diferente, como passar de uma visão panorâmica para uma visão de retrato. A exposição prolongada ao estresse fixa a visão em túnel, mantendo-nos presos aos fatores de estresse, ao mesmo tempo que limita a visão periférica do que nos rodeia, tornando difícil ver qualquer coisa além dos fatores de estresse. Alguém que tenha crescido em um ambiente caótico ou imprevisível aproxima-se desses elementos — e não sabe necessariamente como afastar o zoom para a visão panorâmica.

- Em situações de grande aflição ou ameaça, os músculos dos nossos tímpanos adaptam-se para se concentrarem em frequências não neutras (mais baixas e mais altas) para nos manterem tensos e prontos para o perigo. As frequências mais baixas estão mais associadas a estímulos nocivos e ameaçadores, como o zumbido de uma lâmpada ou a aproximação de um predador. O sistema nervoso transporta essa sensação de perigo captada pelo sistema auditivo e desloca-a para as entranhas — onde temos o instinto de que algo está ou ficará errado.[20] Nesses momentos, é mais difícil ouvir e receber frequências neurológicas, como a voz calmante de outro ser humano. (Isso pode explicar por que, quando alguém está em sofrimento ou traumatizado, pode ser difícil receber palavras de empatia ou estabelecer uma conexão humana calmante.[21]) Para aqueles com um vício em drama, tornar-se mais sintonizado com baixas e altas frequências de som pode virar o novo normal.
- Cheiros neutros tornam-se mais desagradáveis, o que está intimamente ligado aos sistemas emocionais do cérebro.[22] Em outras palavras, cheiros desagradáveis podem afetar o humor de alguém, e até mesmo alterar a qualidade emocional de como algo é lembrado.
- O estresse prolongado e a sensação de insegurança alteram até a nossa percepção gustativa, nos tornando mais sensíveis ao amargo.[23]

As pessoas viciadas em drama também podem sentir o tempo de forma diferente. Em um estado de ativação, o mundo à nossa volta parece mais lento do que o tempo e o ritmo que temos dentro de nós.[24] Pense neste cenário: você está atrasado para uma reunião e espera no trânsito atrás de alguém que parece estar dirigindo muito devagar. Mas a *sensação* é de que a pessoa está em câmera lenta, quando, na verdade, está andando em um ritmo normal ou à mesma velocidade que você. Muitas vezes, para as pessoas viciadas em drama, há uma sensação perpétua de urgência — e a lentidão do mundo ou das pessoas à sua volta provoca ansiedade.

É assim que a pessoa viciada em drama caminha pelo mundo, e tudo aquilo a que está sintonizada reafirma que o mundo está cheio de perigos potenciais ou reais. A resposta ao estresse desses indivíduos é orientada e ativada dessa forma, independentemente da presença de fatores de estresse. Tal como uma televisão que fica ligada em um só canal, aqueles que são viciados nos sistemas sensoriais do drama estão principalmente sintonizados com o caos.

Ter os sentidos travados no canal do perigo altera o seu senso de realidade. O resultado dessa realidade alterada é viver fora de sintonia com tudo e todos à sua volta. Não há nada mais física e psicologicamente perturbador do que sentir-se fora de sintonia com o ambiente, com as outras pessoas ou com o mundo. Se, mesmo que por um breve período, suas relações externas e o ambiente estiverem em oposição ao seu estado interno, surge uma sensação de que você está fora de sintonia e que algo está inerentemente errado. Não se consegue identificar o que é, mas a sensação é de dissonância e de ruína. Por isso, é importante encontrar ou criar ambientes que coincidam com o seu ritmo inato. Como forma de diminuir essa dissonância cognitiva, a pessoa viciada em drama vai procurar relações e lugares que afirmem esta sensação de normalidade. Meu cliente Alistair diz: "Havia sempre muita raiva em minha casa. Era um ambiente um pouco maníaco. Provavelmente, essa é parte da razão pela qual escolhi viver em uma cidade como Nova York, porque há uma tensão subjacente constante ao longo de todos os dias. No metrô, no supermercado, na lavanderia, há sempre essa tensão no ar. E acho que é isso que me faz sentir tão em casa em uma cidade como esta." Essas mudanças inconscientes na percepção de uma pessoa filtram toda a informação recebida sobre o mundo e tornam-se os sistemas de operação desse "escanear, procurar, encontrar e criar" coisas para serem ativadas por ele. A ameaça constante do mundo parece agravar-se, como se a vida fosse um ataque inescapável, e nós, as vítimas dele. A hipervigilância não é uma atitude, é um mecanismo de sobrevivência, uma forma de os nossos sentidos nos prenderem à percepção de um mundo assustador, solitário e inseguro. Uma pessoa torna-se apta a estar atenta a certos estímulos e filtra outras informações para se adaptar ao que está procurando. Aquilo a que estamos orientados e sintonizados, sempre encontramos, ou ele nos encontra.

Mark, por exemplo, cresceu jogando beisebol. Por isso, não foi surpresa que, ao se tornar adulto, jogasse o esporte de forma recreativa aos fins de semana. Ele jogava como *shortstop*, e essa posição, entre a segunda e a terceira bases, exigia uma prontidão a mais para responder às múltiplas direções de onde a bola podia vir, ao que cada adversário estava fazendo e podia fazer, e uma capacidade de leitura para entrar em ação ao menor movimento. O olhar de Mark alternava-se entre o jogador com o taco na base, o jogador na segunda base e o jogador na terceira base. Observava todos esses jogadores ao mesmo tempo e depois analisava o treinador do adversário, tentando prever e captar qualquer informação que estivesse sendo transmitida.

Tinha um foco de laser, que lhe permitia captar os mais ínfimos detalhes de tudo o que o rodeava: a velocidade do vento, a prontidão dos colegas de equipe e a atenção ao relógio. Seu peso estava sempre nos dedos dos pés para poder entrar em ação a qualquer momento. Conseguia prever o som e a trajetória da bola — por vezes mesmo antes de ser rebatida. Esse nível de previsibilidade, vigilância e atenção durava o jogo inteiro. Mas não parava por aí.

Depois do jogo, Mark voltava para casa para tomar banho. O jogo tinha acabado, mas a vigilância de Mark não. No banho, observava o chuveiro com uma atenção de falcão, prevendo a pressão da água, aguçando a audição caso o telefone tocasse, vendo a quantidade de sabão que estava sendo usada e antecipando quando deveria encomendar o próximo sabonete on-line. A mesma prontidão de resposta que era exigida para a precisão de jogar na posição de *shortstop* tinha sido transferida para todas as atividades à sua volta, que não exigiam esse nível de atenção. Mark não conseguia mudar o nível de prontidão de resposta e a sensibilidade ao estímulo. Isso era muito útil no jogo, mas não lhe permitia descansar ou relaxar em casa. A prontidão para o estresse estava enraizada em seu corpo.

Isso seria como manter a hipervigilância que se tem quando se caminha por uma casa assombrada, procurando e se preparando para reagir aos muitos monstros que podem aparecer — quando se está simplesmente caminhando por um jardim sereno. A sensação de estar sempre "preparado para a ação" pode levar alguns indivíduos a preencher essa prontidão com emoções. Esse padrão no corpo cria uma busca inconsciente por fatores de estresse, excesso de resposta a eles e uma sensação de justificação quando o padrão do corpo é atingido. Olhemos para Zoe. Se Zoe está dependente da crise externa e do caos interno, os muitos mecanismos que ela usa para preservar e defender seu senso de identidade dificultam que ela reconheça esses padrões como mecanismos de sobrevivência que são reações exageradas ao estresse. Assim, quando Zoe — ou qualquer pessoa viciada em drama — age a partir desse lugar, ela tentará normalizá-lo, justificando seu comportamento.

Além de alterar nossos sentidos, a prontidão para o estresse também pode estar na postura e na tensão do nosso corpo. Em um estudo, quando as pessoas eram colocadas em posições físicas depressivas, tornavam-se mais impotentes e menos responsivas em tarefas que tinham realizado anteriormente, e relatavam uma maior sensação de estresse. Além disso, os observadores que testemunharam participantes nessas posições corporais consideraram os indivíduos deprimidos.[25] Isso sugere que a forma como uma pessoa vê um indivíduo afetará a forma como trata essa pessoa, e essa pessoa, por sua vez, agirá de acordo com as ações do observador.[26] Se um observador notar o estado emocional de alguém como "estressado" ou "dramático" com base na sua linguagem corporal, irá tratá-lo como estressado ou dramático. Por sua vez, a pessoa observada dessa forma vai continuar sendo "estressada" ou "dramática". Vários estudos sugerem que padrões neuromusculares fixados no corpo podem induzir estados emocionais e cognitivos mesmo *sem* um estímulo externo. Por exemplo, morder um lápis durante vinte minutos pode ativar os mesmos músculos envolvidos em um sorriso, gerando um afeto positivo.[27] Esses resultados sugerem que não só o padrão de dependência é uma estratégia adaptativa a nível cognitivo, mas também que o corpo armazena a prontidão para o estresse como uma memória muscular preparada para ser ativada.[28]

Em suma, é como se as pessoas viciadas em drama tivessem um "software" pré-instalado que comanda o espetáculo. E, mesmo que haja pequenas notificações que os convidem a descarregar uma versão atualizada do software, permanecem firmes nesse sistema operacional e dispensam quaisquer atualizações. Quando estamos presos a traumas antigos e as estratégias de sobrevivência se tornam não só o nosso sistema operacional, mas também um senso de quem somos — nossa identidade fundamental —, então não há como apertarmos o botão de atualização e perdermos nossa identidade e as estratégias que nos mantiveram vivos até hoje. As atualizações ou quaisquer desafios a esse sistema operacional são interpretados como uma ameaça. Portanto, permanecemos na nossa programação, imersos na nossa percepção, nos nossos roteiros internos e nos nossos preconceitos — que criam nosso mundo e reafirmam que a nossa percepção dele é válida.

REENCENAÇÕES: COMO O TRAUMA E O VÍCIO SE MANIFESTAM

As reencenações são uma forma de repetir e representar a dor emocional e psicológica não resolvida do passado. Encontrar ou recriar de forma subconsciente situações e cenários familiares é uma tentativa de trabalhar os traumas não resolvidos — repetindo o passado na esperança de curá-lo no presente. Isso pode aparecer como dramas contínuos nos relacionamentos, no trabalho, ou mesmo como pensamentos compulsivos ou sensações físicas recorrentes. Nancy, uma viciada em drama autodeclarada, dizia frequentemente: "Não entendo como continuo saindo com homens que me tratam tão mal!" As reencenações são essencialmente a razão pela qual o drama parece "encontrar" as pessoas, apesar dos seus "melhores" esforços para evitá-lo.

As reencenações raramente — ou nunca — conduzem a uma resolução. No entanto, reutilizam e reforçam o mesmo mecanismo de enfrentamento que criou o vício em primeiro lugar.

Como espectador, não é raro ser arrastado para a reencenação de outra pessoa. Por ser algo desconhecido para você, sua reação ao turbilhão da pessoa faz parte da reencenação e, possivelmente, é uma forma de catarse para ela. De certa forma, estamos cocriando a encenação dela, sem estarmos cientes disso.

Suponhamos que Marisa entre em um edifício médico e veja dois funcionários da recepção, um sorridente e simpático e o outro não. Marisa cresceu com um amor "condicional", o que significa que tinha de se esforçar para agradar a mãe e, assim, obter alguma conexão. Ao ver a recepcionista que parece fria e indisponível, ela se sente familiarizada. Em algum desejo profundo e inconsciente de reviver e potencialmente curar o passado, ela é levada a aproximar-se da funcionária que parece não estar emocionalmente disponível. Não é surpresa alguma que a recepcionista desempenhe o seu papel previsível e, por mais que Marisa se esforce, não consegue fazer com que ela se relacione. Marisa sente-se rejeitada e profundamente magoada, e tenta pedir ajuda à outra funcionária da recepção, mas ela está agora ocupada com outra pessoa e não pode atendê-la.

Antes que se dê conta, Marisa tem um colapso emocional na sala de espera, convencida de que todas as pessoas que trabalham ali a tornaram uma "vítima". Algumas pessoas na sala de espera saem em defesa de Marisa, os funcionários do consultório saem em defesa uns dos outros, e o médico aparece e pede para todos se acalmarem. Naquele momento, o médico faz exatamente o papel do pai dela, tentando apaziguar a situação, mas sem sair em defesa dela. Marisa sai do consultório arrasada com o fato de os funcionários a terem "impedido" de receber os cuidados médicos de que precisava. Todo o grupo naquele consultório tinha sido tomado pelo drama da história de Marisa — ajudando-a a reencenar cenários familiares de outro momento de sua vida e as estratégias adaptativas que os acompanhavam.

Essas reencenações dramáticas e os mecanismos de enfrentamento coincidentes requerem confirmação constante para não criarem mais dissonâncias.

VIÉS DE CONFIRMAÇÃO: VALIDAÇÃO DOS MECANISMOS DE ENFRENTAMENTO

Um viés de confirmação consiste em interpretar novas informações como uma confirmação das suas crenças. Pode ser uma forma de criar histórias e interpretar situações que justifiquem comportamentos. Por exemplo, uma pessoa pode sentir-se magoada por alguém ou incomodada com alguma coisa e, em seguida, procurar informações que validem a mágoa ou a sensação de incômodo. Ela vai ignorar qualquer informação que possa contrariar a sua afirmação ou a história que criou. Todo seu esforço é para justificar seus sentimentos e validar as ações que se seguiram. Para as pessoas viciadas em drama, manterem-se fiéis à sua própria história é uma forma de segurança e preservação, e farão tudo o que for necessário para evitar a dissonância cognitiva que pode surgir entre as condições e sua resposta exagerada ou gerada por elas.

Chaz entrou diretamente na minha sala, começou a chorar e disse: "O meu namorado não me quer e me acha feio." Quando pedi que me contasse o que estava acontecendo, ele disse que mal tinha tido notícias do namorado desde que tinham dormido juntos na noite anterior. Chaz concluiu: "Ele está completamente desinteressado de mim agora!"

Perguntei a Chaz como ele sabia que aquilo era verdade. Ele fez uma lista quilométrica de coisas, como o fato de o namorado não perguntar como tinha sido seu dia e responder a um e-mail de grupo, mas não ter respondido à sua última mensagem. Chaz passou tanto tempo com suas especulações na mente que se convenceu de que devia ser isso o que tinha acontecido e, portanto, teve dificuldade em discernir entre a verdade dos fatos e a história/especulação. Eu tinha o benefício da perspectiva: essa história era quase idêntica ao que Chaz tinha dito sobre seu namorado anterior, por isso era evidente que este era o seu software, a sua programação, em ação.

Recentemente, trabalhei em um projeto com uma pessoa que estava furiosa com um e-mail que pensava não ter sido enviado a ela. Por isso, reencaminhei-lhe o e-mail que tinha sido originalmente enviado semanas antes e chamei a atenção para o fato de ela, inclusive, ter respondido a esse e-mail. Em vez de dizer: "Meu Deus, peço imensas desculpas", ela respondeu: "Bem, devia ter enviado esse e-mail uma hora antes." Era evidente que ela tinha ficado tão exaltada com a situação que era impossível recuar na ansiedade e na raiva, sair da sua história original ou mudar de direção.

Para sermos justos, todos temos uma tendência a criar e partilhar histórias cujos fatos interpretamos para confirmar nossas crenças e percepções. O viés de confirmação é universal. Por exemplo, se olhar para a Figura 7.1, que forma você vê?

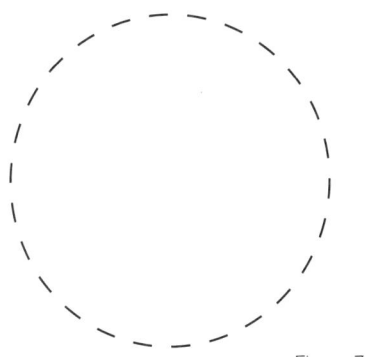

Figura 7.1

Você pode dizer que vê um círculo, mas na verdade não é um círculo — é um monte de traços em uma página. Mentalmente, você preencheu os espaços e concluiu que é um círculo. Sim, admito que foi um pouco capcioso, mas é isso que fazemos enquanto seres humanos. Absorvemos uma pequena porção de informação, damos rapidamente o salto para preencher as lacunas e, em seguida, fazemos uma avaliação — assim como provavelmente você fez com as linhas que não formam exatamente um círculo.

Há vantagens em criar atalhos cognitivos — podem poupar tempo e energia. Digamos que você está caminhando pela floresta, ouve um ruído no mato e vê algo que parece ter pelos. Você pode interpretar rapidamente que se trata de um urso e reagir em conformidade, como correr ou fingir-se de morto. Se demorássemos para reunir 100% dos dados — por exemplo, essa criatura é grande e tem dentes e garras afiadas —, poderíamos já ter sido atacados pelo urso. Ao mesmo tempo, podemos tirar conclusões que não são corretas, como pensar que havia um grande urso, mas na realidade era apenas um esquilo. As pessoas viciadas em drama preenchem essas lacunas usando pensamentos, histórias e hábitos baseados em uma vida inteira de crise e caos.

De acordo com o livro *In the Theater of Consciousness* (em tradução livre: *No teatro da consciência*), de Bernard J. Baars, apenas cerca de vinte por cento do que vemos e interpretamos no momento presente está acontecendo no presente. Os oitenta por cento restantes estão sendo preenchidos por memórias do passado e expectativas do futuro. E o que estamos criando a partir do passado e do futuro — e, em certa medida, do presente — orienta nossas avaliações. Tomamos decisões, adaptamos atitudes e agimos com base na nossa interpretação subjetiva. A maior parte do que está sendo incutido em determinado momento vem das memórias, histórias, associações e padrões do passado e do futuro. E, para aqueles viciados em drama, esses momentos são muitas vezes preenchidos com alta intensidade e extremos de sensação de solidão e de falta de escuta. Esse preenchimento é extremamente rápido, um processo automático que é reflexo subconsciente, demorando apenas cerca de 200 a 300 milissegundos.

Em contrapartida, um novo pensamento desenvolve-se em cerca de 500 a 600 milissegundos. É necessária uma quantidade considerável de atenção e recursos, pois o novo pensamento não envolve preenchimento e interpretação automáticos. Receber as sensações sutis do corpo, como sentimentos e emoções, e tomar consciência delas demora cerca de oito vezes mais tempo do que o reflexo de pensamento super-rápido, de acordo com o psicólogo Alan Fogel, PhD, no seu livro *Body Sense: The Science and Practice of Embodied Self-Awareness* (em tradução livre: *O sentido do corpo: A ciência e a prática da autoconsciência incorporada*). Para as pessoas que precisam se manter em movimento e ativas para se sentirem bem, desacelerar para entrar em contato com essas sensações e sentimentos sutis é quase impossível.

Dessa forma, as grandes respostas e comportamentos dessas pessoas virão rapidamente, a partir de pensamentos, histórias e padrões que foram formados e usados com frequência. Isso não deixa espaço para entrar em contato com as sensações e sentimentos sutis que estão presentes no corpo nem para responder às verdadeiras necessidades que surgem desses sentimentos. É muito difícil escapar.

QUANDO O VIÉS DE CONFIRMAÇÃO SE TORNA UMA PROFECIA AUTORREALIZÁVEL

Uma pessoa viciada em drama provavelmente verá a si própria como uma vítima. Não é preciso muito para confirmar o que ela está vendo, seja qual for a situação. E, quando se sente vítima, desencadeia memórias semelhantes às do passado, que a inundam com sensações e sentimentos familiares que se sobrepõem à sua percepção do que está de fato acontecendo no momento presente. Depois, ela responde e age de uma forma extrema e habitual a partir dessa inundação — e cria detalhes para justificar sua resposta exagerada.

O mundo tende a responder da mesma forma. Chaz, por exemplo, confrontou seu namorado, dizendo: "Eu sei que você não me quer e que me acha feio." Independentemente do que o namorado dissesse, Chaz estava convencido da sua própria história. Como todos os viciados em drama, ele via o mundo através das lentes da sua programação interna, das histórias do passado e do futuro projetado. Preencheu essas percepções com a antecipação da crise e do caos, procurou e confirmou suas histórias como verdadeiras e, finalmente, agiu de acordo com essa verdade percebida. O namorado, por sua vez, ficou muito distante e deixou de responder às suas mensagens. Chaz criou uma profecia autorrealizável de não ser visto, não ser ouvido, não ser o suficiente e ao mesmo tempo ser excessivo, e sua visão do mundo foi reafirmada.

NO LAÇO DO DRAMA

Quase todas as pessoas que entrevistei ou com quem trabalhei com propensão ao drama falaram da experiência de serem sugadas inúmeras vezes para as amarras do drama. Uma querida amiga da escola de arte, Kristen, explicou sua experiência da seguinte forma: "É tudo muito rápido. Não há nenhum espaço. Por isso, normalmente é uma indicação de que estou tendo algum tipo de resposta de vício... volta a ideia de normalização, de forma que me sinto realmente como um peixe [na] água."

Algumas outras pessoas explicaram assim:

- Allissa, uma colega de pós-graduação, disse: "Parece um impulso muito rápido em direção a algo. Parece urgente e grande... Consigo sentir que está carregado de uma energia que não parece ser real. Acho que, de certa forma, há uma qualidade nessa experiência que parece nostálgica. É um pouco sentimental. Também parece um pouco uma adrenalina."
- Um cliente, Craig, diz: "A necessidade é como um vazio que tem de ser preenchido — e eu sou sempre puxado para dentro dele. Se não o preencho, sinto como se tivesse falhado, é como um vício."

- Marko, outro cliente, descreveu uma sensação de ser atraído por uma força que ou cria ou se assemelha a uma situação ou ambiente familiar do seu passado.
- Nikki, uma amiga que fiz ao longo da pesquisa deste livro, acrescentou outra camada que realmente impactou a maneira como eu vejo um padrão ativo de drama. Ela disse: "Quando vou na direção do laço, quando sou puxada para a minha própria tempestade, é como se uma voz estivesse me chamando para ela, uma voz à qual não consigo resistir. E, por mais estranho que pareça, isso parece muito significativo."

Várias outras pessoas ecoaram a opinião de Nikki de que, ao entrar no ciclo dramático ativo (que exploraremos no próximo capítulo), surge um sentido momentâneo de importância, criando um senso pleno de propósito e significado. Do ponto de vista da psicologia, propósito e significado dão sentido de direção e razão para a nossa própria existência individual. Também nos dão a sensação de que temos valor e, mais importante, de que fazemos parte de algo maior do que nós mesmos... de que pertencemos a algo. Uma falta de valor subjacente (que muitos dos viciados em drama têm, como vimos em capítulos anteriores) pode ser momentaneamente subjugada pelo efeito inebriante e distrativo do drama. Não é de admirar que alguém afetado por esse vício se agarre a ele.

PRINCIPAIS CONCLUSÕES

- Os mecanismos de enfrentamento são a forma como tentamos manter o equilíbrio diante dos fatores de estresse. Podemos nos tornar dependentes desses mecanismos, uma vez que migram de um meio temporário de adaptação para algo mais habitual.

- O vício é essencialmente uma dependência de algo, independentemente das suas consequências. Um vício ocupa uma parte significativa da atenção ou do tempo de uma pessoa e modifica o seu estado de espírito. Uma pessoa com um vício irá construir uma tolerância para a "onda" — necessitando de mais para sentir mais. Ela irá experimentar a abstinência quando este algo não estiver presente, e, muitas vezes, terá uma recaída de volta para a substância ou o comportamento que gera a "onda".
- Uma nova visão do vício reconhece que o oposto dele não é a sobriedade, e sim a conexão humana.
- Para aqueles com um vício em drama, ele é um mecanismo de enfrentamento para distrair-se do mal-estar e até atua como um alívio da dor. O mecanismo de enfrentamento da dor e dos ambientes caóticos do início da vida fica preso no corpo (os sentidos e a postura) — alterando a percepção do presente.
- Aqueles que sofreram traumas ou dor, e especialmente aqueles com um vício em drama, irão se deparar com as reencenações. As reencenações são essencialmente a busca ou a criação de circunstâncias que evocam as feridas fundamentais — como um meio inconsciente de resolvê-las.
- O viés de confirmação reforça tanto a visão do mundo como as ações que a acompanham para os viciados em drama. Torna-se a justificativa para o que surge quando estão presos no laço do vício em drama.

CAPÍTULO 8

O ciclo do drama: Caos em um piscar de olhos

Se você já viveu ou esteve próximo de alguém preso no ciclo do drama, talvez o caos "em um piscar de olhos" não lhe pareça um exagero. Muitas vezes, as pessoas próximas sentem-se sacudidas e confusas pela velocidade com que as coisas se agravam ou esgotadas pela constante atenção à crise. Mas, apesar de muitas vezes parecer que se vai de zero a cem em meros segundos, existem fases de escalada no drama, que tendem a ocorrer em um ciclo ativo detectável:

- Fase 1, aceleração
- Fase 2, ativação desregulada e fusão de crise e caos
- Fase 3, catarse descontrolada
- Fase 4, ressaca/tédio

Agora que compreendemos as condições que podem levar ao vício em drama — a dor e o trauma iniciais, a linha de base de apatia que leva à busca por sensações, o papel do estresse, e quando uma estratégia de enfrentamento se torna uma dependência —, é momento de compreender o que se passa naquele "piscar de olhos" quando um episódio dramático se inicia. Esse ciclo sobrepõe-se à resposta natural do corpo ao estresse (ativação, mobilização, desativação, restauração), mas — como veremos — esse ciclo é interrompido no vício em drama.

```
                    ┌─────────────────┐
                    │ Linha de base dos│
                    │ viciados em drama│
                    └────────┬────────┘
                             ▼
              ┌──────────────────────────┐
              │ Aceleração: engajar-se   │
              │ em comportamentos,       │
              │ pensamentos e reence-    │
              │ nações que criam níveis  │
              │ elevados de agitação     │
              └──────────────────────────┘
   ┌──────────────┐                    ┌──────────────────────┐
   │Ressaca/Tédio │                    │ Ativação desregulada:│
   │              │                    │ fusão da crise e do  │
   │              │                    │ caos                 │
   └──────────────┘                    └──────────────────────┘
              ┌──────────────────────────┐
              │ Catarse descontrolada:   │
              │ a liberação e descarga da│
              │ onda de energia criada   │
              │ nas fases anteriores     │
              └──────────────────────────┘
```

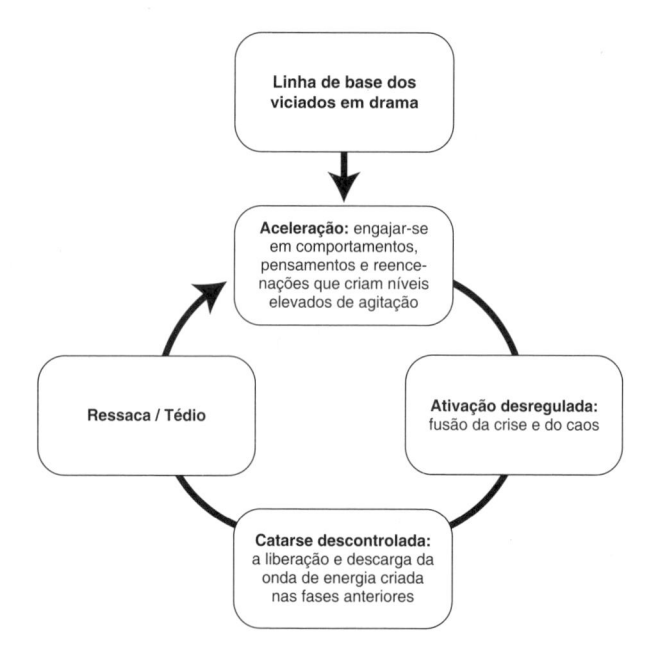

Figura 8.1: O ciclo do drama

FASE 1: ACELERAÇÃO

A aceleração é a tática de alimentar o turbilhão de costume, o drama. Trata-se de criar uma carga de energia. É um processo de se estimular determinado nível de agitação por meio de pensamentos e comportamentos, focando o que é inerentemente desencadeador. É buscar e criar as coisas que criam o drama.

Embora as pessoas viciadas em drama possam usar muitas formas para se manterem "aceleradas", as cinco seguintes são as mais comuns.

Fonte e focos externos

Envolve um foco exacerbado em desafios, problemas e negatividade em outras pessoas ou no ambiente. Não se trata apenas de se concentrar e ruminar eventos externos, mas também em comunicar aos outros sobre eles — desabafar — e entrar em situações acaloradas que ajudam a gerar mais intensidade, essencialmente adicionando combustível ao fogo. A fonte externa pode ser um foco travado sobre o que as outras pessoas fizeram ou estão fazendo, como causaram feridas ou danos, ou o ato de ouvir ou espalhar fofocas.

Fonte e foco internos

Em contraste, algumas pessoas com vício em drama demonstram um foco no que está "errado" com elas, psicológica ou fisicamente. Esse enfoque interno pode incluir opiniões negativas sobre si próprio ou uma guerra interna entre partes de si mesmas, com função semelhante à aceleração do enfoque externo, gerando intensidade para distrair a pessoa das suas feridas internas.

Pensamentos, desejos ou ações opostos

Também chamo isso de duplo vínculo. Por exemplo, alguém pode dizer a si mesmo: "Gostaria que minha casa estivesse mais limpa, mas estou cansado demais para limpá-la, mas não posso contratar uma pessoa para fazer isso porque eu mesmo deveria ser capaz de fazê-lo." Ou "Tudo o que quero fazer é ajudar as pessoas, mas todo mundo se aproveita de mim, mas se não ajudar as pessoas sou egoísta, e se ajudá-las sou fraco". A tensão entre ideias contraditórias prende a pessoa em um ciclo de pensamento carregado que a mantém entusiasmada com o drama.

Reencenações

Trata-se de criar ou buscar condições em que experiências altamente intensas desencadeiam a ativação de algo familiar. Por exemplo, você pode escolher contínua e inconscientemente parceiros que o decepcionem, para que fique absorvido na experiência familiar e na reação a ela — criando as condições e circunstâncias em que pode justificadamente reclamar e fazer drama. Uma reencenação é também recontar histórias milhares de vezes, criando uma faísca que o joga de volta na montanha-russa emocional.

Criar e viver dentro de histórias

Quem tem vício em drama muitas vezes vê o mundo como se fosse um personagem do seu próprio filme: fica assistindo a si mesmo vivendo as cenas da sua vida real e imaginada. A pessoa cria histórias e as repete (reencenação) para si ou para outras pessoas. Podem ser histórias projetadas, como ver a vida fabulosa de outra pessoa nas redes sociais e criar uma história de comparação ou de ser deixado de fora. Um ciclo de revisionismo é quando alguém fica preso, voltando atrás e repetindo inúmeras vezes como as coisas poderiam ter sido.

Independentemente da forma como acontece, a aceleração serve ao seu propósito — criar níveis crescentes de intensidade em si mesmo ou no ambiente para levar essa pessoa à fase seguinte: ativação desregulada e fusão da crise e do caos.

ACELERAR PARA SAIR DA INÉRCIA

Na tundra gelada da terra de Dakota (também conhecida como Minnesota), onde cresci, ficar com o carro preso em um banco de neve era uma experiência quase diária no inverno. E, por ser o tipo de frio que congela um espirro no ar, faz-se tudo o que se pode para nunca deixar o conforto do carro aquecido. Em vez de sair do carro para desatolá-lo da neve, você pode pisar no acelerador várias vezes para fazer os pneus girarem e derreter a neve à sua volta, permitindo-lhe libertar-se da neve e seguir o seu caminho. É exatamente isso o que os viciados tentam subconscientemente fazer por meio da aceleração contínua e da catarse, e é essa a intenção subjacente das reencenações.

Para compreender como esse processo acontece, vamos dar uma volta pelo maravilhoso mundo da neurofisiologia com o neurobiólogo Stephen Porges, PhD. Seu livro de 2011, *The Polyvagal Theory* (em tradução livre: *A teoria polivagal*), explora a relação entre o sistema nervoso autônomo (que conduz as funções corporais fora do nosso controle) e o comportamento social, bem como a sua conexão com a saúde física e mental. Nosso bem-estar emerge da nossa natureza social e da nossa conexão com os outros, e quaisquer interrupções nessa capacidade de conexão social têm implicações profundas na nossa saúde e no nosso funcionamento.

Em uma conversa com o Dr. Porges, falamos sobre o caos, a crise e o drama como uma ferramenta para evitar a intimidade e a conexão social. O Dr. Porges define intimidade como sentir-se seguro nos braços de outra pessoa — ou suficientemente seguro para não evocar uma reação de defesa na presença de outra pessoa. Ele diz que os indivíduos viciados em drama acionam uma resposta de defesa (como lutar ou fugir) na presença de outras pessoas porque não se sentem confortáveis em estar vulneráveis.

Muitas vezes, quando testemunhamos alguém que é viciado em drama, podemos ficar perturbados pela nossa interpretação do seu comportamento evidente. Em vez disso, o Dr. Porges recomenda que devemos compreender o seu estado fisiológico subjacente e como os sinais de segurança e relaxamento funcionam como uma ameaça para aqueles que são viciados em drama.

Quando a segurança de uma criança passa por um abalo (seja por algo tão fundamental como não se sentir vista ou ouvida, ou ter de gerir um ambiente imprevisível e errático), pode ser que ela não seja capaz de lidar com isso por meio do envolvimento social ou da luta/fuga. Portanto, recorre ao congelamento (imobiliza-se) como resposta de sobrevivência. Como a criança não se sente segura no próprio corpo, instala-se uma apatia como forma de proteção, o que inclui falta de sensações, sentimentos e conexões consigo mesma e com os outros. É uma estratégia de defesa ou uma resposta adaptativa. A imobilização pode manifestar-se sob a forma de mal-estar constante, medo e ansiedade, além de uma crítica interior intensa, acompanhada por uma dor profunda.

Imagine uma onda oceânica que congela no meio do movimento antes de poder regressar ao mar: toda aquela energia cinética nunca teve chance de ser utilizada. Isso também acontece quando uma pessoa congela ou fica apática. Os sentimentos e a ativação subjacentes nunca têm a oportunidade de ser completados — são assuntos inacabados. Interromper a conclusão da resposta ao estresse é visto como outra ameaça, o que, por sua vez, cria uma resposta secundária do cérebro que diz: *Continue andando ou vai morrer.*

Essa intolerância à desaceleração deve parecer familiar para aqueles que são viciados em drama e para aqueles que os rodeiam. Se conseguirmos continuar nos movendo, não precisamos encostar na vulnerabilidade do que está sob a imobilização e não temos de experimentar a quietude, que é vista como uma morte.

Portanto, nesse caso, há simultaneamente tanto um congelamento no sistema nervoso quanto uma estratégia adaptativa para sair desse congelamento e entrar em mobilidade. São duas coisas em competição direta, estar parado, mas ser compelido a tentar manter-se em movimento ao mesmo tempo — como manter o carro em ponto morto e acelerar o motor na esperança de que, de alguma forma, ele ande.

Em um estado de drama ativo, cria-se um turbilhão quando alguém pisa no freio e no acelerador ao mesmo tempo, na esperança de que, se continuar acelerando, de alguma maneira isso vai fazê-lo tirar o pé do freio. É assim que as pessoas tentam sair de uma resposta de congelamento, e é assim que nasce a aceleração.

Durante o processo de aceleração, as pessoas concentram-se em qualquer crítica externa que tenha chamado a sua atenção e ficam frenéticas, irritadas ou excitadas. Se os freios vencerem, voltam a cair no estado de congelamento e apatia. No entanto, quando a aceleração vence, há uma catarse. É como se você saísse de si mesmo (e da apatia) para a crise em si, o que dá uma sensação de alívio ou mesmo de poder e controle. Eu costumava pensar nesses momentos como se estivesse recuperando a minha vida.

- - - - -

FASE 2: ATIVAÇÃO DESREGULADA E FUSÃO DA CRISE E DO CAOS

Se pensarmos na aceleração como "levar um tranco" (tal como usar drogas ou beber álcool), a fase de ativação desregulada produz a primeira parte da "onda" no vício em drama. Como todas as drogas, tem seu tempo limitado antes de o efeito passar — e, assim, a aceleração é utilizada como o tranco para voltar a essa fusão inesperadamente estimulante de crise e caos. Nessa fase do ciclo do drama, parece que a bateria está totalmente carregada — há energia demais para se saber o que fazer com ela —, mas ainda é excitante e poderosa.

Lembre-se de que a ativação é uma parte natural da resposta do nosso corpo a um fator de estresse, a preparação fisiológica para agir. No entanto, a ativação desregulada ocorre quando o nível de ativação excede a quantidade que é funcional ou necessária para a adaptação. A aceleração nos mantém no nosso nível de estresse de base e busca ou cria as condições externas que correspondem a esse estado interno. Na fase de ativação desregulada, há um momento de sincronização entre esse estado interno e as condições externas, em que o mundo parece estar conectado e há uma falsa sensação de integridade e relação. No Capítulo 6, definimos *crise* como situações *externas* que surgem das condições, das relações ou dos ambientes ao nosso redor, e *caos* como um estado *interno* de confusão e desorganização criado a partir de experiências passadas. O caos é também o estresse e o trauma não processados que se instalam no corpo. A fusão do caos e da crise é como a experiência científica do vulcão de vinagre e bicarbonato de sódio que muitos de nós fizemos quando éramos crianças. Antes de o vulcão entrar em erupção, há um momento em que a excitação e o nível de ativação são tão elevados que se sente um poder absoluto. No estado de ativação desregulada, a fusão da crise e do caos é sentida como poder, potencial ilimitado, excitação e, mais importante, vivacidade. Depois de experimentar essa vivacidade e esse poder, a pessoa pode sentir que é exatamente isso que estava faltando em sua vida... e, puxa, como queremos mais disso!

    Quando eu era mais novo, sentia-me muitas vezes perdido e desconectado do que e de quem estava à minha volta. Costumava imaginar que o meu superpoder era ser capaz de extrair eletricidade e energia das luzes e da lua — e, em resposta, eu sentia estes pequenos momentos de eletricidade no meu corpo. Por um breve momento, sentia-me ligado a quem e ao que estava à minha volta. Com o passar dos anos, encontrei essa "onda" através de outros meios. Às vezes, era atuar diante de centenas ou milhares de pessoas. Outras vezes, entrava em situações emocionalmente carregadas que podiam facilmente ficar mais tensas. Eu ligava para os serviços de atendimento ao cliente sempre que havia uma discrepância na fatura, por exemplo, ou uma interrupção no serviço. Nem precisava ser um problema meu — fazia isso também em nome de outras pessoas. Eu era conhecido como o adolescente que conseguia receber um pedido de desculpas ou ter o dinheiro devolvido. Só a ideia de fazer isso disparava aquela onda interior. Eu já estava acelerando antes de o telefone ser atendido. Assim que o representante do serviço de atendimento ao cliente atendia o telefone, eu começava a procurar onde e o que poderia usar para me acelerar ainda mais. Sentia uma vontade e um desejo de que as coisas estivessem erradas, de que eles tivessem feito alguma besteira. Algo em mim estava sendo alimentado por isso — como se eu estivesse diretamente ligado a uma bateria de energia. Quando a pessoa do outro lado captava a minha insatisfação e a tensão (crise) entre nós correspondia à minha agitação interior (caos), era o momento da ativação desregulada. E, quanto mais forte e maior era a ativação, mais forte e maior eu me sentia. Era como uma dose imensa de café. A partir do meu mal-estar, eu ativava cada parte de mim.

FASE 3: CATARSE DESCONTROLADA

A catarse descontrolada é a segunda parte da "onda" de um vício em drama. A catarse é a liberação de emoções e a descarga de energia/tensão — o que acaba por ativar os sistemas de recompensa do cérebro.[1] A catarse é positivamente recompensada e reforçada por um aumento imediato do apoio social.[2] No entanto, para aqueles viciados em drama, uma catarse descontrolada puxa esses recursos de apoio social para perto, aproximando-os por meio de um intenso turbilhão.

Voltando à experiência científica do vulcão: quando o bicarbonato de sódio e o vinagre se misturam e o dióxido de carbono produzido pela mistura enche toda a abertura do vulcão, este procura mais espaço para preencher e libertar a pressão acumulada, o que resulta em uma bagunça em erupção.

No ciclo de resposta ao estresse, a fase após a ativação é a *mobilização*. Em uma resposta saudável ao estresse, o aumento da energia fisiológica (ativação) é depois utilizado para enfrentar e adaptar-se aos fatores de estresse (mobilização). Porém, no ciclo do drama, a energia de ativação desregulada acumula-se e, em vez de ser capaz de se mobilizar e se adaptar, a pessoa entra em colapso ou em uma catarse descontrolada — uma tentativa aleatória de descarregar uma quantidade enorme de energia acumulada nas fases anteriores.

A catarse descontrolada é como encher demais um balão, independentemente da sua força ou capacidade, até ele estourar. É uma liberação desordenada de energia que pode parecer uma raiva forte, um ataque de pânico, um despejo emocional (desabafo), um surto, ou qualquer ação frenética ou dissociada (por exemplo, comer demais, compartilhar demais, consumir demais etc.). É como se os limites da pessoa estivessem completamente dissolvidos e tudo se espalhasse pelo mundo à sua volta. Em uma catarse, a energia é frequentemente explosiva, sem que nada seja processado ou compreendido. Isso torna quase impossível a conexão com as suas necessidades interiores ou com as dos outros.

Depois de Robin atingir aquilo que ela chama de "a acumulação" de estímulo em excesso, ela se transforma em um apagão ambulante, em que tudo o que consegue fazer para se aliviar é limpar obsessivamente a casa ou fazer exercícios físicos até a exaustão. Essa é a fase em que a pessoa viciada em drama se sente fora de controle e dominada, como se estivesse rolando por uma colina enorme, ganhando velocidade e intensidade, incapaz de parar.

A liberação de endorfina e a descarga de pressão são eufóricas e fortalecedoras — mas acabam por ser de curta duração.

FASE 4: A RESSACA E O TÉDIO

Depois de uma catarse incontrolada, as pessoas viciadas em drama caem em um alívio temporário e artificial. Quando começam a relaxar, há uma voz subconsciente que pergunta: "O silêncio e o espaço são seguros?" Uma vez que o silêncio e o espaço podem não ser familiares, ou foram associados à calmaria antes da tempestade, isso pode fazer com que a pessoa se sinta muito vulnerável (veja "Acelerar para sair da inércia" na página 152). Além disso, o espaço e o silêncio podem estar cheios de inquietações, que são muitas vezes as sensações e emoções que os indivíduos viciados em drama evitam por autopreservação.

A liberação momentânea da catarse é fugaz. Lillian, uma antiga cliente, diz: "Acho que, às vezes, é atraente e sedutor viver essa liberação — mas ela não é sustentável; há sempre alguma coisa que me faz recomeçar."

Uma liberação catártica no ciclo do drama deixa as pessoas com uma ressaca emocional e psicológica, em vez de se sentirem restauradas. No espaço criado pela explosão, o alívio momentâneo dá lugar a um desconforto ou tédio crescentes — uma sensação de que esse espaço vazio precisa ser preenchido. Sentimentos de nebulosidade, desorientação, esgotamento, mau humor ou desconexão também podem ocorrer como resposta à catarse. Allison, uma cliente de longa data, diz: "Sei que vou ter a minha ressaca amanhã, mas prometo a mim mesma que não vou voltar aqui [ao drama] durante muito tempo."

Sebastian, um viciado em drama autodeclarado, descreveu a saída do estado de excitação desregulada e da catarse como uma ressaca perversa, acompanhada de sentimentos de arrependimento, solidão e tristeza. "É quase como um rompimento amoroso... não parece limpo... a energia parece um pouco suja. E há certo nível de cansaço, acho, e uma sensação de regressão... como se tivesse acabado de alimentar algo que não queria alimentar."

Uma neurocientista chilena-alemã chamada Susana Bloch Arendt cunhou o termo *ressaca emocional* no início dos anos 1990, descrevendo os atores que não conseguiam deixar para trás a conexão emocional que criavam com uma personagem no palco. A autora descreveu duas durações típicas de tempo: *fásica*, se for de curta duração; ou *tônica*, se for mantida ao longo do tempo. O estado tônico longo pode ter consequências graves para a saúde mental e emocional do ator. Em 2016, pesquisadores da Universidade de Nova York descobriram mais provas da existência de ressacas emocionais, caracterizadas por um resíduo fisiológico e um estado cerebral emocional que dura mais tempo do que o próprio evento e tem um efeito que altera a forma como o evento é recordado.[3]

Outra teoria é que, durante a fase de ativação, há um pico de endorfinas, os analgésicos naturais do corpo. Depois de terminada a catarse desregulada e incontrolada, há uma pequena pausa na ativação, os níveis de endorfina voltam ao normal e o desconforto e a dor subjacentes regressam.[4] Essencialmente, essa teoria também sugere que a ressaca é a abstinência da "onda" sentida após a ativação desregulada e a catarse, misturada com uma combinação de como a pessoa se sente em relação a si própria e como percebe que os outros se sentem em relação a ela.

Quando o tédio ou a abstinência se instalam, significa que a resposta anestésica do drama está passando e que a pessoa está se aproximando da verdade por trás da sua linha de base de desconforto e desconexão, à sensação de estar fora de sincronia com os que a rodeiam e com o mundo. O desejo pela próxima dose de drama começa a surgir. Já vi e ouvi muitos clientes instigarem a aceleração assim que começam a relaxar, dizendo coisas como: "A calmaria é assustadora" ou "E se eu tiver que correr até a rua para salvar o meu filho? Como eu faria isso se estivesse relaxado?". Para os viciados em drama, surge um reflexo de excitação para proteger o indivíduo de cair no abismo do relaxamento e faz com que os seus motores voltem a acelerar. Do alívio da liberação catártica surge a abstinência, o tédio e a ansiedade, e é preciso voltar a colocar lenha na fogueira para se chegar à próxima dose de drama.

Assim como em qualquer vício: mordemos a isca que nos mordeu e reiniciamos o ciclo, por meio da preocupação compulsiva, dos pensamentos repetitivos, das histórias, das reencenações do passado ou do futuro projetado, e de tudo o que nos mantém acelerando em direção à "onda" e à catarse, para sentirmos algum senso de poder, importância e significado.

Quando não existe uma forma integrada de sair da ativação, não existe uma fase de recuperação. Por sua vez, o indivíduo nunca chega a metabolizar as emoções associadas ao acontecimento ou a regenerar as reservas energéticas que foram utilizadas para se adaptar ou responder aos fatores de estresse — e assim fica em um estado crônico de esgotamento. Não é de admirar que as pessoas cronicamente esgotadas continuem a recorrer à crise e ao caos como forma de retornarem à vida — regressando à fase de aceleração para que o ciclo do drama possa recomeçar.

Agora, se todos nós estivéssemos sempre em ativação sem a capacidade de descansar, poderíamos assistir a uma epidemia de fadiga crônica ou de vício em drama em uma escala bem maior.

Na verdade, em muitos aspectos, é isso o que *está* acontecendo... como veremos no próximo capítulo.

UM RETRATO DO CICLO

Malerie tem uma semente interna de um sentimento de tristeza. A tristeza não é um sentimento tolerável para ela, por isso, se volta ao seu padrão que é algo mais conhecido ou aceitável: a solidão. Isso transforma-se em uma projeção — *Onde está todo mundo?* —, que se transforma em uma história interiorizada sobre a razão pela qual ela está sozinha, como, por exemplo, *eu faço tanto pelos outros e eles nunca estão aqui por mim!* E continua: *Por que estão todos contra mim? Ninguém me protege!*

Como Malerie não é capaz de exprimir esse sentimento principal de tristeza, ela tem agora múltiplas correntes de aceleração de histórias e roteiros internos, bem como uma tensão corporal generalizada. Todas essas correntes de aceleração estão criando uma carga significativa de ativação desregulada. Há também um aumento do desconforto e do mal-estar. E isso faz com que Malerie se agite mais para tentar encontrar uma forma de dissipá-lo.

Malerie sai para caminhar com tudo isso acontecendo dentro dela. No supermercado, acredita ter sido cortada na fila. Fica furiosa e exige falar com o gerente. Ao ver o gerente atordoado com o ocorrido, Malerie lança uma campanha de vítima: "Por que você não me defende?... Esta loja não respeita seus clientes!" Ela começa a explodir para cima do gerente, depositando neste momento tudo o que aconteceu antes. Malerie está construindo um turbilhão — ela atrai as pessoas para a grandeza da sua experiência. "Esta loja não é a mais horrível de todas?", declara, e algumas pessoas chegam até a ser atraídas e concordar com ela. Então, Malerie sente-se justificada e validada. Como a intensidade é muito grande, ela também não consegue registrar quando essa ativação desregulada foi utilizada e seguida... e por isso continua a acelerar até explodir em uma catarse incontrolada. Ela divulga isso em todas as suas redes sociais e repete a história para si mesma e para os outros, inúmeras vezes.

Para salientar o óbvio, ninguém, incluindo Malerie, está nem perto de reconhecer sua tristeza subjacente original. E porque ela não está mobilizando seu sentimento principal, mas sim um sentimento secundário que mascara o primeiro, não é capaz de curar a dor original ou a ferida emocional. Enquanto alguns indivíduos podem ter sido sugados para o turbilhão e aplaudido ou validado Malerie, no fim, ela não conseguiu a conexão de ser vista e ouvida que tanto desejava. Isso é ainda mais evidente quando ela acorda no dia seguinte com uma ressaca e a dor da solidão ainda presente.

Do ponto de vista de quem assiste ao agravamento, a reação extrema de Malerie pode parecer uma montanha pacífica que se transforma em um vulcão em erupção em um piscar de olhos. No entanto, quando abrandada, torna-se claro que Malerie passou por fases de sentimentos intoleráveis não processados, bloqueios, ativação, busca permanente por mais lenha para adicionar à fogueira, uma reação incessante ao último tronco que colocou no fogo — e está também levando as respostas de outras pessoas para a situação, como se adicionasse oxigênio ao fogo. Essa situação se manifesta nas fases do ciclo do drama: aceleração, ativação desregulada, catarse descontrolada e ressaca. Por baixo dessa enorme labareda está um ser humano que anseia por se curar e vivenciar a segurança dos laços sociais — e, no entanto, está longe daquilo que tanto deseja.

- - - - -

PRINCIPAIS CONCLUSÕES

- O ciclo do drama ativo consiste em quatro fases diferentes:
  - Aceleração: criar condições ou concentrar-se em coisas específicas que criem uma carga de ativação. Isso pode ser feito por meio de catastrofização, reencenando

inconscientemente velhas feridas, ficando preso em amarras emocionais, e criando e vivendo em histórias.
- Ativação desregulada: a recompensa de toda a aceleração em que há uma experiência satisfatória e poderosa de sincronização do estado interno de caos e da crise externa.
- Catarse descontrolada: a forma aleatória e descontrolada de descarregar rapidamente a tensão acumulada. Serve também como um meio de conexão e estimula os sistemas de recompensa do cérebro.
- Ressaca: um colapso e um estado de liberação (falso) de curta duração. A ela, segue-se uma abstinência que desencadeia o reinício do ciclo.

CAPÍTULO 9

Excesso de estímulo e falta de conexão: A droga global do drama

Respire fundo, porque, de alguma forma, todos nós somos viciados em drama.

Essa verdade prendeu um dos seus recursos mais preciosos — sua atenção? Não há muita atenção sobrando por aí, e a competição pelo seu foco é extremamente alta. De fato, sua atenção é um dos recursos e bens mais valiosos e procurados no mercado. Se você está lendo este livro neste momento significa que não está prestando atenção ao que se passa à sua volta, e eu fui bem-sucedido em prender sua atenção. Você não está vendo suas mensagens de texto, atualizando seu Instagram ou assistindo à TV. Seu foco está neste livro, e a minha oferta pela sua valiosa atenção ganhou. Isso não é pouca coisa!

Nós, na cultura ocidental, estamos vivendo em uma economia de atenção que é criada e perpetuada por uma variedade de meios de comunicação, incluindo televisão, rádio, redes sociais, jornais, revistas e outros tantos. Embora cada um desses meios utilize modelos de marketing previsíveis para captar e manter sua atenção, as redes sociais têm meios mais poderosos de observar, seguir, monitorar e registrar suas ações. Mesmo sem seu consentimento explícito, a captação desses dados é utilizada para prever suas ações e redirecionar seu foco para manter a sua atenção. Da mesma forma que os especialistas da indústria têxtil criam tendências de cor anos antes desses tecidos saturarem o mercado, um pequeno grupo de engenheiros está criando as tendências para chamar sua atenção — junto com bilhões de outras pessoas. A manipulação da sua atenção é, obviamente, um meio de aumentar a devoção à marca e maximizar os lucros dos anúncios.

Neste mercado aberto da atenção, às vezes nem sequer percebemos que nosso próprio poder — nesse caso, o de controlar a nossa atenção — está sendo usurpado. Como disse o neurocientista Richard J. Davidson, PhD, "Nossa atenção está sendo capturada por dispositivos em vez de ser regulada voluntariamente. Somos como um marinheiro sem leme no oceano — empurrados e puxados pelos estímulos digitais a que estamos expostos, e não pela direção intencional da nossa própria mente".[1] Quanto mais nossa atenção é desviada para essas fontes e tecnologias externas que disputam a nossa atenção, mais dependentes nos tornamos delas e mais difícil se torna trazer a nossa atenção de volta para nós mesmos. Da mesma forma que as pessoas viciadas em drama são atraídas para o que quer que estejam usando para se acelerar, ou como aqueles que estão próximos de um turbilhão são sugados para o drama de outra pessoa — estamos sendo desviados da atenção às nossas próprias necessidades. Talvez seja o medo de ficar de fora, ou de ser deixado para trás (e fora de sintonia) das correntes rápidas do mundo — mas está ficando cada vez mais difícil desacelerar, avaliar e processar o que estamos consumindo. À medida que a nossa capacidade de permanecermos atentos a nós mesmos diminui e a quantidade de estímulos aumenta, surgem consequências significativas, e começamos a perder a capacidade de regular nossa própria concentração, emoções, ações e energia.

Quando a nossa atenção é dispersada, perdemos pistas essenciais que ocorrem na relação entre nós e o ambiente, incluindo uma conexão entre nós e os outros. Afastamo-nos cada vez mais da experiência do mundo *a partir* do nosso "eu" central. A diminuição do controle da nossa atenção pode nos levar a negligenciar nossos próprios ciclos biológicos importantes, como o descanso. Nossas necessidades fundamentais são dispensadas ou ignoradas. É empurrar comida para dentro sem reconhecer se temos fome ou se estamos satisfeitos, e muito menos se o sabor é bom. *Não podemos processar o que não sentimos, e não podemos sentir o que não conseguimos nos atentar.* Se as fontes externas estão se apropriando da nossa atenção, começam a controlar como, quando e o que sentimos.

Como já vimos, uma infância dolorosa ou um ambiente caótico podem criar as condições para o vício em drama. Quando as condições são propícias, todos os seres humanos têm a capacidade de usar o drama como forma de adaptação e de lidar com a situação. As mídias sociais e a atual economia de atenção produzem as mesmas dinâmicas que criam e perpetuam o vício em drama, a nível global. O objetivo de captar a nossa atenção é, de certa forma, uma "incubadora" que alimenta a nossa exposição e dependência do drama. Isso reflete as condições que criam uma dependência da crise e do caos, e o drama torna-se o nosso novo normal.

As condições que emergem dessa situação incluem solidão, que perpetua a sensação de não sermos vistos nem ouvidos, um fluxo incessante de estímulos que tanto entorpece como oprime, um fluxo constante de ativação que nos instiga a nos sentirmos mais vivos e atentos — e as plataformas das redes sociais, que são um palco e um local para depositar a catarse desregulada que irrompe da aceleração forçada.

A LIGAÇÃO ENTRE ATENÇÃO E ATIVAÇÃO

A verdade é que não vivemos em uma economia de atenção, vivemos em uma *economia de ativação.*

Para ganhar nossa atenção, algo tem de estimular a excitação do sistema nervoso. A mesma parte do cérebro envolvida na resposta ao estímulo e na modulação da dor é parte integrante da atenção e da concentração — a atenção é simplesmente um subproduto da ativação.

A ativação que nos faz concentrar em qualquer coisa que exija a nossa atenção é a mesma ativação que ocorre em uma resposta ao estresse e, mais importante, a mesma ativação que é o combustível para aqueles que têm um vício em drama.

Quando todos os aplicativos, programas, jornais e pessoas estão disputando sua atenção, quem vai ganhar? O que for mais emocional e sensível para você. Embora cada pessoa tenha uma reação diferente às coisas com base no seu nível de conexão com aquilo, na capacidade de se relacionar com elas, no momento e no desejo de obtê-las, aquilo que é mais sensível é quase sempre mais cativante e memorável. Não é de admirar que o conteúdo das nossas telas e fontes de informação esteja repleto de material cada vez mais tabu, evocativo e sensacionalista. É isso o que cria ativação e conquista a nossa atenção. Mesmo quando as vendas globais de revistas começaram a diminuir em 2012, mais de um milhão de revistas de fofoca eram vendidas todas as semanas. E agora, na era das fofocas acessíveis, recebemos quantidades ilimitadas, diretamente, das próprias celebridades e influenciadores, em tempo real. Na década de 2000, setenta a oitenta por cento da audiência televisiva era dedicada aos reality shows e, em 2017, um quinto de todos os programas de televisão americanos em horário nobre eram reality shows.[2] Essas publicações e programas são altamente planejados para evocar as respostas mais estimulantes. Ficamos absorvidos pelo drama de outras pessoas — quanto mais sensacionalista, melhor.

A explicitação sexual na publicidade segue crescente desde os anos 1980, ao passo que as ocorrências de violência na televisão, nas notícias e nos videogames também continuam aumentando.[3] Vários estudos demonstram que a violência e os crimes são exagerados nas notícias, gerando um aumento do medo, apesar do declínio das taxas de criminalidade em muitas categorias.[4] Esses estímulos sexuais e violentos que captam a atenção do público provocam um estímulo fisiológico, bem como pensamentos e sentimentos agressivos, que os mantêm presos ao que quer que estejam vendo ou ouvindo.

Nem todas as emoções ou estímulos são iguais. Ou, melhor dizendo, nem todos os estímulos e emoções são utilizados da mesma forma na disputa pela nossa atenção. Evoluímos para aprender (e prestar atenção) com informação negativa muito mais do que com informação positiva.[5] Ora, negativo não significa necessariamente "ruim". Os estímulos positivos estão mais associados à segurança, enquanto as informações desagradáveis ou excitantes estão mais frequentemente associadas ao medo, o que estimula nossas respostas de sobrevivência. *Negativo*, nesse contexto, significa mais excitante, intenso, perturbador — e, normalmente, é considerado menos desejável. Assim, as emoções negativas nos informam de que algo precisa ser mudado ou adaptado.

As emoções devem ser a nossa bússola, guiando-nos de forma primordial para a ação. No entanto, para quem é viciado em drama, a questão é: quanta emoção é necessária para guiar ou chamar atenção por meio da ativação?

Essa tendência para estímulos e emoções negativas é encontrada neurologicamente — em picos de atividade na amígdala. A amígdala, o centro do cérebro para avaliar a informação recebida e gerar uma resposta de excitação, responde a todos os estímulos, mas a intensidade da resposta a estímulos negativos é maior do que a resposta à mesma quantidade de estímulos positivos.

Como resultado, estamos muito mais atentos (e somos muito mais influenciados) a estímulos negativos do que positivos.[6] Se você perguntar a qualquer autor ou artista, é provável que se recorde com mais clareza das suas críticas negativas do que das positivas, mesmo que tenham muito mais críticas positivas do que negativas. Muitos de nós já experimentaram essa influência negativa; uma verdade dolorosa na atual sociedade da "trolagem", já que cada vez mais pessoas deixam comentários ou publicações negativas e prejudiciais.

Da mesma forma, depois de assistir às notícias, é mais provável que os espectadores repitam e compartilhem conteúdos negativos do que positivos. Infelizmente, percebemos as notícias negativas como mais verdadeiras e válidas. Assim, a recompensa por exagerar as histórias e apresentar uma perspectiva mais negativa é ganhar a atenção do espectador — e mantê-la.

Quando a nossa resposta de sobrevivência é ativada, ficamos pré-condicionados a prestar atenção ao medo em vez da segurança, ou ao estímulo negativo em vez do positivo. À medida que a nossa atenção se fixa mais nos estímulos negativos, são eles que tendemos a utilizar nas nossas decisões. Por exemplo, se você entrar em uma sala cheia de pessoas e uma delas suscitar uma reação negativa, mas o restante das pessoas não, a decisão sobre o que vai acontecer na sequência será baseada no sentimento negativo. Somos evolutivamente concebidos para usar estímulos negativos como ativação — o que faria sentido se estivéssemos respondendo a uma ameaça real. Muitas pessoas não só se debruçam sobre o negativo como o utilizam como combustível para agir. Alguns estudos indicam que certas pessoas veem um estímulo mais neutro e ambíguo como mais ameaçador, por exemplo, entender como perigo ver uma pessoa que não se pareça com elas, e dedicarão uma quantidade excessiva de energia psicológica a esse estímulo.[8]

As palavras têm um forte impacto sobre a direção da atenção. Pesquisas em mídias sociais, jornalismo e publicidade indicam que as palavras negativas atraem mais atenção e suscitam mais emoções.[9] A velocidade na qual isso acontece também influencia o comportamento do receptor. Quanto mais intensa for a linguagem, mais tempo ficará na memória da pessoa. A intensidade da linguagem também prevê a quantidade de atenção captada e por quanto tempo. "Foi uma experiência terrível" ganhará mais atenção do que "Foi uma experiência inesperada".

Para além da substituição de palavras neutras por outras mais intensas, outras táticas para captar a nossa atenção incluem palavras de agravamento ("extremamente ruim" em vez de "ruim"), dispositivos estilísticos (por exemplo, metáfora: "Foi como se ele visse através de mim, e eu me derreti no abismo do espaço" *versus* "Ele ignorou o que eu tinha para dizer"), e elementos tipográficos, como pontos de exclamação! Você pode reparar na frequência com que as pessoas viciadas em drama utilizam esses "dispositivos" e na frequência com que essas estratégias são utilizadas no marketing, na narração de histórias, nas publicações nas redes sociais etc.

Há duas fases nesse processo: captar sua atenção e prender sua atenção. Em um estudo de 2004, o tempo que um funcionário de escritório mantinha a atenção antes de mudar de tarefa era de três minutos e cinco segundos. Em 2016, o tempo médio de atenção em qualquer tela, para a mesma população, era de quarenta segundos.[10] Em doze anos, a nossa capacidade de atenção diminuiu quase 79 por cento. Esses estudos são a base para o campo emergente da ciência da interrupção. A interrupção, a perturbação do nosso foco, vem aumentando por conta da utilização de uma multiplicidade de táticas. Pense em todos os banners e alertas que existem no seu celular.

Enquanto escrevia este parágrafo, apareceu uma notificação de notícias no meu celular que dizia *"Como o assassino em série mais mortífero da América se escondeu à vista de todos. Mais: as 100 invenções mais inteligentes do ano e leituras de fim de semana"*. Apesar de ter ignorado o anúncio absurdamente irrelevante e tentador, custou-me energia e atenção.

E não é só isso que custa. Uma pesquisa mostra que as interrupções custam à economia dos Estados Unidos 588 bilhões de dólares por ano.[11] Em resposta a todas as interrupções de foco, as pessoas sentem-se normalmente mais frustradas e precisam de mais tempo e esforço para concluir as mesmas tarefas. À medida que se tornam cognitivamente mais cansadas, precisam de uma dose mais elevada de ativação para voltarem a se concentrar. Talvez você se lembre de como as pessoas viciadas em drama utilizavam o caos e a crise, tal como algumas pessoas utilizam o café, para se manterem empenhadas. O fato de se estar continuamente sendo desviado e distraído reproduz um ambiente caótico imprevisível, no qual se torna cada vez mais difícil estabelecer-se, e daí nasce a hipervigilância. Assim começa um ritmo frenético e agitado que se tornou conhecido como "cultura da urgência", e começamos a associá-lo e a adotá-lo como normal.

E, à medida que as pessoas se habituam a ser constantemente interrompidas, começam a se *autointerromper* na ausência de estímulos perturbadores. Isso é semelhante à forma como os viciados em drama criam histórias e reinterpretam a realidade na tentativa de acelerar seu próprio ritmo na ausência de uma crise real. A autointerrupção pode ser verificar o celular mesmo quando não há notificações, ou estar no meio de uma conversa e começar a pensar no que tem que comprar no supermercado, ou estar de molho na banheira e começar a ruminar e a repetir uma história do dia. Isso pode ser facilmente confundido com o TDAH dos adultos.

DOR DO ISOLAMENTO GLOBAL

À medida que a atenção se torna mais escassa e a distração aumenta, temos de nos adaptar para continuarmos a nos sentir vistos e ouvidos. A corrida pela nossa atenção por meio da ativação não se limita às redes sociais — é que as redes sociais se tornaram um meio mais acessível para entrarmos na corrida e, possivelmente, para prosperarmos com seus rápidos ciclos de recompensa. Estamos todos competindo pela atenção uns dos outros.

Quando minha melhor amiga teve um bebê, há alguns anos, nossos telefonemas diários transformaram-se em mensagens diárias, depois em mensagens semanais e, por fim, em mensagens mensais. A atenção dela estava sendo consumida pelas necessidades do filho. Quando fui visitá-la no ano passado, ela perguntou como eu estava e, antes que eu pudesse terminar uma história sobre os meus pais, ela já estava distraída nas redes sociais. Reconheci naquele momento que também estava competindo com todas as pessoas a que ela tem acesso on-line, no seu celular, assim como com quaisquer outras notificações que pudessem interromper e roubar sua atenção. Por isso, fiz o que qualquer "bom amigo" faria, liguei uma música e fingi fazer um *striptease* (ou, espera, isso é o tipo de coisa que só *eu* faria?). Só quando comecei a cantarolar a letra da canção, ela se virou para mim e disse: "Ai, desculpa, recebi uma notificação e caí no buraco negro das redes sociais."

Se você for como a minha amiga — exausta e olhando as mídias sociais por reflexo, ou distraída por mensagens ou notícias —, é provável que a preocupação com seu foco tenha levado a uma ausência momentânea de atenção para si mesmo ou para outra pessoa.

Quando nós ou os outros à nossa volta temos menos capacidade de concentração e mais distrações, deixamos cada vez mais de prestar atenção em nós mesmos ou de sermos atendidos — e, consequentemente, é menos provável que as nossas necessidades sejam reconhecidas e supridas.

A capacidade de distração das pessoas que nos rodeiam está relacionada com a crescente predominância da solidão. E o grau de solidão está diretamente ligado à falta que sentimos de sermos vistos e ouvidos — parte da base do vício em drama, como vimos no Capítulo 5.

A Organização Mundial de Saúde considera a ansiedade e a depressão causadas pela solidão e pelo isolamento como um dos problemas de saúde mais graves do nosso tempo. A solidão é uma lacuna entre a quantidade e a qualidade de conexão social que precisaríamos ter e a quantidade que temos de fato. É um estado interno que nos direciona para uma iniciativa primordial — formar laços mais seguros por sobrevivência. A ausência de conexão estende-se para além de nós mesmos ou de outras pessoas. Considero que existem seis variações de solidão ou isolamento:

O **isolamento intrapessoal** pode surgir como resultado da separação dos nossos sentimentos, sensações, desejos, necessidades, intuição, objetivo, ou mesmo uma sensação de separação do nosso próprio corpo (dissociação).

O **isolamento interpessoal** pode surgir da falta de um contato significativo cara a cara, que seja gratificante, seguro e animador. Também pode surgir potencialmente de uma falta de recursos e competências sociais, feridas de vínculos, rupturas de limites, falta de empatia/validação/compreensão, estratégias de autoproteção, ou perda.

O **isolamento coletivo** pode surgir do fato de não nos sentirmos parte de um grupo ou coletivo, e está frequentemente associado à ausência de conexão com a comunidade e de uma sensação de pertencimento.

O **isolamento social/cultural** pode surgir como uma sensação de "alteridade" que criamos ou que é criada por preconceitos implícitos e explícitos, ódio, opressão, diferenças de poder e traumas transgeracionais.

O **isolamento ambiental** pode surgir como variações de luto, desespero e dor devido à perda ou privação da nossa ligação inata com a natureza.

O **isolamento espiritual** pode surgir do sentimento de não fazer parte de algo que está além da nossa existência individual. Pode estar associado a uma ausência de clareza, de orientação e de uma verdadeira fonte de pertencimento.

A acessibilidade, a capacidade de resposta e o envolvimento são os fatores que determinam a qualidade dos laços com os outros e, quando não estão presentes, começamos a vivenciar a dor do isolamento. Essa dor é um sinal do nosso corpo que parece ser um problema secundário, informando-nos da ausência dessas conexões seguras e de que as nossas necessidades fundamentais não estão sendo supridas. Cria uma sensação generalizada de mal-estar e constitui a corrente de ansiedade subjacente às nossas vidas. À medida que a dor do isolamento provocado pela solidão aumenta globalmente, isso também acontece com as respostas para lidar com ela — incluindo o vício em drama.

A camada seguinte que emerge é a apatia e a necessidade de mais sensações para nos sentirmos vivos (e atentos). No entanto, nesta economia de ativação, os estímulos exagerados que criam a apatia e a subsequente aceleração não vêm apenas de nós, mas são algo que está nos acometendo.

A SOBRECARGA E A ACELERAÇÃO A NÍVEL GLOBAL

Sabemos que serão utilizadas linguagens, imagens e histórias mais exageradas para suscitar uma resposta emocional, normalmente orientada para sentimentos negativos, uma vez que são mais excitantes, duradouros e prendem mais a atenção. Acrescentemos a isso a exposição repetida dessas imagens, videoclipes, palavras, histórias etc., várias vezes ao dia, de muitas fontes diferentes.

Da mesma forma que aqueles que sofrem de um vício podem voltar repetidamente à mesma história, obtendo sempre uma dose do seu conteúdo ativador, estamos muitas vezes expostos por meio de muitas fontes de mídia a conteúdos intensos repetidos.

Eis um exemplo da minha vida. Em 11 de setembro de 2001, eu estava descendo a Quinta Avenida, em Nova York, em direção ao Washington Square Park, a caminho do meu primeiro dia de aula na faculdade. Lembro-me perfeitamente de ver um avião adentrar a lateral de um edifício. O meu primeiro pensamento foi que se tratava de um cenário de um filme caro. Nos dias que se seguiram, passei do choque ao medo e comecei a compartilhar e a processar o que testemunhei com muitos outros nova-iorquinos.

Tomei a decisão consciente de não ver as notícias depois de falar com meus pais, que estavam colados à televisão, temendo pela vida do filho. Lembro-me da minha mãe dizer: "Não consigo desviar o olhar; devo ter visto o vídeo dos aviões, de todos os ângulos, entrando no World Trade Center pelo menos de sessenta a cem vezes hoje." Meu pai não parava de me dizer que ia de carro até Nova York para me buscar. Eu continuava explicando a eles que me sentia seguro e que não ia deixar minha casa nova. Não conseguia entender por que eles pareciam mais alarmados do que eu, quando era eu que estava apenas a um quilômetro do incidente.

E então, pensei: eles estavam sendo constantemente inundados e bombardeados com imagens de vídeo angustiantes enquanto estavam sentados em frente à televisão, sem uma pausa, e certamente sem qualquer forma de processar tanta informação. Enquanto eu tinha andado pela cidade e me conectado, chorado e criado laços com estranhos.

Depois dessa experiência do 11 de setembro, comecei a estudar e a pesquisar sobre os efeitos em longo prazo da sobrecarga de informação, especificamente a informação que era repetidamente de ativação. Independentemente da nossa geração, assistimos à repetição de acontecimentos significativos pelas múltiplas fontes midiáticas: o assassinato de John F. Kennedy, de George Floyd e outros, e as histórias dos que morreram de covid-19.

Um estudo de 2013 sobre o atentado à bomba na Maratona de Boston explorou a resposta ao estresse das pessoas que tiveram uma exposição direta ao acontecimento em comparação com as que o viveram por intermédio dos meios de comunicação. Aqueles que foram expostos a muitas fontes de mídia durante várias horas ao longo do dia tiveram uma *resposta mais aguda ao estresse* do que aqueles que foram diretamente expostos ao acontecimento.[12] O ataque de imagens e a repetição da narrativa mantiveram o fator de estresse mais ativo e vivo. A exposição repetida desse tipo de acontecimento prende a atenção da audiência e está associada a um aumento e prolongamento do estresse e dos sintomas relacionados ao trauma.

E o vício é uma forma de lidar e aliviar a dor desses sintomas relacionados ao estresse e ao trauma.

Não só estamos expostos a uma enxurrada de imagens, palavras e histórias ativadoras, como a nossa exposição às emoções de outras pessoas pode ser contagiosa, aumentando o que já estamos sentindo. As emoções e outros estados fisiológicos são contagiosos, e o mais contagioso de todos esses estados é a ativação, ou uma resposta ao estresse. Um bom ator no palco não se limita a nos atrair para o que está acontecendo, mas transmite a sua experiência até começarmos a sentir o que ele está passando.

Vários estudos demonstram claramente que observar outras pessoas que estão passando ou passaram recentemente por estados de ativação gera uma resposta fisiológica contagiosa no observador, o que alguns pesquisadores identificam como *estresse passivo*. Em um estudo, os participantes fizeram parte de um Trier Social Stress Test (TSST), no qual alguns tiveram que fazer um discurso improvisado a um painel de juízes. Os marcadores de resposta ao estresse foram medidos tanto nos oradores como nos observadores. A liberação desses marcadores de estresse pelos observadores foi diretamente proporcional à dos oradores: quanto maior o estresse do orador, maior o estresse sentido pelos observadores.[13]

Estudos adicionais mostraram que a resposta contagiosa também ocorre em resposta a fatores de estresse "passivos", como vídeos, imagens e tom de voz percebido na escrita. A capacidade de "capturar" a resposta ao estresse de uma pessoa é um desenvolvimento evolutivo que visa circular melhor no nosso ambiente e comunicar de forma não verbal a complexa dinâmica de adaptação.[14] Se uma amiga entrar correndo em sua casa depois de ver uma cobra enorme na porta, antes que ela consiga falar, você já está registrando a linguagem corporal, a respiração, o ritmo e outras pistas sutis dela — e começando a espelhar esse nível de ativação para que também possa se adaptar à cobra enorme sem nunca precisar vê-la. Resumindo, sempre que você vê alguém à sua volta que está totalmente "estressado", a um certo nível, você também fica.

O nível de resposta de excitação também ativa a memória implícita do observador, em que essa sensação "acende" experiências associadas do passado e inunda o momento presente. Quando a sua amiga chega depois de ter visto a cobra gigante, você não só está captando o nível de ativação dela, como isso também desencadeia outras vezes em que você foi ativado — e, de repente, também pode responder ao passado como se fosse o presente. As mágoas e as dores do passado inundam o presente e todas as projeções do futuro.

Cada postagem que você vê, anúncio ou novo *story* ao qual é exposto, provoca uma resposta emocional e psicológica. Uma parte dessa resposta de excitação é gerada por você, e outra parte vem dos outros. É muita ativação.

A mercantilização e a manipulação da nossa ativação foram aumentadas por um empreendimento global que não se preocupa com o bem-estar do nosso sistema nervoso nem com os efeitos em longo prazo da hiperestimulação. Essas fontes de ativação não conseguem reconhecer a janela de capacidade de ativação de cada pessoa e erram no sentido de inundar a nossa atenção e capacidade de processamento. Essa sobrecarga de informação, sem tempo, espaço e apoio para ser processada, leva a uma incapacidade de gerir o que acontece internamente. Ou entramos em colapso sob a sua pressão ou, em essência, espalhamos essa sobrecarga para todo lado.

Se a resposta fisiológica de ativação não conseguir progredir para a mobilização, como no ciclo de resposta ao estresse, há consequências graves. A exposição prolongada e não resolvida à ativação pode prejudicar as funções executivas do cérebro — localizadas no córtex pré-frontal —, que nos permitem observar pensamentos, sentimentos e emoções de forma objetiva. Podemos reconhecer que as pessoas viciadas em drama têm dificuldade em observar um momento objetivamente, em oposição a serem inundadas por histórias do passado ou por histórias que estão sendo criadas sobre o futuro. A sobrecarga de estímulos, aliada ao estilo de vida mais sedentário dos nossos dias, cria um desequilíbrio entre a entrada sensorial e a saída motora — conduzindo a ciclos de resposta ao estresse não concluídos que têm consequências significativas no longo prazo, como diabetes tipo 2, hipertensão arterial, doenças gastrointestinais, supressão do sistema imunológico, problemas de reprodução, complicações de aprendizagem e de memória, desregulação emocional e diminuição da capacidade de julgamento e de tomada de decisões. Em poucas palavras, o excesso de estímulo e o sedentarismo estão nos deixando doentes.

E não para na hiperestimulação. Com o tempo, nós nos habituamos a esse nível de estímulos que chegam até nós. A mesma quantidade de suspense, violência, imagens intensas e linguagem torna-se menos eficaz para prender nossa atenção. Essa fase é chamada de *tolerância*. Tal como os médicos que sofrem de fadiga de alarmes e bloqueiam os sons que indicam uma emergência (como mencionado pela primeira vez no Capítulo 5), nós também começamos a estabilizar a quantidade de estímulos necessários para incitar a ativação e prender nossa atenção. Agora é *preciso mais* para *sentir mais*. E assim começa o jogo do "um pouquinho mais", o aumento de estímulo para recuperar nossa atenção.

Se não estivermos nos acelerando para sair dessa apatia, então certamente essas fontes midiáticas que precisam prender nossa atenção farão isso por nós.

Se imaginarmos que crescemos em uma família caótica e hiperestimulante, podemos ver claramente como isso pode criar um vício em drama. Em vez de uma família perturbando nosso ambiente, temos toda uma cultura criando essas condições.

EM UM MUNDO SOLITÁRIO, O DRAMA NOS UNE

A dor, apesar dos seus desafios, atua como uma cola social que leva os grupos a uma sincronização de experiências, ritmo, coesão e cooperação. Aqueles que são viciados em drama atraem as pessoas para o seu turbilhão como forma de se conectarem, para se sentirem menos sós. Isso imita a verdade evolutiva de que, no meio do sentimento de solidão e isolamento, os seres humanos criam laços durante a crise.

Após os acontecimentos do 11 de setembro, houve um sentimento de comunidade entre as pessoas que viviam em Nova York. Normalmente, havia uma espécie de frieza e autonomia entre as pessoas, ninguém sorria ou se cumprimentava na rua — e, durante um breve período, tudo isso mudou. De repente, cada pessoa que passava se reconhecia no outro; era como se todos nós nos conhecêssemos por intermédio da nossa experiência em comum. As pessoas acenavam e sorriam umas para as outras; lembro-me de estar sentado no ônibus e uma mulher se virar para mim e dizer: "Como você está? Perdeu alguém?"

Um estudo realizado em uma universidade australiana observou dois grupos de participantes: um grupo tinha de submergir as mãos em uma água gelada e dolorosa para realizar uma tarefa, e o outro grupo tinha de realizar a mesma tarefa em água morna. Quando avaliados, o grupo que completou a tarefa dolorosa mostrou um laço social muito maior com os outros membros do que o grupo cuja tarefa era indolor. O grupo da tarefa dolorosa também mostrou mais colaboração em tarefas futuras, uma vez que os membros desse grupo continuaram arriscando seu próprio resultado em benefício do grupo.[15]

Indivíduos que partilham uma experiência de crise coletiva tendem a relatar menos sentimentos de isolamento e solidão do que os indivíduos que passam por uma crise sozinhos. Na verdade, a divisão entre classe e cultura dissolve-se momentaneamente, permitindo a formação de mais confiança e conexão, que acaba criando laços. Dessa forma, aqueles que vivenciam alguma variação da solidão podem sentir as recompensas dos laços por meio da crise. Talvez não seja muito diferente do que acontece com os viciados em drama, que se referem à crise como a moeda do amor nas suas famílias. E, se não houver uma verdadeira crise para passar junto, uma pessoa pode *criá-la* por meio dos processos de contar histórias e de reencenações. Em uma cultura em que há epidemia de solidão e acesso a bilhões de pessoas com um simples toque, não há substituto mais poderoso para a verdadeira conexão do que laços dramáticos.

O MUNDO INTEIRO É UM PALCO

Caramba, respire fundo. Uma coisa é reconhecer a impotência com que se foi sugado sem avisos para o turbilhão de drama de outra pessoa — e, ao fazê-lo, cocriar a reencenação do seu trauma; outra coisa é reconhecer que os conglomerados midiáticos da nossa cultura replicaram as condições para uma tempestade perfeita — um vício em drama em todos nós.

Assim como a Alice caindo na toca do coelho, qualquer pessoa pode encontrar-se na história do drama de outra pessoa ou em uma realidade manipulada pelos outros. Fomos evolutivamente concebidos para reagir aos fatores de estresse da vida, e a natureza contagiosa dessas respostas está sendo utilizada para prender nossa atenção em relação à nossa ativação. À medida que nossa atenção é desviada, nossos sentimentos e necessidades primordiais vão sendo abandonados. A interrupção constante da atenção e da conexão nos tira de sintonia conosco e, por consequência, com o mundo à nossa volta.

Uma exposição maciça a esse nível de ativação cria uma tolerância como uma parede que tem que ser continuamente escalada e conquistada por aqueles que precisam capturar, conter e prender o nosso foco. Quanto maior a tolerância, maior a dessensibilização (apatia) — e precisamos de mais sensações para nos sentirmos vivos e vibrantes. A dor do isolamento substitui a conexão autêntica,[16] e entramos na corrida dos ratos para sermos vistos e ouvidos, competindo com empresas de bilhões de dólares que têm exércitos de engenheiros e psicólogos de marketing à disposição para captar e prender nossa atenção.

Quanto maior for a tolerância, maior será a abstinência. Nossas reações ao que se passa à nossa volta tornam-se menos reguladas e, por sua vez, a desativação e a restauração tornam-se distantes ou intoleráveis. A tomada de decisões é feita a partir desse estado de abstinência — e começamos a procurar ou a compor as circunstâncias para criar laços. E, como você deve lembrar, não há substituto mais poderoso para a verdadeira conexão do que laços dramáticos.

O que tem sido visto como uma condição para buscar atenção é verdadeiramente uma luta pela conexão. Com frequência, penso no ditado "A criança que não é abraçada pela aldeia irá incendiá-la para sentir o seu calor". *A intenção não é maldosa, embora as consequências sejam devastadoras.* Seja você a incendiar a aldeia ou a testemunhar o incêndio, há uma questão essencial: o que cada um de nós faria para voltar a sentir o calor da conexão?

Portanto, respire fundo mais uma vez, porque, de alguma forma, todos nós somos viciados em drama. Mas, mais importante, todos nós podemos dar passos em direção à cura e à libertação das condições que criaram essa tempestade.

PRINCIPAIS CONCLUSÕES

- Nossa economia de atenção prevê nosso foco e nosso comportamento e redireciona-os para otimizar o marketing. A economia de atenção produz as mesmas dinâmicas que criam e perpetuam o vício em drama.
- Quanto mais a nossa atenção é atraída para as tecnologias e fontes de mídia para nos direcionar, menos somos capazes de voltar a nossa atenção para nós mesmos. Essa negligência conosco e com os outros resulta não nos sentirmos vistos e ouvidos.
- A atenção é conquistada por meio da criação de uma ativação. Os meios de comunicação têm capitalizado por esse caminho, criando mais sensacionalismo e narrativas dramáticas. Com o tempo, nós nos tornamos mais tolerantes ao nível de sobrecarga de informação e de ativação, e exigimos mais para conseguirmos sentir mais.
- Isso acaba se tornando o novo normal — e as respostas de enfrentamento começam a espelhar as dos viciados em drama.
- À medida que os sentimentos de isolamento e solidão se tornam mais predominantes, a dor e a crise continuam atuando como uma cola social. Os laços através do drama podem substituir momentaneamente a privação de conexão.

PARTE TRÊS

A JORNADA DE CURA DO VÍCIO EM DRAMA

===== CAPÍTULO 10

Descobrir, encarar, liberar e aprender: Histórias de cura

SE VOCÊ TEM DRAMA NA SUA VIDA — SEJA POR ESTAR PERTO de alguém que parece ser viciado em drama ou porque é você que anseia por drama —, há esperança. Há um caminho para uma vida repleta de mais tranquilidade e conexão.

Para inspirar sua jornada ou a de alguém que conhece, seguem aqui histórias de várias pessoas com vício em drama e como se libertaram da dependência da crise e do caos.

MARTY: MUDANDO O ROTEIRO

Um antigo cliente, Marty, costumava dizer a todo mundo que sabia que tinha pouquíssima sorte para encontrar o amor.

"A vida de solteiro está cheia de gente que não sabe se comunicar nem se divertir — é desesperador, absolutamente desesperador", declarou.

A situação ficava ainda mais dolorosa quando Marty via casais nas redes sociais que pareciam ter se encontrado sem esforço algum, e estavam (aparentemente) vivendo a melhor parte de suas vidas juntos. Ele se perguntava: *por que não é assim comigo?*

Depois de algum tempo na terapia, Marty percebeu que estava sempre escolhendo pessoas semelhantes para namorar — pessoas que não estavam realmente disponíveis. Ele convenceu a si mesmo de que queria um relacionamento, mas também criava distância das pessoas que poderiam satisfazer esse desejo. Descreveu a situação como um vai e volta simultâneo dentro dele. *Ele criava as condições externas para manter a distância*, de modo que não enxergava os padrões subjacentes. Usava seu trabalho, seus amigos, sua exaustão ou mesmo o momento político para racionalizar o fato de estar energética e emocionalmente indisponível para um relacionamento.

Após um trabalho terapêutico mais aprofundado, Marty percebeu que havia um roteiro interno restrito e repetitivo que alimentava o padrão: *que ele era burro e feio, razão pela qual nunca ninguém o amaria*. Ele acreditava que as outras pessoas o achariam pouco atraente e pouco inteligente — e por isso interagia apenas com pessoas que não se aproximariam o suficiente dele para descobrir esses defeitos.

Com o tempo, Marty conseguiu separar-se desse roteiro. No entanto, embora acreditasse ter chegado à questão central, ainda estava longe dela. Marty tinha articulado o roteiro, mas ainda não compreendia de onde vinha ou por que se agarrava a ele. Foi então que se lembrou de uma das primeiras vezes em que ouviu esse roteiro: depois do término do seu primeiro relacionamento. Nessa altura, ele se deu conta de que nunca tinha conseguido dar um fim naquele relacionamento e não conseguia entender por que a pessoa o tinha deixado — por isso tinha inventado esse roteiro (e continuava a repeti-lo), como forma de encontrar o entendimento de que precisava. Marty tinha projetado os seus sentimentos no outro — e depois respondeu sentindo-se inútil e patético por ser feio e burro, como se isso fosse verdade.

Marty e eu estávamos nos aproximando do cerne da questão, mas ainda não tínhamos chegado lá. Um dia, perguntei a ele: "Do que esse roteiro está protegendo você?" O roteiro estava desviando sua atenção de outra coisa que acontecia em um nível mais profundo. Passado algum tempo, Marty entendeu o que estava por trás daquilo: seu rompimento não resolvido, uma sensação física de um punhal atravessado, que ia do canto superior esquerdo do seu coração até o canto posterior direito, onde parecia estar preso no lóbulo do pulmão. Marty chorou quando entrou em contato com essa dor que tinha evitado reconhecer. Não havia palavras nem histórias enquanto ele chegava ao âmago da dor, apenas pura sensação e sentimento.

Ele ficou de luto por quase seis semanas, desvendando as camadas desse coração partido, da tristeza e do desespero. Quando terminou, o velho roteiro parecia um sussurro vazio de vento — ele não tinha mais poder. Pouco tempo depois, Marty conseguiu voltar a ficar entusiasmado com possíveis parceiros e começou a sentir profundidade e alegria ao relacionar-se com as pessoas.

Chamo o processo pelo qual guiei Marty de "limpar as camadas de pó do espelho e chegar às experiências essenciais". Muitos de nós formamos o nosso senso de identidade ao redor das camadas de pó que criamos ou que foram criadas para nós. Nós, seres humanos, somos incrivelmente complexos na maneira como criamos camadas e compensações em resposta a alguns sentimentos centrais intoleráveis ou quando não há um espaço seguro para sermos amparados e vistos, para então passarmos por esses sentimentos. Aqueles que são viciados em drama estão vivendo a partir dessas camadas exteriores de poeira. A intensidade e os extremos ajudam a manter a distância dos sentimentos centrais originais, mas são lançados a um decibel suficientemente alto para que alguém finalmente responda — ou assim esperam.

SUZANNE: OLHANDO SOB AS RESPOSTAS DE ENFRENTAMENTO

Suzanne chegou ao meu consultório furiosa com a desilusão que sentia no seu relacionamento. Tinha certeza de que estava com a pessoa errada, apesar de muitas vezes dizer que era sua melhor relação. Neste dia específico, seu parceiro não parecia interessado e empenhado quando foram a um museu de história, fazendo Suzanne acreditar que ele era incapaz de ser intelectual. E se ele não podia ser intelectual, então sobre o que iam conversar? Além disso, se ele não fosse inteligente, sua família poderia desaprovar o relacionamento e obrigá-la a escolher entre eles e o seu parceiro. Suzanne não parou por aí.

Continuou, e concluiu que, se não conseguissem ter uma discussão intelectual sobre história, daqui a um ano ela estaria entediada com as conversas dos dois, o que significava que tinha acabado de desperdiçar mais dos melhores anos da sua vida e, se terminassem, a essa altura, ela poderia estar velha demais para encontrar outro parceiro, e, portanto, se sentiria parada no tempo. Mas se eles terminassem agora e ela descobrisse, mais tarde, que tinha sido um erro? Como ela tinha trinta e poucos anos e não sabia quanto tempo demoraria para encontrar outro parceiro com quem quisesse ter um filho, Suzanne tinha de ficar nessa relação. *Mas*, perguntava sua persistente voz interior, *se ele não consegue se interessar por um museu, como vai se interessar pelo filho deles?* Ou pior, será que seus filhos também não iriam conseguir se debruçar sobre um pensamento ou contemplação mais profundos, como o pai, e então ela ficaria totalmente sozinha?

Se você, leitor, estiver se sentindo sufocado e confuso, mas simultaneamente atraído pelos processos da Suzanne, então entrou no turbilhão dramático dela. Pare um instante, respire fundo algumas vezes, e repare onde o seu corpo está apoiado na cadeira ou no chão debaixo de você. E então, voltemos para cá...

Suzanne continuou fazendo isso durante mais algum tempo, circulando e acelerando por muitas camadas da sua história. Quando houve um espaço, perguntei:

— Como foi o museu para você?

Ela fez uma pausa e depois voltou a falar do seu companheiro. Sorri e tentei de novo:

— Quero muito saber como foi a experiência com o seu companheiro... e tenho curiosidade em saber qual foi a sua experiência na exposição.

Depois de mais algumas idas e vindas, Suzanne se acalmou o suficiente para dizer:

— Achei um pouco chata.

Respondi:

— Ah, parece que vocês dois acharam a exposição chata. Você sabe o que, se é que houve alguma coisa, foi chato para o seu parceiro?

— Não — disse ela, e depois tentou voltar a falar sobre terem filhos juntos no futuro.

Perguntei:

— O que aconteceria se você achasse o museu chato?

Suzanne fez uma longa pausa antes de dizer:

— Então, eu seria chata e indesejada.

O que você está vendo nessa sessão é um excelente exemplo da dinâmica das respostas de enfrentamento improdutivas. Você deve ter notado que, à medida que Suzanne se aproximava de sua própria experiência, havia menos técnicas de aceleração, e o turbilhão diminuía. Isso porque as respostas de enfrentamento para evitar o contato consigo mesma começaram a abrandar, permitindo uma maior clareza sobre a diferença entre a realidade e a realidade percebida que ela tinha construído por meio de várias estratégias de enfrentamento. Suzanne sente agora que pode recuar um pouco e ver o padrão tal como ele está ocorrendo, e é capaz de encontrar momentos para acalmar suas tendências de aceleração, para que possa se libertar do ciclo do drama.

LORI: ENCONTRANDO SEGURANÇA NO SILÊNCIO

Na nossa primeira sessão de trabalho em conjunto, perguntei a Lori: "Em que você gostaria de trabalhar?"

"Eu me sinto estressada o tempo inteiro", respondeu. Fiz uma pausa para esperar e ver se ela queria dizer mais alguma coisa. Ela ficou visivelmente agitada e, por fim, disse: "Estou muito desconfortável com o silêncio. Preciso que diga alguma coisa."

Isso deu início à jornada de Lori para curar seu vício em drama, pois passamos meses explorando o que acontece no silêncio, ou nas pausas da vida, e todas as formas como ela o preenchia. Preenchia-o com uma enxurrada de pensamentos, conversas rápidas, aulas de exercício intensas, assistir às notícias, e com uma agenda lotada. Quando havia menos coisas acontecendo em sua vida, continuava se sentindo ocupada, como se tivesse algum lugar em que deveria estar ou alguma coisa que deveria fazer. Nosso principal objetivo era tornar o silêncio mais tolerável — e descobrir quais seriam as ocupações que a estariam distraindo.

Descobrimos que vários recursos, como um cobertor pesado e a imagem de água corrente, ajudavam a acalmá-la enquanto ela ficava no profundo desconforto do silêncio. Ela começou a reconhecer uma sensação de estar sendo puxada para qualquer coisa que a tirasse do silêncio. Disse que parecia estar sendo sugada por todo o tipo de pensamento que a distraísse.

Com o tempo, conseguimos desacelerar o seu processo de ser jogada para pensamentos e ações que a mantinham em um estado elevado de atividade constante. Em uma sessão, ela descreveu ser capaz de se isolar e observar como o desejo de ser sugada para ficar ocupada aparecia e, pela primeira vez, conseguiu ter espaço suficiente para dizer não ao desejo implacável de obter outra dose de ativação.

À medida que Lori criava mais espaço para reagir ao desejo, começou a tornar-se mais consciente das necessidades básicas, como quando tinha fome ou estava cansada. Antes, só ia dormir ou comia porque sabia que precisava fazer isso. Conforme foi se permitindo sentir mais as suas necessidades primárias, outros desejos — de companheirismo, humor e apoio — começaram a surgir. E, enquanto se dava conta de mais necessidades, os sentimentos que as acompanhavam também emergiam. Exploramos quais necessidades haviam sido supridas e quais não haviam, e que sentimentos tinham sido expressados e possivelmente até ouvidos ou reconhecidos pelos seus pais.

Ela me contou que a mãe estava sempre ali, mas nunca parecia estar presente. "Era como se ela nunca conseguisse me olhar nos olhos, apenas pelos cantos deles", disse ela. Durante semanas, viveu o luto da ausência de um cuidador primário presente — parte dela sempre soube disso, mas nunca tinha se permitido sentir. Lori afirmou: "Eu estava sempre tão ocupada olhando para fora, como se quisesse encontrar 'os olhos dela', e era puxada e distraída por tudo o que estava fora de mim."

Mais tarde, Lori contou que alguns dias eram mais difíceis e que ela sentia a necessidade de se distrair de si mesma. Às vezes, era arrastada para situações estressantes de outras pessoas antes de reconhecer que estava abandonando a si própria, tal como se sentia quando era criança. Por meio de práticas de compaixão, amor e bondade, aprendeu a perdoar a si mesma por esses "abandonos". Celebramos as vezes em que ela conseguiu impedir a tentação de distrair-se de si mesma, tomando consciência e conectando-se ao que estava sentindo e ao que precisava naquele momento.

Falei com a Lori recentemente, depois que ela havia voltado de um retiro de meditação silenciosa. Ela riu durante grande parte da sessão pela ironia de se sentir fortalecida e à vontade durante uma semana inteira de silêncio.

MEGAN: LIBERANDO HISTÓRIAS E ACEITANDO A AUTENTICIDADE

Megan, uma jovem estudante universitária, entrava nas sessões e começava imediatamente a chorar ao contar os acontecimentos da sua semana. Suas histórias eram cheias de dificuldades, nas quais era frequentemente abandonada, esquecida e vitimizada. Qualquer afirmação compassiva que espelhasse o que ela estava sentindo era aparentemente ignorada, assim como qualquer conselho para ajudar a mudar as circunstâncias. A única resposta que admitia era se eu concordasse com o quão vilãs eram as personagens das suas histórias. A única coisa que ela aceitava eram comentários sobre todas as outras pessoas e lugares da sua vida.

Embora algumas das coisas que ela compartilhava acontecessem na vida real, muitas outras vinham de postagens que ela lia ou de trocas de mensagens de texto que permitiam uma boa dose de interpretação e criação de histórias com base em informações limitadas. Se alguém cancelasse um programa com ela, ela concluía imediatamente que a amiga estava escolhendo sair com outra pessoa, o que a levava a pensar que essa pessoa não gostava do seu jeito expressivo. "Sou exagerada demais para ela", pensava, presumindo que nunca tivessem sido verdadeiramente amigas.

Um dia, depois de algumas semanas com a mesma conversa, perguntei-lhe quantas vezes tinha compartilhado aquela história hoje. Ela contou sete pessoas para quem tinha contado a história. "Se comparássemos a história que você contou para a primeira pessoa com a história que está me contando agora", perguntei, "em que ela mudou?".

Ela foi bastante honesta na resposta e reconheceu que, a cada vez que recontava, acrescentava mais alguns detalhes. Perguntei, então, o que acontecia quando acrescentava esses novos elementos. Ela respondeu que isso mantinha a experiência nova e também intensa.

Pedi que me contasse lentamente a sua versão atual da história e que depois compartilhasse o que sabia ser a verdade absoluta dessa história. Foi difícil para ela, mas conseguiu dizer o que era absolutamente verdadeiro em cerca de três frases.

Ao longo de várias semanas, explicamos por que manter as histórias novas e intensas era importante para ela. Um dia, ela disse: "É como se algo em mim quisesse se sentir mal e enfraquecido o tempo todo — e, de alguma forma, isso parece fortalecedor." Começou a reparar que recontar a história só estava criando mais drama do que o acontecimento original e fazendo-a sentir-se pior.

Após alguns meses de trabalho conjunto, Megan percebeu que não apenas as histórias negativas eram exageradas e intensificadas — todas as suas postagens nas redes sociais e fotografias também eram. Ela tinha postado sobre o fato de ter encontrado umas flores bonitas na estrada e o quanto elas lhe faziam lembrar a sua infância (com a legenda "beleza na estrada de terra"). Virou-se para mim e disse: "Sinceramente, isso não é verdade, mas quase me convenci de que era quando reli o meu post e todos os comentários que foram escritos sobre ele."

Chamamos isso de seu avatar social, uma versão construída e organizada de si mesma que tinha sido criada para contar histórias que chamassem atenção na forma de comentários e *likes*. Quanto mais seu avatar social se afastava da realidade, mais ela se afastava do seu "eu" verdadeiro e das suas necessidades e sentimentos que estavam soterrados ali. Por isso, criamos um sistema em que, antes de publicar qualquer coisa nas redes sociais, ela se perguntava por que e o que ela precisava daquela publicação.

Perguntávamos: "O que você está realmente buscando?" A resposta podia ser conexão, atenção ou que alguém soubesse que ela estava triste. Ela reconheceu que tinha passado grande parte da vida abandonando o seu eu autêntico para ser uma guardiã da paz para os seus pais, e depois criou um avatar de si própria que a afastava ainda mais da sua verdade autêntica.

Em determinado momento, Megan começou a deixar de lado as histórias que estava criando, incluindo as novas variações e tramas que se desenvolviam na sua mente, e em vez disso começou a abordar a experiência subjacente e não processada do próprio evento. Conseguiu separar sua consciência das suas interpretações do que as outras pessoas estavam dizendo ou publicando e conectar-se consigo. "É como se eu pudesse começar a sentir a diferença entre verdade e história", disse ela, descrevendo a verdade como um sentimento de alinhamento que parecia ajudá-la a manter-se firme. Por outro lado, quando contava histórias que não eram verdadeiras (ou não totalmente verdadeiras), pareciam um peso, como se todo o seu corpo estivesse apitando por ter bebido café demais.

Com o tempo, começamos a ter um atalho para identificar o que era uma história vazia e o que era algo que precisava ser processado. Eu dizia: "O saco (a história) está vazio ou ainda há algo dentro para processar?"

Durante uma de nossas últimas sessões juntos, Megan refletiu que sua vida tinha sido governada pela criação de histórias, e que se sentia muito mais feliz e realizada por deixar essas narrativas de lado. Sentia-se poderosa na sua vida, e não por ser vítima das suas próprias histórias.

DEAN: ENCONTRANDO UM USO DIFERENTE PARA A ENERGIA

Dean, um contador de quarenta e poucos anos, veio se consultar comigo por recomendação de uma amiga, professora de ioga, que lhe disse que sua respiração parecia nunca acalmar e passava do topo do peito.

Na nossa primeira sessão, perguntei como ele se descreveria e como os outros o descreveriam. "Acho que me veriam como ansioso e contestador", respondeu, mas considerava-se um viciado em adrenalina que não pratica esportes radicais e que adora debater. Quando começamos a trabalhar juntos, ele deixou bem claro que não gostava de receber empatia ou ser validado pelo seu passado. "Diga-me apenas o que está errado e como posso resolver", ele pediu.

Ao longo de muitos meses, começamos a identificar o que estava por trás da sensação de ser viciado em adrenalina. Ele tinha crescido em um ambiente de ritmo acelerado, com sua família se mudando de base militar para base militar. Nada parecia em paz, e ele também não. Se fizesse amigos e criasse raízes, teria de abandoná-los.

Na vida adulta, vivia em uma cidade movimentada, mas não se sentia enraizado, apesar de viver lá há anos. Mudava de casa e de emprego assim que começava a sentir que estava se acostumando. Ainda estava tentando encontrar seu objetivo, e nenhum dos empregos ajudava nesse direcionamento. Levamos muitas semanas explorando que o seu senso de propósito e direção estava ligado à sua autoestima. A autoestima surge como resposta ao fato de nos sentirmos confortáveis na nossa própria pele, e Dean admitiu estar desconectado de si próprio, como sua respiração superficial tornava evidente.

O debate era sua alternativa aos esportes radicais. Era quando se sentia mais entusiasmado e conectado às pessoas, porque estavam falando com paixão sobre algo.

Em resposta ao fato de se sentir constantemente desenraizado quando criança, exploramos práticas de aterramento, imaginando-o se conectando e criando raízes no solo. No início, ele se sentiu desconfortável e me disse que era uma estupidez. Como em qualquer trabalho de respiração que fizéssemos, no momento em que ele começava a respirar mais profundamente, começava a se sentir ansioso ou a sentir dor.

À medida que prosseguíamos, ele identificou que conectar-se ao seu corpo não lhe parecia seguro, como se fosse algo que pudesse lhe ser roubado. Trabalhamos para encontrar coisas que pudessem ser consideradas consistentes e não lhe fossem retiradas. Naquela época, eu tinha um quadro muito básico de um oceano no meu escritório, e um dia ele disse: "Sinto que esse quadro nunca se vai mexer." Esse pequeno reconhecimento foi um avanço significativo. Talvez pela primeira vez, ele conseguiu conectar-se a algo que parecia consistente e até conseguiu respirar um pouco mais profundamente. Foi capaz de olhar para o quadro e permitir que seus pés sentissem a conexão ao chão.

Lentamente, mas de forma segura, ele estava ganhando confiança. Abriu-se e compartilhou mais suas dificuldades nas mudanças, a dor de se sentir afastado das pessoas. Ele sentiu que cada lugar de onde a sua família se mudou ainda tinha um pedaço dele, porque ele não teve escolha ao partir. Reconheceu outros lugares onde isso era verdade, como no seu trabalho. Quando começou a libertar-se de um pouco dessa tensão crônica, evidente na falta de ar e na rigidez do seu corpo, percebeu que, para sobreviver, tinha se blindado. "Desde criança, eu me protejo, como se estivesse hibernando no gelo", disse.

Ele fez muito trabalho de meditação para curar os limites que tinham sido rompidos quando se mudou sem ter escolha. Isso incluiu identificar onde ele tinha escolha em sua vida e sintonizar-se com esse sentimento de empoderamento. Também fizemos práticas para recuperar suas partes que foram deixadas para trás — convidando-as a voltar a este tempo e lugar. A contenção e a armadura diminuíram, sua respiração estava enchendo mais seu corpo e ele conseguia sentir-se mais presente.

Dean passou várias sessões chorando por todas as vezes em que nunca havia deixado as pessoas entrarem. Ele chorou por todas as vezes que não se permitia sentir-se relaxado ou confortado.

Viveu o luto pelo tempo perdido em que estava congelado e não presente. Falei sobre como isso tudo era triste. Ele olhou para cima. "Obrigado, estava mesmo precisando ouvir isso", respondeu — e, no momento em que disse isso, uma respiração profunda encheu-lhe o peito até embaixo. Ele sorriu e disse uma das coisas mais doces que já ouvi: "Acho que é bom estar aqui", apontando para si próprio.

KAY: APRENDENDO A TOLERAR A ALEGRIA

Quando comecei a trabalhar com a Kay, seu vício em drama era muito evidente. Chegava às sessões com uma longa lista de coisas erradas em sua vida, em si mesma e no mundo. Parecia que estava, sem saber, tentando me puxar para o que estava acontecendo com ela por meio das suas histórias e experiências. Não importava o que fizéssemos, era como se ela se recusasse a soltar o que estava errado. Quando parecia que estávamos chegando a uma resolução sobre um assunto, ela saltava espontaneamente para falar de outra coisa ou de outra pessoa. Sentado ali, ouvindo, às vezes eu me sentia desorientado, como se estivesse sendo lançado de um lado para o outro. Eu conseguia compreender como isso era caótico internamente para ela. Kay oscilava entre concentrar-se em todos os desafios externos e depois saltar para os desafios que estavam acontecendo internamente. Ela interpretava as sensações internas como algo muito mais grave: pensava que estar cansada significava que ia desmaiar ou que uma dor de cabeça significava que havia algo de errado com seu cérebro.

Ela tinha uma família muito amorosa e solidária e tentava conter a maior parte dessa catastrofização enquanto estava com eles, mas liberava tudo nas nossas sessões.

Quando falamos sobre aceleração — dar uma palavra à ação que ela estava eternamente fazendo —, ela reconheceu imediatamente que seus pensamentos estavam gerando situações muito mais intensas. Disse que, quando ela derrubava algo como um copo de vinho, tinha de falar sobre isso durante horas. Criamos um plano: sempre que notávamos que ela estava acelerando, um de nós levantava a mão e ela fazia uma pausa, respirava fundo e se acalmava. No primeiro e segundo meses, levantamos a mão uma centena de vezes a cada sessão. Com o passar do tempo, as interrupções foram diminuindo. Ela se via começando a acelerar e conseguia impedir que a situação se agravasse.

À medida que se criava mais espaço, podíamos nos concentrar na causa da aceleração. Quanto mais ela percebia que eu a estava ouvindo, menos amplificadas ficavam as suas emoções. Ela começou a ser capaz de identificar o que era importante e o que não era.

A verdadeira descoberta para Kay aconteceu quando começamos uma prática de atenção plena a que chamamos de "reconhecer e marinar no que é bom". Ela tinha passado tanto tempo da sua vida concentrando-se no que estava ou poderia estar errado que, essencialmente, ficou presa a isso. Seu dever de casa era procurar o que era bom, agradável, prazeroso e até alegre na sua vida e dentro de si. Kay deveria, então, imaginar-se sentada em uma banheira com esses sentimentos, absorvendo-os como uma esponja.

Em poucas semanas, conseguiu reconectar seu sistema nervoso e concentrar-se no que era bom e saudável em si mesma e no mundo. Quando surgiam situações dolorosas, Kay era capaz de processá-las completamente sem saltar de imediato para o que estava errado. Essencialmente, ela deixou de lado seu apego ao sofrimento.

Recentemente, descreveu o seu percurso de cura do vício em drama como uma libertação de um filme de terror recorrente e, finalmente, passou a viver os altos e baixos da vida.

A JORNADA DE SCOTT

Vamos terminar este capítulo com a história de Scott. Sim, sou eu. Fiz alusão a este fato no prefácio deste livro, mas aqui está uma história mais completa, que também esclarece como me interessei tanto por este fenômeno conhecido como vício em drama.

O drama é a agitação, a excitação, o exagero, a erupção, a inquietude e a batalha para nos sentirmos vivos em relação à apatia do mundo interno e externo que nos rodeia.

Sei disso pelo meu trabalho clínico. Mas também sei pessoalmente. Passei a maior parte da minha vida perseguindo a tempestade, lutando contra a corrente calma, desmantelando involuntariamente a intimidade enquanto tentava criá-la dentro de mim, com os outros e com o mundo. Mesmo agora, enquanto escrevo isto, penso que *me odeio por todo aquele tempo*. Mas a realidade é que não me odeio. Essa declaração intensa era apenas eu tentando obter mais uma dose da minha droga de escolha: o drama.

Meu vício em drama pode ser resumido como um profundo sentimento de desorganização que, de repente, era aliviado e satisfeito em situações mais intensas e tensas. Embora saísse delas frustrado e zangado, também sentia excitação: meu próprio caos interior tinha encontrado um recipiente para ser expressado "justificadamente" — o que conduzia inevitavelmente a uma experiência interna de satisfação e a uma sensação de recompensa. Na verdade, a energia psíquica e emocional envolvida no evento reconhecido como uma crise me dava uma breve sensação de controle.

Refletindo sobre o passado, pude constatar que, involuntariamente, procurei ou criei algumas das situações de crise na minha vida. Essa necessidade de excitação repercutiu nas minhas escolhas profissionais. Trabalhei como coreógrafo e diretor de dança profissional, uma área em que estava sempre sob estresse, com prazos apertados e desafios incessantes; era uma fonte constante de drama. Depois, aos vinte e poucos anos, conheci um parceiro que desencadeou um profundo sentimento de disfunção, despertando assim um desejo ainda mais intenso de crise. Enquanto minha vida artística florescia com esta onda de energia, meu bem-estar socioemocional deteriorou-se rapidamente. Minha linha de base para a disfunção estava sendo testada, e logo estava muito além da minha capacidade interna e externa de equilibrá-la.

Em seguida, comecei a ter enxaquecas e ataques isquêmicos transitórios (AITs) devido ao estresse generalizado. Esse foi o início de um bloqueio mais profundo das minhas emoções e do meu funcionamento cognitivo. Meu então parceiro terminou a nossa relação e, na sequência da separação, afastei-me completamente da minha carreira como artista, isolando-me socialmente. Seguiram-se problemas de saúde inexplicáveis que incluíam desmaios, apagões, ansiedade, depressão, aperto no peito, coração acelerado e hipotireoidismo espontâneo. Embora os sintomas fossem graves, nenhum exame médico conseguia explicá-los.

Minha hipótese era que meus sintomas intensos poderiam ser sinais de esgotamento devido a um estresse prolongado. Reparei que os sintomas se atenuaram durante um breve período depois de entrar em contato com meu ex-companheiro. Em princípio, achei que o alívio vinha de falar com ele diretamente; no entanto, também sentia algum alívio momentâneo quando estava envolvido em crises de outras pessoas, ouvindo fofocas ou assistindo a filmes de ação violentos. Brigava com as próprias pessoas que me apoiavam, uma atitude que não fazia sentido. Estava criando condições que você talvez reconheça agora, depois de ler este livro: era uma sensação que tentava me trazer de volta a um nível de conflito familiar e reconfortante. Finalmente, no auge dessa doença, tive um problema cardíaco e acabei hospitalizado durante uma semana.

Essa crise serviu como um despertar e um botão de reset no meu sistema nervoso. Nos meses que se seguiram ao problema cardíaco, comecei a meditar e a praticar ioga todos os dias, a ler livros inspirados no budismo, a tornar-me uma testemunha do desejo por drama e caos e a manter-me no desconforto de não ceder a ele. Como mencionei no prefácio deste livro, isso foi incrivelmente difícil e entediante. Sem drama, era como se as cores vivas da vida se tornassem monocromáticas.

No entanto, ao atravessar semanas de monotonia, eu me abri para uma vida emocional mais rica e multidimensional. A melhor forma de descrever é como se eu acordasse lentamente e me sentisse mais presente e receptivo. Comecei a experimentar o sentido de emoções como gratidão, humildade, decepção e até felicidade — verdadeiramente pela primeira vez. Esses eram sentimentos que eu tinha compreendido cognitivamente, mas que me escapavam da perspectiva corpórea.

Quando esse novo momento começou, lembro-me de ter tido novas sensações corporais, e até de notar respostas faciais reflexivas que acompanhavam essas sensações, sem ter qualquer reconhecimento do que significavam. Depois de passar algum tempo a familiarizar-me com essas experiências, consegui identificá-las como estados emocionais específicos que os psicólogos do desenvolvimento associam a uma "regulação" interna mais saudável, uma palavra que significa a capacidade de voltar ao equilíbrio, com um funcionamento e uma adaptabilidade ideais. Em outras palavras, a apatia que eu conhecia tão bem começou a ser substituída por sentimentos.

A expansão do meu vocabulário emocional me deu um senso de identidade mais profundo. Com isso, pude examinar a linha do tempo da minha vida e atingir um padrão em camadas profundas associado ao vício em drama.

Depois da minha jornada de cura, como mencionei anteriormente, fiquei muito interessado no vício em drama, porém surpreendido com a falta de estudos científicos sobre o assunto. Não existiam recursos que ajudassem as pessoas a compreender e resolver essa situação. Dediquei-me à pesquisa, acabando por buscar uma nova carreira como pesquisador, psicólogo clínico e criador de workshops terapêuticos. Trabalhei com milhares de pessoas como Marty, Suzanne, Lori, Megan, Dean e Kay, e ajudei a guiá-las no caminho da cura. E, nos próximos três capítulos, espero fazer o mesmo por você. Mas, antes de prosseguirmos, aqui estão algumas sugestões poderosas de outros clientes para ajudar a curar um vício em drama.

DICAS PARA A CURA

Recentemente, perguntei às muitas pessoas viciadas em drama com quem trabalhei quais ferramentas de cura foram mais eficazes para sua mudança. Segue uma lista de sugestões que resultaram das suas próprias jornadas:

> **Criar um comando.** Marie descobriu que consegue parar o estado de aceleração usando uma frase (*pare, largue e role*) e uma imagem que criou (o gato relaxando no sofá) que interrompe o padrão e a desacelera.
> **Pedir um sinal.** Bruce pede à família que lhe dê um sinal quando a sua energia começa a detonar as outras pessoas.
> **Combater o negativo com o positivo.** Para Morgan, a ferramenta mais útil foi: por cada pensamento negativo que tinha sobre si mesma, sobre outra pessoa ou sobre uma situação, tinha que criar três pensamentos positivos.
> **Procurar aceitação.** Para Rebecca, um ponto de mudança importante foi encontrar pessoas que lhe permitiram cometer erros e expressar seus verdadeiros sentimentos e necessidades sem rejeição.
> **Fazer uma pausa das mídias.** Alan descobriu que desligar as redes sociais ajudou, assim como fazer uma pausa das

notícias e de qualquer outra coisa que pudesse desviar sua atenção de si mesmo.

Encontrar formas de se harmonizar. Andreas encontrou outras formas, além da crise, de se sentir em sintonia com as pessoas — entrou para um coral e permitiu-se sentir vulnerável ao harmonizar-se, literalmente, com outras vozes.

Procurar o terapeuta certo. Martina disse que encontrar um terapeuta especialista em trauma capaz de ajudar a desvendar a dor profunda armazenada no seu corpo foi uma afirmação de vida.

Ficar atento ao código. Rod pediu aos amigos que o lembrassem quando ele começasse a fazer fofoca ou a criar confusão, para que ele olhasse para o que estava sentindo e o que precisava. O código é: "Rod, olha debaixo do capô!"

Parar de buscar atenção. Rebecca diz que deixou de buscar atenção quando se permitiu realmente receber a atenção que já estava sendo direcionada a ela.

Escolher suas palavras. Erik descobriu que pode acabar com parte do drama mudando sua linguagem: em vez de dizer que está muito estressado, diz, "Há muita coisa acontecendo, e muitas pessoas que me apoiam".

Separar o passado do presente. Frances adora a frase: "Aquilo foi o passado, e isto é o presente." Ela faz muitos diários para identificar o que do passado ela está projetando no presente.

Cuidar da sua criança interior. Ashley descobriu que a ferramenta mais poderosa para ela é atentar-se no momento da criação de histórias e voltar-se para sua criança interior, dizendo-lhe o quanto ela é amada.

Perdoar a si mesmo. Frank disse que a parte mais significativa da sua cura foi fazer uma meditação diária sobre o perdão. Ele está aprendendo o poder de não se agarrar a ressentimentos e a amar e aceitar a si mesmo.

Ir em busca de um interesse. Robert aprendeu a redirecionar a energia da atividade para outras fontes, como o seu trabalho artístico e a natação.

MYOB. Allison pede à família que a lembre de "tomar conta da sua vida" (em inglês, *Mind Your Own Business* — MYOB) quando começa a falar sobre o que está acontecendo nas suas redes sociais ou nas notícias.

Tomar um choque de realidade. Sempre que Lexi começa a criar expectativas irreais, a projetar falta de confiança e ciúmes e a concentrar-se nos erros percebidos, pede ao parceiro que lhe diga: "Pausa. Eu sei que conectar-se pode te deixar vulnerável. Encontrei seu verdadeiro eu e te amo."

Considerar sua contribuição. Considere sua contribuição. Sonny instituiu aquilo a que chama de uma "regra 50/50" para si mesmo. Quando se vê entrando em uma espiral de culpa ou em uma situação caótica, ele se pergunta se é parcialmente responsável por isso, seja pelas circunstâncias ou pela sua reação a elas.

Eliminar os contribuintes. Zack fez uma grande limpeza de amigos, excluindo os que também eram viciados em drama, ou os que estavam contribuindo para o seu drama.

Conectar-se ao seu corpo. Kelcie começou a praticar ioga para ficar em contato com o seu corpo e a fazer massagens para trabalhar o ato de receber conexão de outras pessoas.

CAPÍTULO 11

Marcos da cura

VEJAMOS AGORA O PROCESSO DE CURA PROPRIAMENTE DITO. Embora a cura não seja linear, existem marcos claros ao longo da jornada. A cura de um vício em drama é um processo de restabelecimento da segurança, de estar presente no próprio corpo, da expressão do eu autêntico, do aumento da capacidade de ser visto e se conectar (intimidade) e da afirmação de um sentimento de pertencimento.

Uma vez que o sistema nervoso de alguém viciado em drama tenha sido preparado para esperar uma ameaça, desativar o sistema de alarme que procura, aumenta e cria o drama é uma ameaça por si só. À medida que encontra pessoas de confiança, mentores, amigos ou terapeutas que lhe entendem e acolhem pouco a pouco a pessoa deixa de criar histórias, de atirar lenha na fogueira para aumentar a intensidade, de atrair e afastar as pessoas — ao mesmo tempo que é recebida com compaixão. Essa é a base que, com o passar do tempo, restabelece a segurança e a sensação de pertencimento sem o sofrimento e o drama.

Os cinco estágios ou marcos da cura são:

- Consciência
- Ação
- Chegada
- Desapego
- Pertencimento

Esses estágios são construídos um após o outro, e propõem uma forma de acompanhar o seu próprio progresso ao longo da jornada de cura.

ESTÁGIO 1: CONSCIENTIZAÇÃO

Antes do estágio de estar consciente, você funciona sem reconhecer suas estratégias adaptativas de sobrevivência. Esses padrões que formaram o vício em drama estão no comando da sua vida; e os conflitos e desafios recorrentes parecem estar apenas chegando para você, em vez de nascendo de dentro. Ficar consciente é a fase que começa a iluminar o que estava nas sombras. Nesse estágio, você está desenvolvendo a capacidade de ser uma testemunha compassiva sem se deixar arrastar para a sua própria dor e sofrimento ou para a dor e sofrimento de outra pessoa. É preciso coragem para tomar consciência da dependência e do que está por trás dela.

Nesse primeiro estágio, você está começando a lançar uma luz sobre como a dor principal se manifesta no jeito que você compreende e age no mundo. A consciência pode surgir ao fazer perguntas contemplativas a si mesmo; ao procurar padrões nos seus pensamentos, sentimentos e comportamentos; ou talvez ao obter *feedback* de pessoas de confiança. Pode parecer chocante e frustrante durante algum tempo, à medida que você começa a se dar conta da frequência com que se desliga de si mesmo ou dos outros, ou que cria uma bagunça. Saiba que você não é um caso perdido, você não é o seu comportamento — está simplesmente na fase de reconhecer suas próprias estratégias de sobrevivência. Uma das ferramentas mais úteis para a conscientização é trazer a curiosidade para o que quer que esteja direcionando sua atenção — ela abre os portais para a descoberta.

A seguir temos cinco formas de levar conscientização às áreas primárias de vício em drama nesse estágio.

Preste atenção onde e quando há vivacidade, conexão e presença no seu corpo — e quando não há. Repare quando há uma desconexão dentro de si mesmo. Isso pode parecer como se estivesse "afastado" e separado do seu corpo e sentimentos, em piloto automático, confuso sobre o que está realmente acontecendo dentro de si ou à sua volta, ou vendo sua vida de fora do seu corpo, como se estivesse se assistindo em uma tela de cinema (dissociação).

Testemunhe os seus comportamentos e pensamentos e comece a assumir a responsabilidade pelo que está acontecendo à sua volta. Ouça atentamente os roteiros que passam pela sua mente e que alimentam aquilo no qual você se concentra e a que reage. Repare em como as suas histórias estimulam suas emoções exageradas e como essas emoções alimentam a continuação da história. Reconheça a frequência com que está contando a mesma história a si mesmo e aos outros. Observe quanto tempo e energia são usados para justificar e validar esses pensamentos, sentimentos e crenças.

Repare na inquietação em torno da calma e da tranquilidade. Haverá desejos de preencher ou de se distrair dessa inquietação. Reconheça todas as várias maneiras pelas quais você pessoalmente exacerba uma situação para criar mais ativação e agitação, e menos tranquilidade, repetidamente ao longo do dia.

Perceba quando você permite que as suas emoções se movimentem dentro de você, e quando se agarra a elas e as recicla como forma de se manter hiperativo. Um dos melhores conselhos que já recebi sobre emoções é que elas devem estar em movimento e, quando não estão, são suprimidas. Uma única onda de emoção dura de trinta a noventa segundos, e qualquer coisa depois disso é uma história. Tome consciência das emoções que sente de um jeito automático e das que tende a evitar. Isso também se aplica às necessidades (por exemplo, segurança, atenção etc.).

É provável que você reconheça quais das suas necessidades são ofuscadas pela intensidade das suas emoções.

Atente-se às suas interações em diferentes relações (parceiros, amigos, estranhos, comunidade etc.) Preste atenção à forma como a ativação se manifesta, por exemplo, quando você se fecha e afasta as pessoas, ou como forma de atraí-las e de se sentir mais conectado a elas. Você pode reparar na frequência com que sente conflitos ou tensões nas relações e em como o sentimento de mágoa pode muitas vezes aumentar e fazer você se sentir prejudicado. Como um pequeno arranhão é interpretado como uma ferida profunda e sangrenta. Observe com que frequência você se sente sozinho ou solitário na presença de outros. Tome consciência do fato de julgar, criticar e culpar a si próprio e aos outros como forma de evitar sentimentos e necessidades.

ESTÁGIO 2: AÇÃO

À medida que se torna mais consciente dos padrões em torno do seu vício em drama e faz a escolha da mudança, inicia-se o estágio da ação. A ação é abordar o comportamento do vício em drama utilizando as muitas práticas e técnicas terapêuticas que podem apoiar a mudança. Essas incluem o seguinte:

- Desacelerar
- Meditação e práticas de bem-estar do corpo
- Estar presente no seu corpo à medida que os sentimentos surgem
- Fazer pausas e momentos de quietude
- Dar prioridade ao descanso e à recuperação
- Expressar sentimentos e necessidades básicas
- Receber conexão, validação, feedback e intimidade

- Movimentar-se de forma flexível entre estados, como entre a ativação e a estabilização (também conhecidos como sistema nervoso simpático e parassimpático)
- Discernir fato de ficção em pensamentos e histórias
- Sair do pensamento restrito para enxergar escolhas, nuances e opções

Como forma de apoio no estágio de ação, o Apêndice deste livro demonstra mais de vinte dessas práticas. Essa fase, muitas vezes, é parecida com lidar com a compulsão do vício, de modo a abrir espaço e abordar a dor subjacente e o trauma não processado. Nessa fase, você vai descobrir a capacidade de entrar no turbilhão e trilhar seu caminho de volta. À medida que aprende a se acalmar, é normal substituir um movimento de aceleração por outro. É preciso tempo e prática para se manter estável sem voltar a acelerar.

Embora seja difícil confrontar seus padrões de pensamento e comportamento arraigados, essa fase é necessária para que a cura e a mudança profunda se estabeleçam.

ESTÁGIO 3: CHEGADA

No primeiro estágio de "conscientização", você estava desenvolvendo a capacidade de testemunhar e observar seus próprios comportamentos, necessidades, impulsos e ações para poder desviar seu foco de outras pessoas ou situações para si mesmo. No segundo estágio, criou espaço suficiente entre as acelerações para começar a abordar a dor e o trauma subjacentes. Atingir este marco de "chegada" significa que você experimentará uma sensação de poder ao ocupar e estar presente no seu corpo — em vez de confiar na falsa sensação de poder derivada da crise e do caos.

A vida torna-se mais rica e colorida à medida que se chega dentro de si próprio. Os sentimentos tornam-se mais profundos e repletos de nuances, em vez de generalizados, intensificados e exagerados.

Com confiança, apoio e segurança suficientes, é possível entrar em contato com a mágoa central que permeia o comportamento através de quatro fases: explorar o benefício, encontrar as necessidades em falta, encontrar a crença e enfrentar a dor.

Explore os benefícios do vício em drama. Comece se fazendo as seguintes perguntas:

* Quais foram os benefícios no curto prazo do drama?
* O que ele fez por você ou lhe ofereceu?
* Que papel teve o drama na sua vida? Alguns clientes disseram: "Eu senti uma sensação de controle e poder", enquanto outros disseram que o drama os manteve energizados e jovens.

Encontre as necessidades que faltam. Leve a exploração mais a fundo perguntando:

* O que pareceu ausente na sua vida?
* O que você tem buscado ou procurado? Por exemplo, "Eu precisava saber que estava bem e era amado" ou "Precisava me sentir encontrado".
* Como você tem preenchido esse vazio ou substituído essa necessidade?

Encontre a crença. Junto à necessidade ausente está o roteiro ou crença negativa central, uma crença que foi criada como forma de tentar entender por que essas necessidades essenciais não foram supridas, como *minhas emoções não são válidas, não sou digno de amor*, e assim por diante.

- O que você acreditou ser verdade sobre si mesmo ou disse a si mesmo devido à ausência dessas necessidades?
- Quais são as coisas que costuma dizer sobre você?
- O que acredita que as outras pessoas dizem/pensam sobre você?
- O que você acredita que merece?

Enfrente a dor. A dor que reside no corpo também pode ser pensada como a parte que foi bloqueada ou excluída quando a dor era forte demais para suportar.

Investigue:

- Onde é que a dor fundamental vive no seu corpo?
- Como ela quer ser contatada, administrada, atendida e suprida neste momento?
- Há alguma história ou memória que quer ser compartilhada?

Práticas adicionais para enfrentar essa dor podem ser encontradas no Apêndice.

Durante esse estágio, as emoções que foram suprimidas por muito tempo podem ser sentidas durante um período longo. Pode ser que você se sinta triste durante algumas semanas. Embora possa ser um período desconfortável, isso vai passar. À medida que a dor fundamental for compreendida, sentida e apoiada, os mecanismos de autoapaziguamento que criam a dependência do drama diminuem. Isso vai preparar você para uma liberação ainda maior de uma velha identidade em torno do sofrimento e da dor.

ESTÁGIO 4: DESAPEGO (LIBERAR A IDENTIDADE DO SOFRIMENTO)

Para viver plenamente, temos que liberar quem fomos para poder desempenhar quem vamos nos tornar. As histórias que criamos para justificar o sentimento de vitimização e a intensidade emocional começam a parecer vazias.

O sofrimento é um fio condutor incrivelmente notável ao longo da nossa história humana. À medida que ficou mais em evidência por intermédio do sensacionalismo das notícias, das redes sociais e das histórias que contamos, a nossa consciência e a nossa relação com o sofrimento evoluíram. A familiaridade das narrativas e a sensação de dor com que vivemos a nossa vida inteira — e mesmo a dor das gerações anteriores — podem tornar-se a nossa identidade. Esse senso de identidade em relação à dor e ao sofrimento existe a nível psicológico, a nível relacional e até a nível celular.

A mágoa previsível está tão enraizada na nossa identidade que desapegarmos dela pode parecer uma espécie de morte. Abandonar essa identidade é perturbador na forma como o seu senso de segurança foi construído. E, no entanto, o paradoxo dessa fase é que tudo o que mais deseja está do outro lado dessa morte de identidade.

Conforme você começa a se conduzir afastando-se do sofrimento como identidade, é importante perguntar: *Quem mais sou eu, sem a minha dor, trauma ou sofrimento?* Quando as velhas histórias e reações começarem a parecer vazias e sem relevância, volte a sua atenção para o que está começando a crescer nesse espaço. Nutra isso. À medida que cria as condições e o ambiente para ser visto e ouvido, o seu eu autêntico começa a crescer.

Ao longo da jornada de cura e de libertação dessa identidade, você irá questionar-se sobre quem é e o que oferece ao mundo sem esse drama. É provável que sinta tédio e um desejo de algo mais.

Às vezes, você pode voltar aos velhos comportamentos, cometendo um deslize e satisfazendo a vontade de uma dose de drama. Tudo isso faz parte da jornada. Quando fizer uma pausa e se realinhar com o que é verdadeiro para você agora, vai reconhecer que esses são apenas comportamentos familiares que já não têm a necessidade ou o desejo que os impulsiona. Então, um dia, vai se sentir bem em dar adeus a esse velho sistema de funcionamento. Essa despedida pode ser um adeus ou uma carta para essa versão antiga de si mesmo, ou simplesmente imaginá-la libertando-se do seu corpo. Saiba que existem pessoas no mundo esperando para conhecer essa versão de você.

ESTÁGIO 5: PERTENCIMENTO

O pertencimento é a nossa natureza; é fundamental para quem somos como seres humanos. Nesse estágio, estamos voltando para casa, para nós mesmos e para os outros.

As partes que tivemos de esconder ou mudar para sermos reconhecidos e vistos estão finalmente sendo curadas e integradas ao que estamos nos tornando. A palavra *cura* vem das mesmas raízes etimológicas que a palavra *todo*.* À medida que essa jornada se desenrola, você já não está funcionando a partir de um sistema nervoso fragmentado que faz o melhor para ajudá-lo a se sentir seguro no mundo. Em vez disso, as conexões começam a parecer seguras.

Um senso de pertencimento, de *ser parte de* (versus *separado de*), aflora com o tempo. Se você é viciado em drama, sua primeira sensação de pertencimento pode ser a revelação de que pertence a si próprio. Isso pode aparecer como compaixão, aceitação e compreensão de quem você é e do que sente.

---

* N. T. No original o autor cita as palavras em inglês "Healing" (cura) e "Whole" (todo).

Com o tempo, à medida que mais do seu verdadeiro eu for revelado, haverá mais para os outros verem e se conectarem, para estabelecer uma intimidade que valida um sentido de valor, objetivo e significado. À medida que se avança nos níveis de intimidade, pode haver breves momentos em que você comece a reprimir ou se proteger do que está sentindo ou do que os outros estão sentindo. Vá devagar; a conexão acontece em ondas. Confie no processo. Se você teve um vício em drama, o que conheceu durante muito tempo foi o isolamento, a ausência de pertencimento.

Este é, muitas vezes, o momento em que é importante mapear e definir o que é uma relação saudável — uma vez que as relações anteriores foram usadas como uma forma de alimentar as chamas do vício em drama, fazer uma reencenação do trauma, ou como um espaço para depositar a dor e as emoções reprimidas. *Quem são as pessoas na sua vida que criaram um senso de relacionamento que você gostaria de replicar?* Defina as qualidades e características dessa relação. Essas qualidades, que você irá incorporar, irão se tornar a bússola para relações seguras e de aceitação. Ao permitir-se ser encontrado e aceito nessas relações, o pertencimento surgirá naturalmente.

Eis como sabemos que a cura está acontecendo ou já aconteceu:

- Você tem uma sensação de segurança.
- Sente-se visto e aceito.
- Sente que é suficiente.
- Você está menos interessado em fofocar e mais interessado em ter conexões mais profundas.
- Você está priorizando sua própria vida, em vez da vida de outras pessoas.
- Você percebe seu próprio valor.
- O tempo parece mais flexível e menos urgente.
- Sente-se vivo no seu corpo.

- O descanso parece seguro.
- Consegue receber o que as outras pessoas têm para oferecer.
- Sabe que o seu lugar no mundo é inerente a quem você é, e não ao que você faz.
- O simples é suficiente.
- Você se sente no controle enquanto se adapta a todas as flutuações da vida.
- É capaz de apreciar as coisas positivas da sua vida.
- Sua sensação de poder vem da sua capacidade de encontrar pausas e fazer escolhas.
- Você está em sintonia com o mundo.

CAPÍTULO 12

Usando os arquétipos de *Viciados em drama* para ajudar na sua cura

A CURA DE UM VÍCIO EM DRAMA NÃO ACONTECE APENAS RECOnhecendo-o ou simplesmente tomando um comprimido. O reflexo do drama está enraizado no seu sistema nervoso e esse ciclo tem caminhos que são difíceis de interromper. Como a dor é profunda, será preciso encontrá-la muitas vezes. E, antes disso, vai encontrar todas as formas em que ela está protegida e isolada da sua própria consciência.

Nas páginas seguintes, você verá onze arquétipos que são aspectos e traços do vício em drama; eles se aplicam se você mesmo estiver lidando com o vício em drama ou se conhecer alguém que esteja. Pode ser que reconheça a si próprio e a sua jornada de cura em múltiplos arquétipos. Mesmo que algum arquétipo específico não reflita a sua experiência, a informação contida nele pode ser um apoio significativo.

Para cada arquétipo, você encontrará uma descrição básica, perguntas para fazer a si mesmo, seguidas da forma como um terapeuta poderá abordar essa questão (observe que isso não é uma substituição da terapia ou um convite ao autodiagnóstico; é somente uma estrutura de ajuda e cura) e, finalmente, sugestões de práticas que pode utilizar para ajudá-lo na sua própria jornada.

Os onze arquétipos são:

- **O acelerador externo:** há tanta coisa acontecendo. Nunca consigo um descanso!

- **O protagonista:** eu me preocupo que não serei importante e que as pessoas não vão gostar de mim se eu encontrar a tranquilidade.
- **O vulcão:** algo simplesmente toma conta de mim e eu explodo.
- **A vítima:** as pessoas sempre me decepcionam ou me traem.
- **O espectador dramático:** eles são muito dramáticos e me estressam.
- **O catastrofizador:** coisas ruins só acontecem comigo; as coisas são ruins no mundo.
- **O acelerador interno:** estou tão estressado.
- **O narrador dramático:** e então ele disse, e ela disse… você acredita?…
- **O mártir:** eu não posso ir embora, sou tudo o que eles têm — vão ficar arrasados.
- **O ávido por apego:** por que não consigo simplesmente encontrar um bom homem/mulher/parceiro(a)?
- **O contador de histórias:** não, deixa eu te contar o que realmente aconteceu.

O ACELERADOR EXTERNO:
HÁ TANTA COISA ACONTECENDO. NUNCA CONSIGO UM DESCANSO!

O acelerador externo encontra formas de se acelerar com base em fatores externos. Está constantemente acrescentando tarefas em excesso à sua agenda, sem levar em consideração a quantidade, o espaço e a capacidade de gestão. Ignora os sinais de sobrecarga e estresse e continua acumulando mais funções.

O acelerador externo pode demonstrar os seguintes comportamentos e padrões de pensamento:

- Diz constantemente às pessoas o quão ocupado está;
- Quando há oportunidade de descanso ou calmaria, cria histórias de desastre, encontra coisas para se manter ocupado ou produtivo, provoca brigas etc.;
- Equaciona a ocupação e a produtividade com a autoestima e a validação dos outros;
- É incapaz de descansar: fazer pausas e intervalos, vive momentos de ócio com desconforto, excesso de emoção, e procura por distrações;
- Valoriza o movimento;
- Verifica constantemente o telefone ou atualiza a caixa de entrada de e-mail ou o *feed* das mídias sociais;
- Confunde movimento constante com impulso; muitas vezes, eles nem sequer sabem ao certo o que querem com toda essa produtividade, mas simplesmente sabem que não querem parar de se movimentar;
- Tem uma energia frenética que pode intimidar as outras pessoas;
- Necessita que as coisas sejam sempre novas e excitantes;
- Tem intolerância ao tédio ou à acomodação;
- Fala por cima e interrompe as pessoas;
- Sente a mente ocupada;
- Quer estar sempre onde está a ação;
- Preenche um sentimento de vazio com "coisas" (como comida, videogame, redes sociais, relacionamentos etc.).

Perguntas para ajudar

Estas perguntas podem interromper o padrão, aumentar a autoconscientização e ajudar na cura:

- Como seria uma pausa? E você conseguiria tolerar uma pausa?
- Como seria estar menos ocupado?

- Alguma vez você não esteve ocupado? Se sim, o que permitiu isso? Como foi isso para você?
- Repare no ritmo que você fala: há espaço entre as suas palavras e frases? Há tempo para ouvir as suas próprias palavras? O que acontece quando há uma pausa extra entre as suas palavras e frases? Consegue dar uma pausa um pouco mais longa?
- Quando há silêncio em uma conversa, o que acontece no seu corpo?
- Consegue fazer menos esforço e obter o mesmo resultado?
- Do que você está fugindo?

Um terapeuta pode sugerir...

Muitas vezes, há camadas de sentimentos que são mascaradas por ação em excesso. Há uma sensação de "Se eu não estiver ocupado ou não for produtivo, não sou necessário" e "Por que estou aqui neste planeta?". É comum que aqueles que prosperam com o estresse contínuo aprendam a anular o desconforto e a dor internos distraindo-se. É a interiorização de "Mantenha-se ocupado e siga em frente" e "Vá mais depressa do que consegue sentir".

Se alguém cresce em um ambiente caótico ou de ritmo acelerado, essa velocidade de mudança é interiorizada como algo normal. A pessoa passa, então, a atuar a partir desse ritmo — quase como se o seu sistema nervoso tivesse um vocabulário limitado de ritmo e andamento. Isso faz com que a pessoa se sinta fora de sintonia com os outros e com o mundo, a não ser que eles também estejam funcionando em um ritmo e tempo intensificados. Essa experiência perpetua a solidão generalizada que as pessoas com uma dependência vivenciam.

Quem é viciado em drama costuma confundir o colapso com o descanso e a recuperação. Encontrar a gradação do gasto de energia e como o descanso é alcançado é um princípio-chave na repadronização de um vício em drama.

Observação e prática

A ocupação constante é uma forma de gerar energia, mas pode acabar gerando mais energia do que é preciso para atingir o seu objetivo. Por outro lado, essa mesma ocupação pode custar-lhe a sua saúde, gastando mais energia do que você pode aguentar.

À medida que começa a criar e a experimentar ter mais disponibilidade, fique atento a quando tenta preencher esse espaço. Isso vai acontecer inúmeras vezes, de mais formas do que você imagina. Seja gentil consigo mesmo quando começar a revelar o impulso e o desejo de se distrair com histórias, trabalho, tensão e o que está à sua volta. Acalme a sua respiração e conecte-se a um ritmo mais lento de algo ao seu redor. Quando sentir seu coração e sua mente acelerados, lembre-se de que merece estar aqui no seu corpo com conforto e disponibilidade. Reconheça que, neste momento, é suficientemente seguro ficar disponível. Sempre que for atraído de volta para a agitação, faça uma pausa, reconheça que está acelerando, ajuste a sua respiração e atenção dentro do seu corpo e volte para o presente.

Sugestões para o diário:

- De que outra forma você pode obter energia sem depender da aceleração?
- Qual é a sua relação com a tranquilidade?
- O que é tranquilidade para você?
- Como você se sente quando está tranquilo?

Práticas sugeridas: Meditação de aterramento (página 268), Criar espaço, sentir o espaço e descansar no espaço (página 283), Respiração com narinas alternadas (página 282) e Dedicar algum tempo para saborear a comida (página 283).

Frases de autocura

A vida não vem até mim, vem de mim.
Meu valor não está ligado à minha produção ou produtividade.
O espaço entre as coisas está cheio de oportunidades.

O PROTAGONISTA: EU ME PREOCUPO QUE NÃO SEREI IMPORTANTE E QUE AS PESSOAS NÃO VÃO GOSTAR DE MIM SE EU ENCONTRAR A TRANQUILIDADE.

O protagonista precisa se sentir importante, especial e reconhecido, e essa necessidade torna-se a força motriz de todos os seus pensamentos, decisões e ações.

O protagonista pode demonstrar os seguintes comportamentos e padrões de pensamento:

- Oscila entre o papel de vítima e o de herói;
- Precisa de e tem uma personalidade magnética;
- Tem de ser um especialista ou o melhor;
- Exagera os fatos para atrair atenção;
- Desalinha frequentemente o impacto do comportamento com as intenções;
- Procura a validação de quem não pode concedê-la;
- É incapaz de aceitar a validação daqueles que a concedem;
- Precisa ser a alegria da festa;
- Traz a conversa de volta para si;
- Conta *likes* ou seguidores nas redes sociais;
- Fica obcecado com a percepção das outras pessoas sobre ele;
- Sente-se ansioso ou acelerado quando não há muita coisa acontecendo;
- Faz postagens nas redes para ser visto, em vez de para compartilhar;
- Precisa ser o portador de más notícias para poder ser o curador ou o herói.

Perguntas para ajudar

Estas perguntas podem interromper o padrão, aumentar a autoconscientização e ajudar na cura:

* A sua própria atenção é suficiente?
* Quando foi a última vez que se sentiu visto, amado e valorizado?
* Quando foi a última vez que você se permitiu ser visto, amado e valorizado?

Um terapeuta pode sugerir...

A "falsa validação" tem a ver com a busca por reconhecimento e afirmação. Tem muito pouco a ver com receber e absorver a sua satisfação. Observamos e recolhemos informação sobre o que fará com que uma pessoa nos veja e, muitas vezes, acabamos anulando e traindo as nossas próprias necessidades para sermos notados. No processo de tentar manter o foco do outro, nós nos afastamos mais de nós mesmos. A verdade é que, quanto mais distantes ficamos de nós mesmos, mais difícil é para as pessoas nos encontrarem.

Nós nos apegamos ao fato de sermos "importantes" ou "especiais" porque entendemos isso como uma proteção contra a invisibilidade ou o abandono. Se, quando criança ou adulto, você só foi visto ou recebeu atenção em momentos especiais ou intensos, é provável que procure e tente reinventar esses momentos especiais e intensos como forma de obter o mesmo nível de atenção. Sermos vistos é uma garantia de que somos amados e valorizados, de que a nossa existência importa. O problema é que, muitas vezes, ignoramos os diversos momentos em que somos verdadeiramente vistos e amados, em busca desses encontros especiais e intensos. Podemos reencenar o passado, buscando pessoas que não vão nos dar esse amor. Tentar nos mantermos importantes aos olhos dos outros é um trabalho exaustivo e de tempo integral — e alguns de nós conseguiram mesmo fazer disso o nosso trabalho. Tente se concentrar e receber o amor que existe, em vez de ficar obcecado com as pessoas que não lhe darão amor.

Observação e prática

Sugestão para o diário: escreva seus julgamentos, opiniões e receios sobre estas palavras: *calmo, quieto, silencioso* e *normal*. As respostas podem incluir coisas como: *Significa que algo inevitável vai acontecer; não vou estar preparado; quieto significa improdutivo; pessoas silenciosas passam despercebidas.*

Práticas sugeridas: Trabalhando com a parte de você que não foi vista (página 284) e Check-in nas redes sociais (página 287).

Frases de autocura

Eu sou suficiente do jeito que sou.
Este momento é suficiente.
Sou visto quando deixo que as pessoas me vejam.

O VULCÃO: ALGO SIMPLESMENTE TOMA CONTA DE MIM E EU EXPLODO.

O vulcão não está disposto a assumir a responsabilidade pelas emoções e reações. Percebe suas emoções como se estivesse separado delas. Pode dizer: "Há uma energia frenética e intensa que me inunda."

O vulcão pode demonstrar os seguintes comportamentos e padrões de pensamento:

- Vivencia uma catarse incontida;
- Sente uma perda de controle;
- Exagera nas proporções das coisas;
- Despeja palavras sem reconhecer o que está sendo dito;
- Justifica a intensidade de uma resposta com a criação de histórias ou envolvendo outras pessoas nelas;

- É inundado de sentimentos e conduzido por eles;
- Sente-se rejuvenescido, satisfeito ou energizado após uma erupção de sentimentos.

Perguntas para ajudar

Estas perguntas podem interromper o padrão, aumentar a autoconscientização e ajudar na cura:

- O que imagina que você poderia estar sentindo logo antes de alguma coisa tomar conta de você?
- Quanto disso está acontecendo neste momento? Em uma escala de 1 a 10, quanto dessa energia está aqui neste momento?
- Em uma escala de 1 a 10, qual é a dimensão que essa energia ou emoção precisa ter para ser vista e reconhecida?
- Quanta energia ou emoção é realmente necessária para o que está acontecendo?

Um terapeuta pode sugerir...

O oposto da intensidade frenética não é a calma, é a adaptabilidade e a conservação/precisão da energia. Entrar nas explosões catárticas pode muitas vezes ser como segurar um copo pequeno debaixo de uma torneira com água corrente — transborda facilmente. O desafio é que a inundação de sentimentos (a intensidade da corrente de água) é criada por essa mesma pessoa que não tem a capacidade de contê-la. Essencialmente, sua reação à sua reação é o que a está sobrecarregando. A tarefa em questão é aumentar a sua tolerância aos sentimentos, reconhecer suas opções para responder (em oposição a reagir) e recuperar seu poder agindo de acordo com essas opções.

As emoções podem ser divididas em duas categorias: emoções primárias (essenciais) e emoções secundárias (depositárias).

As emoções primárias são a nossa experiência mais verdadeira e residem no nosso corpo para ajudar a nos orientarmos; as emoções secundárias mascaram os sentimentos primários e são utilizadas como substituto quando as emoções centrais são fortes demais para serem sentidas ou são suprimidas.

Por exemplo, quando estávamos crescendo, a tristeza pode não ter sido eficaz para expressar ou receber atenção dos nossos cuidadores, e por isso podemos ter recorrido à raiva — para sermos atendidos. Dessa forma, estamos traindo a expressão dos nossos verdadeiros sentimentos para sermos vistos.

Outros exemplos:

- Quando a raiva é negada, ela se transforma em fúria;
- Quando a dor é negada e não processada, transforma-se em apatia, depressão e desesperança;
- Quando a solidão é negada, transforma-se em desamparo;
- Quando o medo é negado, transforma-se em pânico, desconfiança e paranoia.

Não podemos metabolizar e obter a cura através de emoções secundárias. A tarefa é ir por trás das emoções secundárias e das histórias criadas para reforçá-las, nos conectarmos aos sentimentos essenciais que estão verdadeiramente presentes nos nossos corpos e permitir que sejam processados.

Observação e prática

Prática: fale sobre a cronologia do que aconteceu em um incidente recente em que você foi dominado pela grande dimensão da sua reação, e sobre o que estava sentindo antes de algo dominá-lo. Vá devagar, na velocidade necessária para começar a preencher as lacunas.

Prática: com a mão, mostre a energia frenética quando as coisas se agitam muito, depois pegue um lápis com essa mesma intensidade. Agora, sacuda-o e coloque a energia para fora. Pegue o lápis de novo. Quanta energia é realmente necessária para pegar o lápis?

Práticas sugeridas: Identificar a presença das emoções na sua vida (página 288), Entrar em contato com os sentimentos (emoções) no seu corpo (página 288), Conectar sentimentos e necessidades (página 289).

Frases de autocura

Eu estou no banco do motorista da minha própria vida.
Posso decidir a dose de energia e emoção necessária neste momento.
Posso estar ancorado em mim e permitir que as emoções passem por mim.

A VÍTIMA: AS PESSOAS SEMPRE ME DECEPCIONAM OU ME TRAEM.

A vítima tem uma sensação de solidão que é confirmada por uma profecia autorrealizada de que ninguém pode estar disponível para ela ou a proteger.

A vítima pode demonstrar os seguintes comportamentos e padrões de pensamento:

- Revive o passado — mentalmente e em conversas;
- Explica-se demais;
- Mantém o hiperfoco no passado;
- Sente solidão generalizada ou hipersocialização;
- É incapaz de desapegar do passado;
- Conta uma história repetidamente, do ponto de vista da vítima;
- Guarda rancor, mágoas, ressentimentos e desejo de vingança;
- Traz seu passado para todas as relações;
- Tem dificuldades constantes nos relacionamentos;
- Cria situações irreversíveis nos relacionamentos.

Perguntas para ajudar

Estas perguntas podem interromper o padrão, aumentar a autoconscientização e ajudar na cura:

- Se você estivesse se vendo de fora para dentro, como enxergaria a si mesmo em relação ao que está acontecendo?
- Quem não está te decepcionando neste momento?
- Quem não te traiu?
- Onde você sentiu uma sensação de pertencimento? E como foi essa sensação?

Um terapeuta pode sugerir...

Quando somos magoados, a mágoa desperta toda a dor do passado. E, de repente, o presente é inundado pelo passado. O passado distorce o presente e é projetado nele como uma imagem em uma tela de cinema, levando-nos a reviver (reencenar) essa dor.

Como forma de proteção, criamos as condições ou as histórias que estabelecem um viés de confirmação e uma profecia autorrealizável. Ao mesmo tempo, afastamos as pessoas e pedimos que se aproximem. A dor é sempre registrada como um dano e, por sua vez, ficamos furiosos, desanimados e reafirmamos que ninguém está disponível para nós.

Tente se libertar da identidade de vítima. Isso é muito mais fácil de dizer do que de fazer — principalmente porque desistir de um aspecto de nós mesmos pode ser doloroso e até, em certo ponto, parecer perigoso. Abandonar uma identidade de vítima significa abandonar o que sabe (e o que lhe foi transmitido) sobre ser validado, conectado e visto. Vá com calma e devagar até conseguir tolerar e experimentar ser visto em outros estados para além do sofrimento. Repare quando você se apega e se prende às circunstâncias que afirmam uma identidade de sofrimento.

Observação e prática

Sugestão de diário: observe seu hábito de sofrer. Deixe de lado as circunstâncias do motivo pelo qual está sofrendo e esteja presente com o sentimento e o mecanismo dele. O que o sofrimento lhe proporciona? Familiaridade? Um sentido de vida? Uma sensação de estar vivo?

Como o sofrimento tem sido uma forma de validação? Quem no seu passado o ouvia ou via com mais clareza quando havia algo de errado? O sofrimento veio com a recompensa de ser visto?

Observação: repare se você se torna competitivo com o sofrimento — comparando infelicidades ou elevando o nível das suas histórias para corresponder à dor dos outros.

Sugestão de diário: busque na sua memória e identifique os momentos em que foi legitimamente vitimado, em que não tinha qualquer proteção ou segurança contra o que lhe acontecia. Como é que essas experiências podem ser diferentes das recentes?

Pratique o perdão. O perdão é quando nos soltamos do que nos prende ao que aconteceu. Não se trata de dizer que o que aconteceu foi bom. Se estiver reciclando continuamente o passado no presente, lembre-se de que tudo o que não conseguimos perdoar vai gerar aceleração.

Imagine as luzes do passado se apagando e apenas a luz do momento presente brilhando. O que está acontecendo no momento presente? Tente discernir o passado do presente. Lembre-se e repita: "Aquilo foi antes, e isto é agora."

Práticas sugeridas: Trabalhar com roteiros de confirmação (página 290) e Desvendar as origens de um roteiro de confirmação (página 291).

Frases de autocura

Posso abraçar a minha mágoa e a minha dor e amar da forma que desejo ser abraçado e amado.

Se alguém não consegue estar disponível para mim, a pessoa está revelando a sua capacidade, e isso não é um reflexo do meu valor. Aquilo foi antes, e isto é agora.

O ESPECTADOR DRAMÁTICO: ELES SÃO MUITO DRAMÁTICOS E ME ESTRESSAM.

Na presença de alguém viciado em drama, o espectador dramático é puxado para o seu turbilhão e apega-se ao seu comportamento.

O espectador dramático pode demonstrar os seguintes comportamentos e padrões de pensamento:

- Sente-se atraído pelo que os outros estão dizendo ou fazendo, e acaba por se sentir disperso;
- Tem dificuldade em se concentrar em qualquer outra coisa na sua própria vida;
- É rodeado de pessoas que estão constantemente em crise;
- Abre mão das suas próprias necessidades em prol de outras pessoas;
- Desconecta-se dos seus sentimentos e fica preso nos sentimentos dos outros;
- Desliga-se e tem uma respiração superficial quando está perto de pessoas intensas;
- Coloca lenha na fogueira nas histórias de outras pessoas;
- Tem o coração preso a outras pessoas e outras coisas;
- Sente-se exausto e tenso após interagir com pessoas intensas.

Perguntas para ajudar

Estas perguntas podem interromper o padrão, aumentar a autoconscientização e ajudar na cura:

- O que você está oferecendo a si mesmo nos momentos intensos das outras pessoas?

- Repare como reage nesses momentos: você junta-se a eles e contribui para a aceleração, envolvendo-se e enaltecendo o que eles estão falando ou fazendo?
- Sente que é possível desviar o seu foco dos outros e voltá-lo para si mesmo?

Um terapeuta pode sugerir...

Quando se está na presença de alguém viciado em drama, pode parecer como se essa pessoa o tivesse tirado do seu eixo. Torna-se difícil sentir-se conectado ao seu próprio corpo, sensações e sentimentos. A pessoa desregula o ambiente — nada é sólido ou tem um fundamento — e tudo parece fora de equilíbrio, incluindo você. A pergunta difícil é: por que e como isso aconteceu? É fácil colocar a culpa e o foco naqueles que são viciados em drama, e mais difícil ainda é assumir a responsabilidade. Quando somos arrastados para o turbilhão, isso reflete na perda do nosso poder de decisão. Quando nos damos conta disso, surgem outras questões difíceis: quando você abdicou do seu poder? Você está consciente, mesmo que seja difícil, de que tem uma escolha? É familiar para você ver o seu sentido de autonomia lhe ser retirado? Será esta, talvez, uma forma de evitar a si mesmo, ficando enredado no turbilhão de outra pessoa?

Pode ser difícil enfrentar a nossa própria dor e, por isso, vamos à procura de pessoas que acreditamos ou sentimos que estão mais devastadas do que nós, e investimos a nossa energia nelas. Damos apoio e, em troca, elas nos dão a dádiva de nos distrair do que está na nossa sombra.

Observação e prática

Quando perceber que está no turbilhão dos outros, seja gentil consigo. A prática consiste em recuperar sua própria concentração e presença. Quando se sentir puxado para o caos dos outros, repare na vontade de ir ao encontro dele. Aterre-se com as práticas a seguir. E, quando perder o controle ou largar a sua âncora e, mais uma vez, se juntar ao turbilhão do outro, perdoe-se, pois isso é um processo.

Práticas sugeridas: Meditação de aterramento (página 268), Meditação de ancoragem (página 268), Práticas de limites partes 1 e 2 (páginas 269 a 271).

Frases de autocura

Eu posso concentrar meu foco em mim.
Posso escolher a mim mesmo e a minha própria cura.
Os outros estão criando suas próprias tempestades e eu estou conectado à terra e ancorado em mim mesmo.
Eu me concedo permissão para não entrar na tempestade do outro.

O CATASTROFIZADOR: COISAS RUINS SÓ ACONTECEM COMIGO; AS COISAS SÃO RUINS NO MUNDO.

O catastrofizador está sempre preparado para o pior. É como se estivesse usando óculos com lentes que focam o negativo. Pode parecer mais seguro, ou até mesmo capaz de salvar a vida, perceber o mal antes que ele aconteça. Conhecer todos os resultados catastróficos faz com que essa pessoa se sinta preparada para sobreviver em uma crise.

O catastrofizador pode demonstrar os seguintes comportamentos e padrões de pensamento:

- Não se pode confiar na alegria. Ela não permanece — parece frágil demais, e o tombo da alegria é muito alto;
- Tende a fazer comentários exagerados, como "Minha vida inteira está desmoronando";
- Acredita que é mais fácil as coisas serem difíceis do que correr o risco de se desapontar;

- É incapaz de ver o que está dando certo;
- Está sempre preparado para o pior, para enxergar o pior, e para ver ou criar o pior antes que possa acontecer;
- Sente dificuldade em encontrar gratidão, em ver a dádiva nas coisas;
- Tem um ponto de vista limitado das situações ou das outras pessoas;
- É incapaz de ver e se lembrar do que é bom;
- Concentra-se no que está errado, em quem é mau e nas notícias ruins;
- Deseja secretamente que as coisas não corram como deseja; cria histórias ou fantasias de que a vida não é fácil ou não vai bem;
- Sente-se amaldiçoado;
- Tem uma sensação de segurança em "saber" o quão ruins as coisas estão;
- Contraria sempre qualquer reconhecimento do que está bom, voltando-se para o que está dando errado.

Perguntas para ajudar

Estas perguntas podem interromper o padrão, aumentar a autoconscientização e ajudar na cura:

- Você está seguro neste momento? Está suficientemente seguro?
- O que lhe permite saber que está suficientemente seguro (por exemplo, no seu corpo, ambiente, relações etc.)?
- O que, neste momento, está bom e dando certo para você?

Um terapeuta pode sugerir...

Se na infância ninguém se preocupou ou deu atenção às coisas boas, então essa criança, e o adulto que ela irá se tornar, não consegue se conectar com sentimentos e experiências positivas. Isso cria a crença de que, quando as coisas são ruins ou intensas, elas são vistas. Quando uma criança cresce em um ambiente caótico ou inconsistente, sente que algo de ruim pode acontecer a qualquer momento. Por esse motivo, a segurança e os sentimentos positivos nunca caminham juntos dentro dela. Pelo contrário, a segurança está associada ao fato de saber o que está ou dará errado. As pessoas viciadas em drama, por vezes, criam crises (o que está errado) para se sentirem "seguras".

Os sentimentos positivos e negativos não são bons nem ruins — eles simplesmente nos orientam a permanecer em uma situação ou a mudar e nos adaptarmos a ela. Os sentimentos positivos nos permitem saber que devemos manter o rumo e continuar fazendo o que estamos fazendo. Os sentimentos negativos nos permitem saber que algo precisa mudar — e cria-se, então, energia (ativação) para que essa mudança aconteça. Quando alguém está preso e só é capaz de reagir às emoções negativas, está em um ciclo constante de acúmulo de energia para a mudança. O resultado é que continua a mover-se, incapaz de se fixar no seu corpo ou mesmo no momento presente. Encontrar o que é ruim ou errado em uma situação, em si próprio ou no mundo valida um sentimento generalizado de desconforto — como se dissesse: "O que estou sentindo faz sentido, logo eu faço sentido." Os sentimentos mais negativos ganham mais atenção e são mais contagiosos, conduzindo assim a uma sensação de camaradagem e potencialmente de estar em sintonia com os outros.

Para os viciados em drama, seus sentidos podem ficar congelados em um estado de ansiedade devido a estresse e trauma generalizados, distorcendo sua visão do mundo. É como quando alguém leva uma picada de mosquito e só consegue concentrar-se na coceira; não vê nem sente os 99,99% da sua pele que não tem uma picada de mosquito. Com alguém que é viciado em drama, faço o convite frequentemente a reparar nos 99,99% que não são a picada do mosquito. Assim que começam a reparar ou mesmo a sentir a parte da pele que não está afetada, voltam logo a falar do que está ruim ou de outro problema que os tira do conforto. É uma forma de autossabotagem e de proteção contra a vulnerabilidade de baixar a guarda e simplesmente ficar bem.

Uma prática significativa que pode contrariar o fato de estar preso em percepções negativas é o que eu chamo de "marinar no que é bom". Isso envolve conectar-se com o bem dentro de si mesmo, seus relacionamentos e o ambiente que o cerca.

Observação e prática

Sugestão de diário: como estou orientado para a segurança? Perigo? Tranquilidade? Sofrimento? Calma? Absorver o bem não tem de acontecer de uma vez só, você pode absorver um pouco de cada vez — como pequenos goles de água. Lembre-se, não se trata apenas de uma mudança de mentalidade — você está transformando a forma como os seus sentidos estão orientados para o mundo.

Crie um álbum de recortes do bem:

- Comece escrevendo, desenhando ou criando uma colagem das coisas boas da sua vida. Se isso parecer muito amplo, basta se apegar a um aspecto da sua vida (como criar seus filhos ou trabalhar).
- Na mesma folha de papel, identifique alguns dos seus pontos fortes pessoais (como a bondade, a empatia, a paixão etc.).
- Escolha uma coisa da sua lista e concentre sua atenção nela durante o tempo que conseguir. Você pode imaginar-se segurando-a na mão ou deixar que ela seja recebida no seu corpo.

- Conecte-se com o sentimento/sensação do que é bom, como se pudesse inspirá-lo para dentro do pulmão.
- Permaneça com o sentimento bom, também conhecido como marinar no que é bom.
- Repare quando os seus pensamentos ou palavras se desviam para algo que o acelera para longe do bom. Talvez levante a mão no ar como reconhecimento de que está se afastando de marinar no que é bom, e depois volte a concentrar-se nele. Seja paciente se notar que é difícil mergulhar no que é bom ou permanecer nele durante muito tempo — é preciso tempo e prática.

Sugestão de diário: crie uma lista de segurança.

Crie uma lista de pessoas, lugares, cheiros, cores, objetos etc., que ajudem a cultivar uma sensação de segurança.

Práticas sugeridas: Prática de limites parte 1: Incorporar e estabelecer sua fronteira energética (página 269) e Explorar a segurança (página 277).

Frases de autocura

Estou suficientemente seguro para aceitar o que é bom.
Todas as emoções são temporárias, liberto-me da minha necessidade de perseguir sentimentos positivos ou negativos.
Consigo tolerar mais e mais, e sei que o que sinto é temporário.

O ACELERADOR INTERNO: ESTOU TÃO ESTRESSADO.

O acelerador interno se usa como uma distração de si mesmo. Essencialmente, cria mais estresse interno a partir do seu próprio estresse. As percepções negativas das sensações internas, doenças, pensamentos, sentimentos e condições externas acumulam-se para manter uma sensação de caos e crise constantes, e assim reagir a eles.

O acelerador interno pode demonstrar os seguintes comportamentos e padrões de pensamento:

- É incapaz de ficar confortável;
- Analisa tudo excessivamente (paralisia por análise);
- Vivencia hipocondria emocional e sensacionalista (fica ansioso com os sinais do corpo);
- Preocupação constante, como forma de evitar as coisas;
- É incapaz de reconhecer o progresso;
- Está constantemente com pressa;
- Chega atrasado de forma crônica;
- Deixa as coisas mal resolvidas;
- Usa táticas de fuga, como as redes sociais e o telefone;
- Compara-se com os outros;
- É incapaz de relaxar ou de desapegar das coisas;
- Concentra-se nos seus próprios problemas ou desafios;
- Fala sobre o quão estressado está;
- Pensa continuamente no futuro e no passado;
- Preocupa-se com a preocupação;
- Autocrítica; assim que algo se torna fácil, há um reflexo para começar a concentrar-se em todas as coisas ruins ou erradas sobre eles.

Perguntas para ajudar

Estas perguntas podem interromper o padrão, aumentar a autoconscientização e ajudar na cura:

- Se você está se sentindo estressado... isso está acontecendo neste momento ou em resposta ao passado ou ao futuro projetado?
- Quando foi a última vez que você se sentiu tranquilo e estável? Consegue descrever como é essa sensação?

⬥ Qual é a sua relação com o conforto? O que lhe traz conforto? O que acontece quando concentra sua atenção nesse conforto? Onde você o sente no seu corpo?

Um terapeuta pode sugerir...

Estar cronicamente estressado pode dar a sensação de que o mundo está desabando em cima de você. As pessoas viciadas em drama são sobrecarregadas pelos fatores de estresse que compõem suas vidas. Estar inundado de hormônios pode parecer um acúmulo de pressão interna — é como uma bomba-relógio.

É incrivelmente difícil para qualquer pessoa reconhecer ou ter a consciência da sua contribuição para a sobrecarga que está sentindo. As pessoas podem dizer coisas como: "Não, não sou eu; essas coisas estão acontecendo comigo; como é que eu posso ter criado todos estes fatores de estresse? Estão fora do meu controle!" Embora os fatores de estresse possam, de fato, estar fora do seu controle, a sensibilidade, as histórias criadas e repetidas, o hiperfoco nos fatores de estresse e a incapacidade de desapego contribuem para o estado de estresse. Ou seja, não são os fatores de estresse que criam sobrecarga; são as reações a eles que fazem isso. Estar constantemente estressado também significa uma incapacidade de tolerar a acomodação ou o conforto.

Quando uma pessoa viciada em drama começa a se acomodar ou a relaxar, acaba por se distrair com a dor/desconforto, autocrítica, dissociação ou histórias sobre outras pessoas. É como se houvesse um reflexo de aceleração que é ativado quando uma pessoa atinge o limiar de conforto do seu sistema nervoso. Refiro-me a isso como "atingir a prateleira da acomodação". Quando alguém com um vício em drama se aproxima dessa prateleira, o seu alarme interno sinaliza o perigo e a aceleração se inicia. Se perceber que isso está acontecendo com você, pode ser útil mobilizar a energia de "alarme", por meio do movimento, empurrando uma parede, batendo os pés no chão — qualquer ação que possa liberar a energia que se movimentou quando você começou a relaxar. Depois, deixe a sua atenção se voltar para o que foi liberado (relaxado) e para onde existe conforto. Veja se consegue ficar mais alguns segundos sentindo conforto ou alívio.

A acomodação aproxima as pessoas das emoções que estão por trás do estresse. Para as pessoas viciadas em drama, isso provoca uma reação de aceleração, que é a sua forma de suprimir e evitar as emoções subjacentes. A consequência dessa supressão, associada a um hiperfoco nos fatores de estresse, produz ansiedade. Quando trabalho com alguém com um vício em drama que está expressando um nível de ansiedade elevado, utilizo frequentemente esta perspectiva: "A ansiedade é o toque do telefone do seu corpo, pedindo-lhe que atenda para se conectar ao que está aqui... Consegue deixar de se concentrar no toque, atender o telefone e ouvir?" Essencialmente, estou sugerindo a esses indivíduos que os sinais do seu corpo não significam necessariamente ameaça ou sobrecarga — podem ser emoções que simplesmente precisam ser reconhecidas, sentidas e metabolizadas.

Pensar ou dizer "estou estressado" ou concentrar-se em todas as coisas que podem deixá-lo estressado é uma forma de aceleração. Quando reconhecer que isso está ocorrendo, dê-lhe um nome, não se envergonhe. Diga a si mesmo que algo o tirou do momento presente e que não faz mal encontrar o caminho de volta para o aqui e agora do seu corpo e sentimentos.

Em algum momento, o objetivo será libertar lentamente a identidade que se formou em torno do estresse e do hábito de sofrer.

Observação e prática

Os três objetivos principais são:

1. Desenvolver mais capacidade de estar aqui e agora (presença).
2. Criar mais espaço em relação aos fatores de estresse compostos e ao apego de acumulá-los.
3. Construir mais tolerância para o conforto.

Práticas sugeridas: Estar confortável (página 278), Criar espaço para fugir dos fatores de estresse (página 279), e Espreguiçar-se (página 280).

Frases de autocura
Não há problema em sentir tranquilidade e conforto.
Vou encontrar a mim mesmo, um passo de cada vez: devagar e sempre se vence a corrida.

O NARRADOR DRAMÁTICO: E ENTÃO ELE DISSE, E ELA DISSE... VOCÊ ACREDITA...

O narrador dramático faz um inventário da vida de outras pessoas e partilha suas histórias. Utiliza a narração de histórias e a dramatização para acelerar o ambiente e entrar em sintonia com as outras pessoas. Isso é feito como um meio de evitar sensações internas e sentimentos.

O narrador dramático pode demonstrar os seguintes comportamentos e padrões de pensamento:

- Faz fofoca;
- Usa linguagem exagerada;
- Emprega ações que não são por puro instinto e resposta; são para chamar atenção e para moldar a forma como as outras pessoas o veem;
- Enfeita histórias para fins de entretenimento ou para ver a reação dos outros;
- Compartilha histórias para validar seus comportamentos ou grandes sentimentos;
- Fica obcecado pelos assuntos dos outros;
- Fala mal de outras pessoas;
- Reconta e remodela histórias para aumentar e ostentar sua sensação de poder;

- Hiperfoco em fazer coisas/ter experiências para compartilhar uma história sobre isso mais tarde ou publicar uma foto nas redes sociais;
- É juiz, júri e carrasco de todo mundo;
- Analisa excessivamente ou persegue o "porquê" do comportamento das pessoas;
- Relata aos outros o que viu nas redes sociais.

Perguntas para ajudar

Estas perguntas podem interromper o padrão, aumentar a autoconscientização e ajudar na cura:

- Quando o foco está nas outras pessoas, como ele é retirado de você?
- Em que você não consegue prestar atenção quando se concentra na vida das outras pessoas?
- Repare se, quando está falando muito sobre outras pessoas, onde está você em relação a esta história?
- Repare, quando descreve os defeitos e ações das outras pessoas, o que isso está fazendo por você? E para você?
- Como você se sente superior ou inferior ao repetir uma história?
- Ao descrever as pessoas da história sob determinada perspectiva, como isso contribui para a emoção, entretenimento ou intensidade da história? Você sente que precisa disso para atrair as pessoas para a história e para obter atenção?

Um terapeuta pode sugerir...

Quando uma pessoa viciada em drama fala sobre os outros sem se identificar, usando uma perspectiva na primeira pessoa e assumindo os seus sentimentos, essa é uma forma de evitar a ligação consigo mesma ou de permitir que os outros a vejam de verdade.

É também o reflexo de uma incapacidade de se sentir sólida e de estar vulnerável, aberta à conexão com os outros. A falta de um senso de identidade sólido é substituída por autocrítica.

A autocrítica está quase sempre no banco do motorista, dizendo: "Eu não sou suficiente para ser interessante ou desejado — mas outras pessoas e histórias são." A vantagem de ser um narrador dramático é que ele capta a atenção das outras pessoas e anula a dor de ter de ouvir a crítica.

A cura ocorre quando essa pessoa consegue deixar de contar histórias e passa a expressar seus sentimentos, suas necessidades e seu "eu" autêntico.

Observação e prática

Da próxima vez que você se vir em uma conversa em que alguém está fazendo fofoca ou narrando de um jeito dramático, observe:

- Como você se sente?
- Como quer se envolver?
- Isso o atrai ou prende a sua atenção?
- Você acredita na pessoa?
- Você se sente seguro na presença da pessoa?
- Que pensamentos isso suscita sobre você?

Da próxima vez que você se pegar em uma conversa fazendo fofoca ou narrando algo de um jeito dramático, observe:

- Como eu me sinto?
- Essa história parece verdadeira?
- Sinto que posso parar?
- O que quero ou preciso ao compartilhar isso?

Práticas sugeridas: Escolher seu estilo de narração (página 241) e Prática de narrativa reflexiva (página 293).

Frases de autocura

Já não preciso me esconder nas histórias e na vida de outras pessoas. Rebaixar as outras pessoas não faz com que eu me sinta melhor. A minha história e a verdade serão aceitas e recebidas.

O MÁRTIR: EU NÃO POSSO IR EMBORA, SOU TUDO O QUE ELES TÊM — VÃO FICAR ARRASADOS.

Ser permissivo com o outro é uma forma de obter controle e estabilidade.

O mártir pode demonstrar os seguintes comportamentos e padrões de pensamento:

- Sente-se importante em ser o salvador;
- Faz o papel de árbitro no caos das outras pessoas;
- Necessita controlar a situação;
- Mantém a estabilidade por intermédio do envolvimento no drama das outras pessoas;
- Faz coisas para poder compartilhar o que fez;
- Confunde compaixão com pena;
- Anda por aí tentando apagar o fogo que as outras pessoas acenderam;
- Sente que o mundo está fora de controle e que só ele pode fazer algo a respeito;
- Precisa ser reconhecido por ser generoso com seus cuidados, tempo e consigo mesmo;
- Cria condições e cenários em que ele é necessário — geralmente manipulados;
- Torna-se valioso para as pessoas necessitadas, o que o mantém no controle de quando as pessoas podem ou não deixá-lo;
- Oferece ajuda e depois ressente-se com quem a aceita;

- Espera que os outros desmantelem a relação para poder sair dela;
- É incapaz de controlar sua própria experiência, e por isso tenta controlar a de outra pessoa;
- Resolve as consequências da catarse alheia;
- Dá condições para a intensidade de outras pessoas.

Perguntas para ajudar

Estas perguntas podem interromper o padrão, aumentar a autoconscientização e ajudar na cura:

- Quem você seria se não fosse necessário para alguém?
- Quando está satisfazendo as necessidades dos outros, quem está cuidando das suas?
- O que você acha que ganha em ser inestimável para os outros nos seus momentos de dor, caos e estresse?
- Como você está contribuindo para o caos e o vício em drama dos outros?
- É possível sentir que as pessoas querem estar com você, mesmo que você não seja necessário no momento de angústia delas?

Um terapeuta pode sugerir...

Esse arquétipo de vício em drama é normalmente criado quando alguém teve de ser a pessoa intermédia entre a ordem e o caos nas suas relações passadas. Por baixo da fachada de uma boa pessoa, existe uma profunda ansiedade, medo e necessidade de controle. Tornar-se necessário e desejado é uma forma de exercer esse controle. Muitas vezes, a pessoa sente que suas próprias necessidades não importam; que só tem valor se estiver ajudando alguém, tornando-se, assim, indispensável para a pessoa com dificuldades. Busca valor, poder, validação e um senso de identidade através do que é para as outras pessoas, em vez de um senso de identidade intrínseco.

Isso é algo a que se deve estar atento em pessoas que escolheram ou foram naturalmente atraídas para profissões que consertam, atendem e curam os outros. Muitas vezes as atitudes assumidas pelas pessoas em resposta ao seu profundo desejo de pertencimento custam diretamente a manutenção dos seus limites.

Curar o vício em drama reduzirá a exaustão e o esgotamento e tornará o trabalho terapêutico verdadeiramente centrado no processo do cliente, em oposição a um meio de se distrair da própria vida ou de obter um pouco de drama.

Observação e prática

Sugestões para o diário:

- Quais são as coisas sobre as quais eu tenho controle na minha vida?
- Quais são as coisas sobre as quais não tenho controle na minha vida?
- Quando estou cuidando da vida dos outros, o que não está sendo cuidado na minha vida?
- Quando não estou tentando controlar ou resolver outras situações, o que em mim não está curado/suprido?

Práticas sugeridas: Limites e poder de decisão com o seu espaço pessoal (página 271) e Controlar o caos (página 272).

Frases de autocura

Sou capaz de me manter firme enquanto permito que o caos e a crise aconteçam à minha volta.
As outras pessoas são capazes de lidar com suas próprias vidas.
Eu sou mais do que ofereço em um relacionamento.

O ÁVIDO POR APEGO: POR QUE NÃO CONSIGO SIMPLESMENTE ENCONTRAR UM BOM HOMEM/MULHER/PARCEIRO(A)?

O que está ávido por apego está constantemente no ciclo de "não encontrar a pessoa certa". Pode sentir-se atraído pela pessoa errada (como o "garoto problema" ou alguém que não é estável, consistente ou seguro). Encontram-se em um ciclo eterno da mesma experiência nos relacionamentos, sem aprender, crescer ou mudar.

O ávido por apego pode demonstrar os seguintes comportamentos e padrões de pensamento:

- Distancia-se e dissocia-se quando há intimidade ou conexão;
- Grande amor = grandes brigas;
- Não se interessa pelo "cara legal";
- Repete os mesmos padrões com parceiros diferentes;
- É incapaz de confiar ou trocar intimidade;
- Começa brigas só para sentir alguma conexão;
- Aumenta a ferida de relacionamentos anteriores;
- Confunde um sinal de alerta com excitação, e excitação com paixão/conexão;
- Sente mais "amor" pelo seu parceiro durante ou depois de uma briga;
- Usa o trauma como agente de laços ou cola do relacionamento;
- Concentra-se no que está errado no relacionamento e na outra pessoa, em oposição ao que está certo;
- Um parceiro estável fará com que se sinta dessintonizado, entediado, como se houvesse sempre algo melhor.

Perguntas para ajudar

Estas perguntas podem interromper o padrão, aumentar a autoconscietização e ajudar na cura:

- Você conhece os seus sinais de alerta? O que faz quando os vê? Como tenta ignorá-los quando estão surgindo?
- Qual é o padrão que você vê continuamente surgir em cada tentativa de relacionamento ou relacionamento de fato?
- Como imagina que seu papel aqui é visto?
- Como era a sua relação com seus pais?
- Como era o amor e a conexão quando você era criança?
- Como cada pessoa na sua família definiria o amor? Quais eram as ferramentas que usavam para alcançá-lo e mantê-lo?

Um terapeuta pode sugerir...

As pessoas viciadas em drama geralmente representam as suas primeiras feridas de vínculo nas relações. Procuram grandes emoções e experimentam grandes desilusões. As brigas, a desconfiança e o afastamento da intimidade são temas recorrentes.

É frequente haver uma mentalidade de vítima em relação ao amor e à intimidade, sem que haja vontade de ver como estamos contribuindo para o padrão que está se formando. A intensidade é, muitas vezes, confundida com atração e conexão.

Se crescemos com cuidadores que demonstravam atenção principalmente quando as coisas estavam agitadas, ruins ou intensas, é provável que tenhamos começado a adaptar isso como nossa linguagem do amor. Nossa linguagem do amor é a forma como expressamos o amor e também a forma como podemos recebê-lo. Isso pode se manifestar em começar brigas sem uma razão aparente, sentir proximidade quando a outra pessoa está se afastando, ou acelerar junto em vez de regular junto com seu parceiro, e assim por diante.

Uma parte substancial da cura do vício em drama tem a ver com restabelecer uma conexão segura. Isso inclui uma conexão consigo e com os outros. Muitas vezes, envolve encontrar pessoas na vida que o vejam e o amem incondicionalmente e, lentamente, permitir-se ser visto e estar conectado.

Observação e prática

Sugestão de diário: faça uma lista de coisas não negociáveis em uma relação, para que possa observar melhor o padrão e satisfazer as suas próprias necessidades, em vez de reproduzi-las por meio de uma experiência repetitiva.

Sugestão de diário: faça uma lista de todas as necessidades que não foram satisfeitas quando você era criança. Agora, faça uma lista de todas as necessidades que não foram satisfeitas em relações anteriores. Depois, analise cada uma dessas necessidades e identifique como você pode oferecê-las a si mesmo, ou como pode permitir que os outros ofereçam-nas a você.

Contemplação: observe a sua própria ansiedade em relação às fases de aprofundamento da intimidade. Como você pode cuidar de si mesmo em cada fase sem se desconectar da outra pessoa?

Práticas sugeridas: Meditação do abraço (página 274) e Deixar-se sentir e ser sentido (página 276).

Frases de autocura

Estou me tornando a pessoa que realmente procuro.
É seguro ser vulnerável.
Estou recuperando a intimidade ao me permitir ser visto e reconhecido.

O CONTADOR DE HISTÓRIAS: NÃO, DEIXA EU TE CONTAR O QUE REALMENTE ACONTECEU.

O contador de histórias cria histórias em sua mente, preenche os espaços em branco criando cenários imaginativos e projeta-os na realidade como se fossem a verdade. Mesmo que o cenário seja inventado, a resposta fisiológica é real.

O contador de histórias pode demonstrar os seguintes comportamentos e padrões de pensamento:

- Tudo está acontecendo internamente na imaginação, e depois respondido externamente;
- Sobrepõe o passado ao presente sem conseguir acessar uma nova realidade;
- Encontra provas/inventa provas para sustentar seu ponto de vista;
- Tem uma imaginação fértil, em que repetidamente representa cada parte de uma história;
- Duvida e desconfia permanentemente dos outros como forma de proteção;
- Usa generalizações excessivas ou globaliza um sentimento ou crença (como sentir-se triste no momento e depois dizer que está sempre triste, ou que alguém faz sempre alguma coisa etc.);
- Diagnostica alguém com alguma perturbação psicológica e depois cria histórias que se encaixem nesse diagnóstico;
- É incapaz de decifrar o que de fato aconteceu *versus* o que acredita ter acontecido;
- Tem um conflito entre realidades (a sua realidade sempre vencerá);
- Desejo de pré-viver/pré-sentir o conflito e o confronto na sua mente primeiro;
- Diz frases clichês, como "Como você pode fazer isso?", "Como você se atreve?", "Acredita que ele/ela...?";
- Tem crenças e percepções rígidas e inflexíveis;
- Imagina-se interpretando as histórias que, de fato, permitem satisfazer as suas necessidades;
- A vida não tem nada de novo, misterioso ou maravilhoso para ele, porque vive tudo dentro da própria cabeça;

- Tem uma vida emocional plena apenas na relação imaginada com outros;
- É incapaz de se relacionar com outra pessoa na vida real, porque se relaciona com a versão imaginada dessa pessoa na sua mente. Muitas vezes espera que a pessoa esteja atualizada com a conversa que estava acontecendo apenas na sua cabeça. Isso cria ainda mais distância na relação;
- Imagina uma tragédia ou seu próprio funeral e representa o que pensa/espera que as pessoas digam sobre isso.

Perguntas para ajudar

Estas perguntas podem interromper o padrão, aumentar a autoconscientização e ajudar na cura:

- Se puser a história de lado, o que está detectando e sentindo neste momento? Do que você precisa?
- O que você espera como resultado desta história imaginada? Você pode proporcionar esse resultado para si mesmo?
- Qual era o sentimento antes de você entrar na imaginação ativa que não conseguia tolerar? Qual foi o sentimento imediatamente anterior à imaginação ativa que você sentiu que precisava abandonar?

Um terapeuta pode sugerir...

Muitas vezes, a pessoa imagina um cenário ou uma razão pela qual algo está acontecendo, e depois cria e representa essa cena em sua mente. O corpo não consegue distinguir entre a realidade e a imaginação ativa, o que cria confusão e maior desconexão da realidade. Por exemplo, meu cliente Recce compartilhou recentemente que, enquanto se preparava para um jantar, o namorado lhe enviou uma mensagem dizendo que precisava dormir um pouco.

Recce saltou imediatamente para a história de que seu parceiro estava dizendo que não ia ajudar e — pior ainda — que ia chegar atrasado no jantar. Sentiu-se completamente abandonado e, consequentemente, fechou-se. Começou a ruminar sobre o fato de o seu companheiro não ser a pessoa certa para ele e que este era um exemplo perfeito de como nunca poderia comparecer verdadeiramente. Estava zangado consigo por ter escolhido o parceiro e furioso e ressentido com o parceiro por tê-lo abandonado. Embora o seu companheiro tivesse enviado várias mensagens de texto dizendo que, apesar de querer dormir, estava a caminho, Recce não conseguia aceitá-las. Recce se viu preso na sua história, como se seu corpo estivesse congelado no tempo com aquela falsa verdade. Não havia nada que Recce ou qualquer outra pessoa pudesse fazer para tirá-lo dali.

A simples expressão de como está se sentindo e das suas verdadeiras necessidades é tão difícil de comunicar que o único lugar seguro para isso acontecer é na sua imaginação ativa. Como nunca expressam esses sentimentos na vida real, começam a surgir sentimentos de ressentimento em relação aos outros. Isso também resulta na criação de fantasias internas, por intermédio das quais podem representar a vitimização, a vingança e o abandono.

As histórias que criamos para nos acelerarmos são escudos para proteger o nosso coração. Nada pode entrar ou sair, e a pessoa viciada em drama fica isolada da realidade e aprisionada na sua imaginação. Temos de estar dispostos a renunciar à nossa imaginação e a curar o passado para ir ao encontro do que está realmente acontecendo no presente.

Observação e prática

Sugestão de diário: quando se encontrar em uma experiência desagradável, volte atrás e identifique a história que contou a si próprio sobre o que estava acontecendo ou ia acontecer antes da experiência desagradável. Repare na diferença entre a sua história interior e a experiência real.

Práticas sugeridas: Prática de narrativa reflexiva (página 293), Parar de criar histórias do passado (página 294), Parar de criar histórias de um futuro imaginado (página 295), e Afastar-se das histórias (página 294).

Frases de autocura

Quando me concentro nos meus sentimentos e necessidades e aceito que nem sempre eles podem ser satisfeitos, consigo ficar comigo e não com as minhas histórias.

A vida tem mais para mim no futuro do que eu posso imaginar.

Posso confiar no que está se formando neste processo.

≡ CAPÍTULO 13

Um pássaro na tempestade: Como prosperar em uma relação com alguém viciado em drama

Como discutido nos capítulos anteriores, há muitas reações comuns em um encontro com alguém viciado em drama. Elas podem incluir sentir-se frustrado, exausto, desorientado, sem chão e até mesmo animado.

O envolvimento com pessoas viciadas em drama exige muitos recursos internos e externos, e certamente demandará uma atenção extra aos seus próprios cuidados. Autocuidado significa atender às necessidades físicas, psicológicas e emocionais para preservar a sua saúde e prosperar. Aqui está uma série de práticas para otimizar o seu autocuidado ao lado de pessoas viciadas em drama.

IDENTIFICAR SEM JULGAR

Talvez, antes de ler este livro, você tenha tido encontros com alguém que era viciado em drama, mas não compreendia o que estava acontecendo ou não tinha um termo para descrever a experiência. Simplesmente ser capaz de identificar o que está ocorrendo — como, por exemplo, "Eu reconheço isso como vício em drama" — pode liberar uma quantidade significativa de tensão e ansiedade.

No entanto, quando o termo "viciado em drama" se torna um rótulo depreciativo, pode significar que você esteja tendo alguns outros sentimentos quanto ao encontro que precisam ser reconhecidos e apoiados. Dar atenção a esses sentimentos é uma parte importante do seu autocuidado.

Além disso, quando consegue identificar a situação e os padrões comuns dessa pessoa, isso pode fortalecê-lo, contextualizando a sua experiência, ajudando-o a orientar-se para o que está ocorrendo e por quê, e a ter mais consciência do que precisa para si mesmo na situação. Compreender e "rotular" sem julgar é um sinal de que você está se apoiando com mais clareza, e não está retendo qualquer emoção não processada do encontro.

COMPREENSÃO EMPÁTICA E RECUO

Espero que, ao longo deste livro, você tenha percebido que, por mais que tente ou deseje que uma pessoa viciada em drama mude o seu comportamento e faça melhores escolhas, não é assim tão fácil. Isso pode provocar a sua própria frustração, decepção, exaustão e até, possivelmente, uma sensação de fracasso. Se você se ouvir dizendo coisas como "Se eles soubessem o que estão fazendo" ou "Se forem confrontados, eles vão parar", volte a sua atenção para si mesmo. Dê um abraço em você, permitindo-se saber que o mais importante é a sua saúde e bem-estar. Você não é responsável por curar alguém que tem um vício em drama: a cura está nas mãos da pessoa.

Uma prática que eu recomendaria é chamada de reenquadramento. Significa mudar a sua orientação para o comportamento, para ajudar a mudar e suavizar sua resposta. Quando você perceber que alguém está se envolvendo no ciclo dramático, ofereça a si mesmo frases que lhe permitam recuar e ganhar espaço, como:

- Eles estão novamente sendo puxados para o desejo de drama.
- Eu vejo que eles estão acelerando.

- Algo muito doloroso dentro deles está tentando ser evitado neste momento.
- O que eles estão realmente procurando está fora da sua consciência.
- Esta é a única maneira que eles sabem se conectar no momento.
- Esta é a melhor maneira que conseguem lidar com o trauma neste momento.
- Eles precisam ser tão grandes e intensos porque estão pedindo para serem vistos.
- É assim que eles se lembram de que estão vivos.
- Pode ser realmente assustador para eles serem vistos.
- Isto é um reflexo do seu sentimento de falta de importância.
- Fazer fofocas e contar notícias ruins é a forma de se sentirem importantes e necessários.
- Se pudessem parar, eles o fariam.

Esse "reenquadramento" não é dar desculpas; é para ajudá-lo a evitar ser arrastado para o drama e, em vez disso, ser uma testemunha compassiva. Muitas vezes, quando conseguimos mostrar bondade aos outros dessa forma, podemos amaciar a nossa própria armadura e encontrar compaixão por nós próprios nessa situação.

ESCLARECER OS SEUS LIMITES

Muitas pessoas sentem que têm de endurecer e ficar "blindadas" em relação a alguém viciado em drama. O desafio é que, quando aqueles de quem gostamos sentem que alguém está se blindando, interpretam isso como uma forma de abandono. Talvez possamos redefinir os limites criando o espaço certo que nos permite cuidar de nós mesmos e, ao mesmo tempo, manter uma relação com a pessoa. Embora, por vezes, isso possa significar não falar ou estar na sua presença durante algum tempo, há também formas de criar espaço e segurança enquanto se está próximo.

Verifique o espaço. Quando estiver perto de alguém viciado em drama, preste atenção ao espaço que existe entre vocês. Imagine esse espaço como um amortecedor entre os dois e use-o como um apoio para manter os limites.

Estabeleça um horário. Defina o tempo que tem disponível para eles. Pode dizer coisas como: "Você é importante para mim, e tenho dez minutos antes da minha próxima reunião." Ou: "Lamento que esteja sofrendo e posso estar presente durante quinze minutos agora mesmo."

Esclareça o que pode ouvir. Esclareça o que está disposto a ouvir e o que não está disposto a ouvir, como por exemplo:
- "Estou passando por um momento difícil e não consigo ter espaço para isso agora."
- "Estou disponível para ouvir como está se sentindo neste momento e dar o apoio de que precisa. Não tenho espaço para ouvir os detalhes da história."
- "Posso estar presente para ouvir o que aconteceu, mas não tenho capacidade para ouvir nenhuma culpa sobre a razão pela qual aconteceu."
- "Agora não é uma boa hora; como está a sua disponibilidade mais tarde?"

Seja breve. Faça reflexões curtas, como por exemplo: *Me desculpe. Estou ouvindo você. Isso parece difícil. Não consigo imaginar. Que pena.* Evite fazer perguntas sobre as histórias.

Uma coisa de cada vez. Deixe claro que só pode tratar de um assunto de cada vez. "Entendo que há muito para dizer, e a melhor maneira que consigo ouvir é um tópico de cada vez."

Não se permita ficar encurralado. Não fique confinado em um espaço pequeno. Se possível, encontre lugares espaçosos para conversar. Pode dizer: "Estou disposto a ouvir, mas preciso fazer isso enquanto caminho pela natureza."

Faça uma pausa. Você pode pedir pausas na conversa. "Há muita coisa a ser compartilhada; só preciso de uma pausa para refletir e até pensar melhor."

Oriente a conversa para o agora. Se sentir que está sendo puxado para o passado da pessoa, oriente a conversa para o momento presente, reparando nas cores e nos objetos à sua volta. Pode dizer: "Há muito do passado sendo compartilhado; preciso de um momento para me concentrar no momento presente", ou perguntar: "Você está se sentindo seguro neste momento?"

Pergunte o que é necessário. Convide a pessoa a uma resolução, como "O que você sente que precisa?" ou "O que você precisa para encontrar uma solução?".

UM PONTO DE APOIO NO MEIO DE UM TURBILHÃO

Uma das experiências mais difíceis e predominantes na presença de alguém em um ciclo ativo de drama é o turbilhão que se cria. Sem aviso, de repente pode parecer que a sala está girando e que há menos ar para respirar; você pode ficar desorientado, confuso, sem chão e desconectado de si mesmo. De repente, pode sentir-se como se estivesse em uma montanha-russa na qual não escolheu entrar. Por mais claros que sejam os seus limites, às vezes a força do turbilhão pode tirá-lo do eixo com um impacto dramático. Seguem algumas sugestões para servir de apoio durante um turbilhão.

Identifique-o

Quando reconhecer que está sendo puxado para o turbilhão de alguém, dê-lhe um nome. Diga a si próprio: "Este é o turbilhão dele", e depois lembre-se de por que isso está acontecendo e quais opções você tem:

- "Essa pessoa está tentando chamar a minha atenção como forma de sentir uma conexão. Eu posso dizer *não* para essa forma de conexão."
- "Esta é a única maneira que o trauma não processado dela pode se manifestar neste momento. Como o trauma está sendo depositado em mim e no ambiente, não serei capaz de lhe dar sentido e não vou tentar."
- "Esta situação tornou-se o palco da sua dor. Eu posso escolher não fazer parte desta reencenação."

Mantenha-se presente e venha para o aqui e agora

Quando se está preso em um turbilhão dramático, pode ser difícil orientar-se para o que está acontecendo no momento; pode parecer um sentido distorcido de tempo e espaço. Oriente-se para o presente fazendo o seguinte:

- Respire dez vezes lenta e profundamente e sinta o calor da respiração à medida que ela entra e sai do seu nariz. Concentre-se apenas na sua respiração. Lembre-se de que o que está realmente acontecendo neste momento presente é a sua respiração, à medida que entra e sai.
- Acumule um pouco de saliva na boca e perceba como ela se move através da sua boca e da sua garganta.
- Desbloqueie os seus olhos, olhando ao redor do espaço, observando e nomeando algumas das cores que estão ali.
- Escute e nomeie cinco coisas que você pode ouvir.

Encontre um ponto de apoio

Muitas vezes, aqueles que estavam em um turbilhão de drama relatam sentir-se puxados para um caos onde se torna difícil encontrar a sua própria estabilidade física e emocional. O foco principal é recuperar o seu senso de âncora e recalibrar a partir desse senso de estabilidade.

- Coloque seus pés no chão. Empurre-os para baixo e perceba o chão debaixo de si, apoiando o seu corpo.
- Coloque as mãos no chão ou em uma superfície de apoio. Sinta a ativação dos seus músculos enquanto pressiona para baixo.
- Pressione as costas e a pélvis contra uma parede ou cadeira. Observe o apoio atrás de si, apoiando o seu corpo.
- Coloque as mãos em cima da cabeça, sentindo a compressão suave e a sensação de gravidade a fluir para baixo através da cabeça, coluna, pernas e pés.
- Reexamine a situação a partir de um sentimento de estar mais ancorado e aterrado.

Volte a si mesmo

Depois de ter se ancorado, concentre-se em trazer a sua atenção de volta para você. Muitas vezes, as pessoas que se encontram nessa situação sentem que o turbilhão as está distanciando delas mesmas, tal como as pessoas sentem que se perderam em um emprego ou em uma relação. Eis o que fazer:

1. Recupere a sua atenção e retome o foco para você.
2. Volte a sua atenção para o que está sentindo.
3. Depois, concentre-se no que precisa e em como conseguir.

Mantenha-se concentrado no que é real

Ser puxado para um turbilhão pode fazer parecer que a realidade, tal como a conhecemos, está fora de controle. O que você sabia que estava em cima está em baixo, e o que era correto e verdadeiro está agora distorcido e pouco claro. Por ora:

- Evite chegar a qualquer nova conclusão ou compreensão de si mesmo ou do mundo neste estado.

- Concentre-se no que você sabe que é verdade, coisas simples como a Terra é redonda, as maçãs vêm das árvores, a grama é verde e o céu é azul.
- Atenha-se aos fatos que são absolutos e não abertos à interpretação.

COLOQUE TUDO PARA FORA

Lembre-se de que toda a ativação que circula pela pessoa viciada em drama é contagiosa. E, se você passou algum tempo com alguém que está na fase ativa do vício, você terá alguma parcela de drama passivo dentro de si. É importante que se conecte com essa ativação em si mesmo e a mobilize. Pode sacudir um pouco o corpo, fazer exercício físico ou ioga, qualquer atividade que lhe permita descarregar essa energia.

Uma prática simples consiste em reparar em que parte do seu corpo se encontra essa ativação ou carga residual. Toque nela para trazer à superfície, ou imagine que a está espalhando para que fique mais dispersa pelo seu corpo. Depois, mobilize essa ativação por meio de qualquer um dos métodos sugeridos anteriormente.

Identifique o que o restaura e recupera

Muitas vezes, as pessoas que interagem com aqueles que são viciados em drama relatam sentir um resíduo de drama e exaustão. Aqui estão algumas sugestões para servir de apoio nesses momentos:

As atividades podem incluir estar na natureza, ouvir música, fazer algum exercício ou movimento, comer algo nutritivo ou fazer algo criativo. Faça uma lista e consulte-a depois de uma interação, e certifique-se de que terá tempo para se reabastecer. Não foi uma escolha consciente ter despendido tanto da sua energia (tal como não foi uma escolha consciente para a pessoa com o vício do drama esgotar a sua energia), por isso seja gentil com a razão pela qual isso aconteceu e concentre-se em cuidar de si mesmo.

Faça rituais de limpeza

Planeje um ritual que ajude a remover os resíduos da interação ou da exposição a um turbilhão de drama. Eles podem incluir o seguinte:

- Lavar as mãos: você pode literalmente lavar as mãos ou apenas imaginar que está fazendo isso. Enquanto lava as mãos, visualize todos os resíduos sendo lavados.
- Tomar um banho: semelhante à lavagem das mãos, às vezes você pode sentir que precisa ser imerso em água corrente como uma maneira de limpar-se de qualquer emaranhado ou resíduo da interação.
- Tome distância: você pode se sentir "preso" a essa pessoa ou ao que ela estava dizendo ou a como estava se comportando. Dê um pouco de distância para obter uma visão mais ampla e veja quanto espaço existe agora entre você e a pessoa. Tente imaginar uma rajada de ar fresco movendo-se no espaço entre você e a pessoa.
- Fazer uma afirmação: repetir uma afirmação de limpeza pode ser útil, como, por exemplo: "O que é meu é meu e o que é seu é seu." Experimente essa afirmação enquanto coloca uma das mãos no peito e a outra mão à sua frente com a palma virada para fora. Pode imaginar que a mão virada para fora está devolvendo qualquer resíduo que você pegou da outra pessoa.
- Queimar sálvia: a queima de sálvia seca, conhecida como defumação, é um ritual de purificação que emerge das tradições indígenas e que ajuda a limpar o espaço e a alterar a composição do ar. Enquanto move a sálvia queimando ao redor do seu corpo, imagine qualquer energia ou ativação que não seja sua saindo e afastando-se junto com a fumaça.
- Nomear a sua experiência: pode ser útil simplesmente reconhecer ou partilhar que foi uma experiência difícil

ou pesada estar com a pessoa enquanto ela estava em um ciclo de drama.
- Luz purificadora: você pode imaginar uma poderosa luz purificadora passando por você. À medida que a luz se move completamente através do seu corpo, permita que todas as energias ou sentimentos que absorveu do seu encontro saiam.
- Cortar os cordões: desenhe um símbolo do infinito em uma folha de papel. Coloque o seu nome em um círculo e o da pessoa no outro. Depois, pegue uma tesoura e corte o "cordão" de ligação entre os círculos.
- Esfregar o corpo: esfregue todo o seu corpo, da cabeça aos pés, com as mãos, para limpar as energias que carrega consigo.

TERMINANDO COM UMA PESSOA VICIADA EM DRAMA

Embora as ferramentas mencionadas até agora lhe permitam estar mais presente e reforçar os seus limites em relação a alguém viciado em drama, a verdade é que, em alguns momentos, isso não é suficiente para manter ou sustentar a relação. Algumas vezes, você terá simplesmente que se afastar e terminar a relação (por ora) com um(a) namorado(a), amigo(a) ou familiar em nome da sua autopreservação. Embora os termos "terminar", "afastar-se de alguém" ou "sair da relação" sejam frequentemente utilizados, a realidade é que você está fazendo a escolha consciente de devolver a sua energia e atenção a si mesmo. Está se afastando dos comportamentos do vício e, neste momento, isso também significa afastar-se da pessoa que o possui.

Existem várias fases nesse processo de abandonar a relação e voltar para si mesmo.

1. **Reconhecer que é necessário mudar.** Nessa fase, estamos reconhecendo que as condições e o ambiente da interação com alguém que é viciado em drama não estão permitindo

que você se sinta estável, seguro, equilibrado, capacitado ou saudável. Não é seu trabalho consertar a pessoa ou fazer tudo certo; é seu trabalho cuidar de si mesmo. A verdade é que, se não for capaz de estar presente para si mesmo nesta relação, vai acabar apenas sendo parte da reencenação do trauma do sentimento de abandono da outra pessoa. Passar pela reencenação do trauma de alguém, quando não é capaz de apoiar o seu próprio bem-estar, é um sinal importante de que as coisas precisam mudar; especificamente, com uma pausa significativa ou o fim da relação.

2. **Estabelecer o seu sistema de apoio.** Em qualquer grande mudança de relação, é útil desviar a sua atenção daquilo de que está se afastando e redirecioná-la para aquilo que você está se dirigindo. Isso inclui estabelecer as estruturas do que ou em quem vai se concentrar durante essa transição. Uma transição saudável inclui sentir-se seguro e protegido para sair da relação — o que requer apoio. Todos nós precisamos de alguém que nos segure quando caímos da familiaridade que conhecemos. Esse apoio pode incluir amigos, familiares, um terapeuta ou até mesmo um grupo de apoio. Crie uma lista de apoios e comece a trazê-los para o primeiro plano da sua vida.

3. **Cuidar de si mesmo.** Se você teve algum tipo de relação com uma pessoa viciada em drama, uma boa parte da sua energia, atenção e recursos foram concentrados e puxados para os turbilhões. Qualquer tipo de grande mudança requer energia e, de fato, é mais fácil nos mantermos na nossa rotina, pois requer menos energia inicial do que a mudança. Dito isso, é importante que comece a recuperar a sua energia e recursos para iniciar essa transição. Isso pode incluir reconectar-se a hobbies, visitar lugares especiais, comer alimentos saudáveis, dormir uma quantidade

significativa de horas e envolver-se em atividades que lhe pareçam restauradoras e animadoras.
4. **Esclarecer e definir os seus limites.** Nessa fase, você está esclarecendo como será a sua saída durante e após o término. Como muitas vezes os limites não são criados ou mantidos nessas relações, é útil apoiar-se nos seus sistemas de apoio para ajudar a criar um plano de saída claro que não o leve a voltar à relação. Você pode sempre voltar a se relacionar com a pessoa mais tarde, mas a prioridade neste momento é o seu bem-estar.
5. **Partir.** Como parte do seu plano de ação para partir, decida o quanto vai comunicar à pessoa, o que deseja comunicar e onde se sente mais seguro para comunicar o que está acontecendo (por exemplo, em frente a outras pessoas ou em um parque etc.). Embora a decisão do que comunicar seja sua, recomendo que diga apenas o necessário. Ao decretar a separação, concentre-se no fato de que esta transição ou mudança tem a ver com o seu bem-estar.

Coisas adicionais para ter em mente:

- **Afastar-se vai ativar gatilhos.** Ao impor os seus limites e dizer não a esta relação desta forma irá ativar o sentimento de abandono e de mágoa da outra pessoa. É provável que você assista a uma enxurrada de intensidade e ação. Isso pode incluir raiva, negação, culpa e/ou muitas lágrimas. Também pode incluir fofocas sobre você ou até uma empatia tóxica. Qualquer que seja a reação da pessoa, e haverá uma, concentre-se nas pessoas e nas coisas que lhe propiciam o sentimento de apoio. Fique atento à razão pela qual está escolhendo criar mais limites e afastar-se da pessoa nesse momento. Observe se você criou uma armadura para fazer

isso e, quando possível, veja se consegue removê-la para não levá-la para outros relacionamentos ou aspectos da sua vida.
- **Mantenha o seu senso de segurança em primeiro plano.** Se a pessoa reagir de uma forma que você ache que pode ser prejudicial para você ou para ela mesma, é importante procurar o conselho e o apoio de um profissional ou autoridade licenciada. Não comprometa ainda mais o seu bem--estar quando existem profissionais formados para ajudá-lo.
- **Reconheça a sua própria abstinência.** Lembre-se de que, ao contrário da maioria dos outros vícios, o drama é contagioso. À medida que se afasta de uma pessoa viciada em drama, você vai sentir alívio e abstinência. Esse afastamento pode manifestar-se sob a forma de cansaço ou de privação, ou mesmo de começar a pensar na pessoa e inventar desculpas para voltar. Pode até se perceber agitando as coisas em outras áreas da sua vida para se reanimar do impacto que sentiu enquanto esteve nessa relação. É útil reconhecer a abstinência e ser honesto consigo se encontrou formas alternativas de receber o golpe. Com o tempo, o fato de reconhecer e optar por não participar da aceleração vai ajudar a reduzir sua abstinência, e neste ponto você começará a recuperar a sua energia.

Enquanto se cura da sua própria exposição ao drama passivo, lembre-se de que tem a escolha e o poder de preservar a sua energia e bem-estar. À medida que restabelece um senso de aterramento e restaura os seus limites, saiba que não está sozinho: há muitas pessoas trilhando um caminho semelhante para resgatar a paz e a estabilidade às suas vidas depois de se envolverem com o drama.

Epílogo: Dizendo adeus

É O FIM DO MUNDO TAL COMO O CONHECEMOS. NÃO, CLARO QUE não é — mas dizer adeus é difícil. Para aqueles de nós que foram ou são viciados em drama, as despedidas são normalmente feitas no calor de uma fogueira. E então, a sensação de ausência muito familiar se instala, e a agitação do drama começa a nos levar para longe da dor.

Às vezes, é útil terminar onde começamos. Um vício em drama é muito mais complexo, ramificado e difundido do que simplesmente um grito extravagante por atenção. É uma forma de tentar existir em um mundo com o qual se está constantemente em descompasso — ir em busca de sensações para se sentir vivo e procurar crises como forma de validar um desconforto indefinível e insaciável. Ser viciado em drama é como uma tempestade que vive e respira à procura de um fio aterrador e, consequentemente, puxa tudo para o seu vórtex, mas destrói o chão aonde quer tão desesperadamente chegar. Esse fenômeno controverso, que ocorre com muitos de nós, não é diferente de uma droga que se pode ingerir, inalar ou injetar. Exceto que a "droga" não é algo palpável: só se pode procurá-la ou fabricá-la.

O drama é a agitação, a excitação, o exagero, a erupção, a inquietude e a batalha para se sentir vivo em relação à apatia do mundo interno e externo ao seu redor. E não é apenas incrivelmente viciante, é também contagioso.

Até certo ponto, cada um de nós foi exposto ou é viciado em drama. Mas não estamos devastados. Não somos problemas à espera de solução. Somos seres humanos desemaranhando os laços profundos que nos levaram a perseguir ou a sermos perseguidos pelos percalços da nossa resposta ao estresse. Estamos apenas tentando encontrar o caminho para casa. Para alguns, casa significa estar rodeado por aqueles que não nos puxam para o seu vórtex de caos, que podem sentar-se ao nosso lado em silêncio ou brincar e sentir-se à vontade. Para outros, voltar para casa significa que é seguro estar no próprio corpo, sentir o que estamos sentindo e expressar as nossas necessidades — e saber que esses sentimentos e necessidades são normais. Significa também que o nosso "eu" mais verdadeiro e autêntico não é nem excessivo nem insuficiente — e sim, é o ideal. Chegar em casa significa que podemos finalmente respirar e reduzir a tensão que nos domina — para que possamos finalmente ser amparados.

Somos todos seres humanos apenas tentando voltar para casa.

*Apêndice:
Práticas e sugestões para a cura*

COMO OS PADRÕES DE VÍCIO EM DRAMA ESTÃO PROFUNDAMENTE enraizados no corpo, pode ser profundamente útil explorar práticas capazes de mudar diretamente o sistema nervoso. Este apêndice contém uma série de práticas que usei na minha própria jornada de cura, bem como na minha prática com aqueles que são viciados em drama. Muitas dessas práticas também foram úteis para aqueles que se relacionam com pessoas viciadas em drama — para se estabilizarem e se restabelecerem.

Essas práticas estão divididas em duas seções. A primeira é uma série de exercícios físicos e meditações/visualizações guiadas. A segunda é composta por sugestões para escrever em um diário e uma reflexão guiada para explorar e desenvolver a autoconscientização. Embora a maioria dessas práticas possa ser feita sozinho, é sempre aconselhável ter um terapeuta licenciado para processar as suas experiências e explorá-las mais profundamente. Um terapeuta que seja especializado em terapias de estresse somático ou de trauma pode ser de grande ajuda.

Sugiro que leia as práticas e, em seguida, grave-as no seu celular para poder acessar facilmente a prática, a reflexão ou a sugestão.

PRÁTICAS FÍSICAS E MEDITAÇÕES GUIADAS

MEDITAÇÃO DE ANCORAGEM

A prática consiste em recuperar a sua própria concentração e presença, e vai ajudá-lo a voltar para o seu eixo quando estiver sendo puxado para o caos.

1. Coloque-se em uma posição confortável, sentado, de pé ou deitado. Se se sentir confortável, feche os olhos.
2. Imagine que todo o seu corpo é uma vela.
3. No centro da vela há um pavio — imagine que esse pavio se move no centro do seu corpo, de cima para baixo.
4. Pode até imaginar-se acendendo a ponta do pavio.
5. Na parte inferior do pavio há uma âncora, algo que ajuda o pavio a manter a estabilidade.
6. Permaneça com a sensação de estar ancorado no seu corpo durante vários minutos.
7. Quando o turbilhão de outras pessoas tentar puxar a chama, volte a sua atenção para o pavio e para a âncora que o sustenta.

MEDITAÇÃO DE ATERRAMENTO

Se você cresceu em um ambiente caótico ou é arrastado para um turbilhão de dramas, a meditação de aterramento pode ajudá-lo a recuperar uma sensação de estabilidade interior.

1. Coloque-se em uma posição confortável, sentado ou de pé, encostado em uma parede, ou deitado.
2. Concentre a sua atenção no ponto em que o seu corpo está em contato com a superfície de apoio.
3. Imagine a sua respiração deslocando-se para o espaço entre você e a superfície de apoio. Deixe que a sua atenção e a sua respiração se concentrem no local onde está apoiado.

4. Imagine que as superfícies de apoio estão subindo para receber o peso do seu corpo.
5. Veja onde pode dizer "sim" para receber esse apoio e permitir que o peso do seu corpo se apoie ali. (Pode sempre colocar um cobertor pesado ou uma almofada de areia sobre seu corpo.)
6. Diga em voz alta quais os lugares onde se sente apoiado e onde pode descansar nesse apoio.
7. Por fim, preste atenção ao ponto em que o seu corpo está em contato com o solo. Imagine que pode começar a criar raízes na terra a partir desse ponto de contato. Sinta o enraizamento de todo o seu corpo.
8. Se, por vezes, notar que os seus pensamentos começam a afastá-lo desse enraizamento, simplesmente perceba isso e veja se consegue trazer a atenção de volta para onde está apoiado e enraizado.

PRÁTICA DE LIMITES PARTE 1: INCORPORAR E ESTABELECER A SUA FRONTEIRA ENERGÉTICA

Limites são essencialmente as nossas diretrizes e fronteiras pessoais, dando-nos uma noção clara de onde começamos e onde acabamos. Podem ser fronteiras físicas ou limites simbólicos. Os limites emocionais/energéticos são, sem dúvida, a nossa forma mais primordial de discernir entre "eu", "você" e "nós". São essenciais para o respeito pelos sentimentos. Para obter apoio na construção e manutenção de fronteiras, tente o seguinte:

1. Coloque-se em uma posição confortável, sentado, de pé ou deitado.
2. Perceba onde o seu corpo está em contato com a superfície de apoio embaixo de você.

3. Veja onde pode dizer sim para ser recebido pela superfície de apoio. Atente-se ao local onde você sente uma sensação de aterramento e ancoragem.
4. A partir dessa sensação de ancoragem, estenda ambos os braços para fora, tocando a borda do espaço onde eles podem alcançar. Se os seus braços ficarem cansados em qualquer momento durante a prática, pode descansá-los e continuar quando estiver pronto.
5. No final do espaço que consegue alcançar, imagine uma bolha ou membrana que o rodeia completamente. Com as mãos, trace a borda desta bolha/membrana à sua volta.
6. Uma vez traçada, você pode imaginar as suas mãos pintando o revestimento da membrana: os lados da bolha, a parte da frente e a parte de trás, em cima e em baixo. Pode querer soprar nas bordas da bolha, como se a sua respiração pudesse também pintar/preencher o interior dela.
7. Repare em como se sente aterrado e ancorado dentro dessa bolha tridimensional.
8. Agora, leve a sua atenção e as suas mãos para a parte da bolha que parece mais forte, mais clara e segura. Repare na sua reação ao entrar em contato com este lugar de força no seu limite.
9. Em seguida, identifique o próximo local mais forte e mais claro ao longo dessa membrana. Quando encontrá-lo, deixe a sua atenção, mãos e respiração repousarem nesse local. Conecte-se a essa sensação de força, segurança e clareza. Repare na reação do seu corpo ao entrar em contato com isso.

Você pode querer fazer uma pausa aqui, ou pode continuar com a próxima parte.

PRÁTICA DE LIMITES PARTE 2: RECUPERAR O SEU ESPAÇO

1. Enquanto se conecta à bolha tridimensional que o rodeia, dedique alguns momentos para perceber como se sente.
2. No fundo da sua mente, mova conscientemente todo mundo de dentro desta bolha para fora dela. Isso inclui todas as pessoas e tudo o que conseguiu entrar nos seus limites. Mova-os para tão longe ou tão perto quanto lhe pareça favorável.
3. Observe a reação do seu corpo, dos seus pensamentos e da sua respiração à medida que cria este espaço.
4. Se reparar que está puxando as pessoas para dentro ou saindo da sua bolha para ajudar outras pessoas ou crises — faça um recuo do seu corpo, recupere o seu limite e cuide de si e daquilo que está sentindo e que não recebeu atenção anteriormente.

LIMITES E PODER DE DECISÃO COM O SEU ESPAÇO PESSOAL

Esta é uma prática em parceria; sugiro que explore essa prática com alguém em quem você confia, como forma de reparar rupturas de limites. As rupturas de limites ocorrem quando as nossas escolhas e o nosso consentimento são violados. Ser capaz de tomar decisões sobre o que ou a quem dizemos sim ou não pode ajudar a recuperar um sentido de poder e reparar rupturas. Escolha quem será o parceiro A e quem será o parceiro B.

1. O parceiro A coloca-se a cerca de 6 metros de distância do parceiro B.
2. O parceiro A fecha os olhos, se isso lhe der segurança. O parceiro A também levanta a mão no ar e mostra ao parceiro B os sinais para:

Parar

Aproximar-se

Afastar-se

3. *Parceiro B:* É importante que ouça e responda com exatidão ao parceiro A.
4. *Parceiro A:* Mantenha a mão levantada durante todo o tempo, ouvindo a sua intuição do que precisa. Utilize os sinais com as mãos para esclarecer a proximidade ou a distância a que pretende que o seu parceiro esteja e que velocidade parece boa para você.
5. Após cinco minutos de exploração, faça uma pausa e repare como o seu corpo se sente ao ser reconhecido (visto e ouvido) dessa forma.

CONTROLAR O CAOS

Esta prática permite que o caos e a crise existam sem precipitações, e saber que a sua sensação de ser necessário pode não preencher a totalidade do sentimento de não ser visto, não ser ouvido e não ser reconhecido. Saiba que é digno de ser amado para além do que pode oferecer.

Da mesma forma que observaria um trem passando ou se sentaria em uma sala de cinema para ver um filme, este exercício irá ajudá-lo a observar alguém tendo uma experiência ao mesmo tempo que modera qualquer desejo de querer que seja diferente ou de controlar a experiência do outro ou o resultado.

1. Sente-se em um local barulhento ou cheio de gente — pode ser um espaço público ou uma área com muito movimento em sua casa. Traga a sua consciência para o interior, seguindo o movimento da sua respiração.

2. Cada vez que um som tirar você da sua presença — repare nele. Por exemplo, se ouvir o trânsito ou alguém na sua casa, ou o som de uma sirene, observe como a sua mente o puxa para dentro dele, cria uma história sobre o que está acontecendo ou por quê, e acrescenta imagens para acompanhar a história. Esse é o ato de ser puxado para fora da presença.
3. Ao notar que foi tirado da sua presença — identifique a origem, talvez dizendo: "Eu me deixei ir ao buscar algo ou alguém."
4. Volte para dentro. Volte a prestar atenção à sua respiração, às sensações do seu corpo. Você pode sentir vontade de tocar suavemente no seu corpo como um local para direcionar a sua atenção.
5. Continue a praticar o ato de perceber, identificar e voltar à presença. Aprenderá a permanecer mais tempo em presença e a ser capaz de regressar mais depressa quando se der conta disso.
6. Permita-se observar mentalmente um acontecimento recente de alguém ou de alguma coisa que tenha sido difícil ou caótico. Faça a mesma prática de perceber, identificar e voltar até conseguir observar o que se passa à sua volta e, ao mesmo tempo, estar em conexão com o que se passa dentro de você. Cada vez que for puxado para o caos, perceba-o, identifique-o e volte para você.
7. Quando conseguir manter-se presente, você está pronto para experimentar fazer isso com pessoas e situações que não consegue controlar. Esteja presente para você, com o que quer que surja, de uma forma que talvez outras pessoas no passado não tenham conseguido estar com você.

MEDITAÇÃO DO ABRAÇO (RESTABELECER A AUTORREGULAÇÃO)

Uma parte substancial da cura de um vício em drama tem a ver com o restabelecimento de uma conexão segura consigo mesmo e com os outros. Esta meditação proporciona uma forma física de reconstruir a conexão.

1. Pegue uma almofada grande e coloque-a no seu colo.
2. Coloque-se em uma posição confortável, sentado ou deitado. Se estiver sentado, encoste-se em uma parede ou cadeira com uma almofada adicional atrás das costas.
3. Se lhe parecer bom, feche os olhos. Concentre a sua atenção nos pontos em que o seu corpo está em contato com as superfícies de apoio (por exemplo, a cadeira ou o chão).
4. Repare como a superfície de apoio se aproxima das extremidades do seu corpo, como se a terra estivesse subindo para segurá-lo. Veja onde pode dizer sim para se deixar abraçar e apoiar. Onde pode dizer sim para que todo o seu corpo (peso e presença) seja recebido. E onde a superfície de apoio, por sua vez, o recebe.
5. Traga a almofada (do seu colo) para a frente do seu corpo, abraçando-a tão forte ou fraco quanto desejar. Repare no quanto a almofada está segurando e apoiando a parte da frente do seu corpo. Reserve algum tempo para receber essa sensação de estar sendo abraçado e apoiado.
6. Concentre a sua atenção na almofada atrás de si. Incline-se para a almofada enquanto ela o recebe e segura.
7. Leve a sua consciência para a sensação de estar sendo abraçado pela frente e por trás. Reserve algum tempo para receber essa sensação de ser abraçado e recebido. É como se o abraço das almofadas estivesse dizendo: "Estou aqui com você."

8. [Se estiver sentado] Pegue uma das mãos e coloque-a no topo da cabeça. Faça uma pequena compressão para baixo, de modo a sentir essa suave contenção e abraço entre o topo e a base do seu corpo. Demore algum tempo recebendo essa sensação de ser abraçado e recebido. É como se a compressão da sua mão e do chão estivessem dizendo: "Estou aqui com você." Descanse a mão no chão sempre que precisar.
9. Pegue duas almofadas ou imagine duas almofadas abraçando os lados do seu corpo. Pode também imaginar as mãos de alguém em quem confia abraçando suavemente os lados do seu corpo, como se dissesse: "Estou aqui com você." Reserve algum tempo para receber essa sensação de estar sendo abraçado e apoiado.
10. Reserve algum tempo para um abraço de corpo inteiro, abraçando de frente para trás, de lado a lado e de cima para baixo. Veja onde pode dizer sim para receber o abraço e ser apoiado. Talvez repita as palavras "Estou aqui com você". Leve todo o tempo que precisar para absorver e interiorizar lentamente a experiência de ser abraçado e recebido.
11. Enquanto está sendo abraçado, concentre-se em qualquer sensação ou sentimento que esteja presente.
12. Pode também perguntar para si mesmo pelo que quer ser reconhecido ou percebido (pelo seu dia, pela sua semana, por um acontecimento ou situação particular). Permita que quaisquer sensações, sentimentos, imagens ou memórias surjam na sua consciência.
13. Mantenha-se presente com o que está sentindo. Se perceber que está se desconectando das sensações e sentimentos do seu corpo — reconecte-se apertando o abraço das almofadas.
14. Conforme você se permitir estar presente com as sensações e sentimentos, expanda a sua consciência para a sensação

de estar sendo abraçado e apoiado, como se o abraço das almofadas estivesse dizendo: "Estou aqui com você."
15. Demore o tempo que for preciso nesta prática, pois você está reconectando-se com a experiência, para que possa ser abraçado e recebido com o que quer que esteja sentindo e expressando.
16. Depois de praticar isso consigo mesmo, você pode querer encontrar alguém em quem confie para substituir as almofadas, a quem possa dizer: "Estou aqui com você."

DEIXAR-SE SENTIR E SER SENTIDO

Para quem tem um vício em drama, a intimidade pode parecer perigosa. Esta prática tem como objetivo familiarizar você com a abertura e a intimidade.

1. Sente-se ou deite-se em uma posição confortável.
2. Coloque as mãos sobre o coração.
3. Deixe a respiração fluir para as suas mãos e para o espaço à volta do seu coração.
4. Leve a sua consciência para onde suas mãos estão tocando o seu coração.
5. Se possível (deixe o seu coração) receber o toque e o calor das suas mãos.
6. Pode imaginar-se abrindo pequenas passagens de ar na sua pele e no coração para deixar entrar a temperatura e o toque das suas mãos. Se notar que se está se fechando ou que ainda não está conseguindo receber — mantenha-se assim e desenvolva a confiança.
7. Repare como é para o seu coração se sentir percebido.
8. Explore essa mesma prática em diferentes partes do seu corpo.

Depois de praticar sentir e se permitir ser sentido, você pode querer experimentar isso com alguém com quem se sinta seguro. Vá devagar e faça uma pausa quando sentir que está se fechando para sentir ou ser sentido. Pode pedir mais espaço ou o que precisar nesses momentos para se reconectar consigo mesmo e, possivelmente, com a outra pessoa.

EXPLORAR A SEGURANÇA

As pessoas viciadas em drama, às vezes, criam crises (o que é errado) para se sentirem "seguras". Quando uma criança cresce em um ambiente caótico ou inconsistente, parece que algo de ruim pode acontecer a qualquer momento. Por esse motivo, a segurança e os sentimentos positivos nunca andam juntos. Pelo contrário, a segurança está associada ao fato de se saber o que está ou vai dar errado. Essa prática pode ajudá-lo a explorar o que é verdadeiramente a segurança e a habituar-se a um sentimento saudável de segurança.

1. Coloque-se em uma posição confortável, sentado, de pé ou deitado.
2. Reserve um momento para observar o espaço (sala) em que se encontra. Repare em todas as coisas que lhe trazem conforto (por exemplo, objetos, cores, cheiros etc.) nesse espaço.
3. Separe algum tempo para receber a presença dessas coisas que lhe trazem conforto.
4. Depois, concentre-se no seu interior e repare onde essa sensação de conforto está presente no seu corpo.
5. Ao sentir o conforto no seu corpo, pergunte a si mesmo: "Estou seguro aqui?" Observe a resposta do seu corpo.
6. Abra delicadamente os olhos — traga a sua atenção de volta para o espaço (sala) e de volta para as coisas ali que são

reconfortantes. Mais uma vez, conecte-se a essas coisas que lhe trazem conforto. Pergunte a si mesmo: "Estou seguro aqui?" Repare na resposta do seu corpo.
7. Depois, mais uma vez, feche os olhos e pergunte a si mesmo: "Estou seguro aqui?"
8. Se a resposta for sim, repare no que o seu corpo lhe diz para saber que você está seguro. Descreva a sensação de segurança sentida (por exemplo, quente, firme, seguro etc.).
9. Se a resposta for negativa, continue conectando-se às coisas reconfortantes da sala. Às vezes, precisamos passar mais tempo com o conforto antes de a sensação de segurança surgir.

ESTAR CONFORTÁVEL

Quando uma pessoa viciada em drama começa a assentar ou a relaxar, acaba por se distrair com a dor/desconforto, autocrítica, dissociação ou histórias sobre outras pessoas. É como se houvesse um reflexo de aceleração que é ativado quando uma pessoa atinge o nível limiar de conforto do seu sistema nervoso. Essa prática poderá ajudá-lo a habituar-se a uma sensação de quietude e de tranquilidade.

1. Coloque-se em uma posição confortável, sentado, de pé ou deitado.
2. Demore o tempo que for preciso para se preparar para o conforto.
3. Você consegue ficar ainda mais confortável? E um pouco mais ainda?
4. Descreva o conforto: onde está? Como se manifesta no seu corpo?

5. Você consegue se instalar nesse conforto como se estivesse tomando banho?
6. Repare no que lhe permite manter o conforto ou no que pode tirar você dele.

CRIAR ESPAÇO PARA FUGIR DOS FATORES DE ESTRESSE

Pensar ou dizer "estou estressado", ou concentrar-se em todas as coisas que podem deixá-lo estressado, é uma forma de aceleração. Esta prática poderá ajudá-lo a tirar o pé do acelerador e a distanciar-se mentalmente dos fatores de estresse sentidos.

1. Junte cinco a dez almofadas e empilhe-as.
2. Essa pilha representa todos os fatores de estresse da sua vida que estão amontoados e criam um estresse composto que, muitas vezes, nos dá uma sensação de peso e imobilidade.
3. Pode colocar essa pilha de almofadas no seu colo para sentir o peso metafórico desses fatores de estresse.
4. Começando pelo topo da pilha, atribua a essa almofada o nome de um dos fatores de estresse. Depois, atire-a ou coloque-a em algum lugar na sala.
5. Reserve um momento para reparar como se sente com muito menos peso.
6. Observe e atribua um fator de estresse a cada uma das almofadas restantes e atire-a para algum lugar na sala.
7. Enquanto separa cada fator de estresse, dedique algum tempo a sentir esse peso menor da pilha de almofadas e talvez reflita sobre a pressão e peso menores no seu próprio corpo. Consegue manter-se com a ausência de peso e de pressão?
8. Preste atenção também ao espaço literal entre cada uma das almofadas (fatores de estresse).

9. Ao reconhecer o espaço entre elas, repare como isso reflete no seu corpo.
10. Repare se há uma parte de si que tenta puxar de volta qualquer um dos fatores de estresse para a sua consciência. Volte a ver e a respirar no espaço entre você e os fatores de estresse, e entre os fatores de estresse.
11. A intenção é aumentar a sua capacidade, não acumular ou puxar os fatores de estresse de volta.
12. Ao criar mais espaço para si mesmo, repare nas sensações e sentimentos que estão presentes nesse espaço.

ESPREGUIÇAR-SE

Espreguiçar-se é uma prática simples que ajuda a identificar o nível atual de tensão no sistema neuromuscular e pode ajudar a reduzir a tensão. Quando a tensão se integra à vida cotidiana, deixamos de prestar atenção nela de forma consciente. Mesmo sem estarmos conscientes, o tônus e a tensão podem ter um impacto significativo na nossa postura, atenção e numa prontidão excessiva para responder a estímulos.

Espreguiçar-se consiste em contrair e libertar propositadamente a tensão em áreas específicas do corpo em sucessão, trabalhando cada área isoladamente. No final, você fará uma pausa para reparar na mudança de sensação; o objetivo é tomar consciência da nossa tendência subconsciente para nos agarrarmos à tensão, de modo a podermos optar por liberá-la.

Se notar que, ao trabalhar uma área, outra área fica mais tensa — o que se chama de "tensão acoplada" —, faça uma pausa e tente relaxar essa área. Queremos ser capazes de separar essas áreas acopladas. Se reparar que o relaxamento de uma área faz com que outra parte fique tensa — então você identificou uma resposta reflexiva para manter certo nível de tensão no corpo.

Isso será abordado mais tarde na seção sobre "Acelerador interno", quando falarmos de "atingir a prateleira da acomodação".

1. Coloque-se em uma posição confortável, sentado, de pé ou deitado.
2. Comece fechando as mãos em punho — um movimento firme — e depois solte-as lentamente. Repita.
3. Contraia os antebraços com um movimento firme. E depois solte-os lentamente.
4. Contraia os braços com um movimento firme. E depois solte-os lentamente.
5. Contraia os ombros com um movimento firme. E depois solte-os lentamente.
6. Contraia o pescoço com um movimento firme e depois solte-o lentamente.
7. Contraia a cabeça e o rosto com um movimento firme. E depois solte-os lentamente.
8. Contraia o peito com um movimento firme. E depois solte-o lentamente.
9. Contraia a parte superior das costas com um movimento firme. E depois solte-a lentamente.
10. Contraia o abdômen com um movimento firme. E depois solte-o lentamente.
11. Contraia o meio e a parte inferior das costas com um movimento firme. E depois solte-os lentamente.
12. Contraia a pélvis com um movimento firme. E depois solte-a lentamente.
13. Contraia a parte superior das pernas com um movimento firme. E depois solte-a lentamente.
14. Contraia a parte inferior das pernas com um movimento firme. E depois solte-a lentamente.

15. Contraia os pés com um movimento firme. E depois solte-
-os lentamente.
16. Faça uma pausa no final para registar e absorver a mudança
de tônus/engajamento.

A prática de espreguiçar-se pode, às vezes, libertar uma área que estava presa, e o resultado é uma inundação da energia armazenada nos tecidos. Pode ser bom fazer algum tipo de trabalho de mobilização, como sacudir o corpo ou se movimentar, independentemente do fato de a energia querer se movimentar.

RESPIRAÇÃO COM NARINAS ALTERNADAS

Nesta prática de respiração, você irá explorar a sensação de estar em uma pausa com uma ligeira retenção da respiração. Pode imaginar o seu corpo como uma esponja, absorvendo a respiração completamente. Ou talvez mais a sensação da respiração a difundir-se no sangue e a mover-se por todo o corpo, onde é distribuída e absorvida por todas as células. A prática de fazer pausas e absorver cria uma sensação de espaço e também o ajuda a sentir essa sensação. Acalme-se e faça uma pausa mais profunda entre a inspiração e a expiração em cada rodada.

1. Encontre uma posição confortável, seja sentado, de pé ou deitado.
2. Levante a mão direita em direção ao nariz.
3. Expire completamente pelas duas narinas.
4. Coloque o polegar no exterior da narina direita, fechando a passagem da respiração pela narina direita.
5. Inspire pela narina esquerda. Depois, feche a narina esquerda com um dos outros dedos.
6. Faça uma pausa no espaço entre a inspiração e a expiração.

7. Abra a narina direita (levantando o polegar) e expire.
8. Prolongue a pausa entre a expiração e a inspiração seguinte.
9. Inspire pela narina direita. Depois, feche a narina direita com o polegar.
10. Faça uma pausa no espaço entre a inspiração e a expiração.
11. Abra a narina esquerda (levantando o dedo) e expire.
12. Prolongue a pausa entre a expiração e a inspiração seguinte.
13. Este é um ciclo completo.
14. Repita por 10 ciclos ou durante 5 minutos.

DEDICAR ALGUM TEMPO PARA SABOREAR A COMIDA

Esta prática simples de atenção plena pode ajudá-lo a se acalmar e a reconectar-se com as sensações interiores.

1. Escolha alguns pratos simples — com um ou dois ingredientes.
2. Leve lentamente a comida aos lábios. Desacelere os processos entre o primeiro contato do alimento com a boca e a sua colocação no interior da boca.
3. Passe vários minutos provando e conectando-se a um único pedaço do alimento. Reserve um tempo para sentir as texturas, o peso e a densidade, as camadas de sabores.
4. Repare como todo o seu corpo reage ao desacelerar e mergulhar no que está comendo.

REFLEXÕES E SUGESTÕES PARA O DIÁRIO

CRIAR ESPAÇO, SENTIR O ESPAÇO E DESCANSAR NO ESPAÇO

A tendência para preencher qualquer espaço vazio com pensamentos ou ocupações foi identificada e trabalhada com práticas de atenção plena durante milhares de anos em várias filosofias orientais. Por exemplo, a prática de encontrar Madhya (que significa "centro") teve origem na filosofia tântrica não dual. A intenção da prática é encontrar a lacuna (espaço) no final de um pensamento ou respiração, perceber o desejo de preencher esse espaço e construir tolerância para estar presente com o espaço e o desconhecido. Viktor Frankl disse uma vez: "Entre o estímulo e a resposta há um espaço. Nesse espaço está o nosso poder de escolher nossa reação. Na nossa resposta está o nosso crescimento e a nossa liberdade." Dessa forma, desenvolver uma prática para ser capaz de encontrar e abraçar o espaço leva-nos a um controle e a um sentido de poder no mundo, sentimentos que acabam por ser levados pela natureza de uma estratégia de sobrevivência reflexiva e de um vício em permanecer ativado.

Onde podemos encontrar esses momentos de espaço?

- No espaço entre a inspiração e a expiração;
- No silêncio entre os sons;
- Nas sinapses entre impulsos;
- No espaço entre pensamentos;
- No período entre o anoitecer e o amanhecer.

No seu diário, comece a identificar momentos ou situações em que possa criar espaço e permita-se sentir e descansar nesse espaço.

TRABALHAR COM A PARTE DE VOCÊ QUE NÃO FOI VISTA

A parte de você que não foi vista é muitas vezes uma parte que guarda uma grande quantidade de dor e trauma. É como se essa parte que não foi vista e não foi ouvida em uma idade jovem ficasse congelada no tempo com a dor de tudo isso. Isso pode ser parte da interiorização de não ser visto ou ouvido, ou porque o trauma ou outros acontecimentos da infância fizeram com que não fosse suficientemente seguro estar presente e metabolizar essas experiências. No centro dessa parte que não quer ser vista está o desejo de ser visto e conectado a ela, por isso é importante ir devagar e não apressar o processo. Pode demorar algum tempo para você desmembrar o ato de ser visto de ser exposto, ou para construir a confiança de que é digno de ser visto e de que há espaço, tempo, permissão e apoio para ser visto e ouvido. O próximo exercício pode ser feito com alguém em quem você confia, ou você pode gravá-lo para poder revisitar o que descobrir com o tempo. Avance lentamente, seja paciente e volte a fazer este exercício quando precisar se sentir visto e ouvido.

1. Coloque-se em uma posição confortável, num ambiente confortável. Reserve alguns minutos para se conectar com o seu corpo, encontrando o apoio do chão e da sua respiração.
2. Convoque a parte que não foi vista. Pode sentir a sua presença como uma sensação no seu corpo, uma criança interior, uma imagem ou uma voz interior.
3. Se essa parte não parecer acessível, ou mesmo que seja, declare a sua intenção mais elevada de querer conectar-se a ela.
4. Onde e como você sente a presença dessa parte no seu corpo?
5. Como ela é?
6. Conhecemos as nossas partes fazendo-lhes perguntas e ouvindo as suas respostas. Uma parte pode dar-nos informações sob a forma de palavras, imagens, sensações corporais, emoções ou um sentimento de conhecimento direto. Convide-a a sentar-se na almofada à sua frente. Mais uma vez, diga-lhe que quer ouvir os seus sentimentos e experiências como testemunha e como apoio.

7. Assim que tiver uma imagem ou uma sensação dela, talvez veja se existe uma forma de estabelecer um contato consensual com essa parte: aproxime-se dela, fale diretamente com ela, envie-lhe amor, contato físico, contato visual, cantem uma canção juntos, ou até se mova e respire ao ritmo dela.
8. Uma vez em contato com essa parte, comece a fazer estas perguntas em voz alta. Não deixe que sua imaginação seja filtrada e abra-se a qualquer resposta.
   - Como gostaria que eu lhe chamasse? Um nome?
   - Qual é o seu papel no meu sistema/o que você faz?
   - O que sente?
   - O que lhe faz sentir assim?
   - Há quanto tempo está aqui (desempenhando esse papel)?
   - O que quer e precisa?
   - O que gostaria que eu soubesse sobre você?
9. Ao receber as respostas, o que gostaria de dizer a essa parte, em voz alta? E como ela responde?
10. A seguir, peça a essa parte para compartilhar com você quando começou a sentir-se não vista e não ouvida. Peça-lhe que compartilhe uma imagem ou uma recordação dessa experiência. (Nota: as memórias podem aparecer como sensações ou imagens não lineares — respeite tudo o que surgir como parte do processo de cura.)
11. Convide a parte a compartilhar todos os detalhes que quiser sobre essa imagem ou memória. Pergunte como essa parte se sentiu quando isso aconteceu. Deixe que essa parte saiba que está aqui com ela.
12. Pergunte se há mais alguma coisa que ela quer que você saiba ou compreenda.
13. Se for o momento certo para essa parte, pergunte-lhe se pode juntar-se a ela nessa memória ou imagem para dar apoio e qualquer ajuda.

14. Pergunte como essa parte gostaria que você, o adulto, estivesse com ela nesta experiência. O que pode fazer de diferente do que foi possível fazer naquele momento? Providencie o que for necessário através das suas próprias imagens e imaginação.
15. Reserve algum tempo para oferecer o apoio ou ouvir os pedidos dessa parte. Repare como se sente no seu corpo enquanto o faz. Convide a parte para realmente marinar no que é bom de ser apoiada, vista e ouvida.
16. Gentilmente, faça com que essa parte saiba que ela tem vivido no passado e que gostaria que ela viesse para o presente, onde as coisas serão diferentes. Pode convidar a parte a ir dar um passeio com você no agora.
17. Enquanto passam algum tempo juntos no presente, podem criar um ritual para aliviar essa parte de qualquer peso ou dor que esteja aqui. Talvez ela permita ser libertada para o vento, para a terra ou para o sol, algo que possa recebê-la e transformá-la.
18. Agradeça a essa parte por lhe permitir conectar-se a ela, ver e ser visto. Quando isso estiver concluído, veja o que essa parte gostaria de fazer agora.
19. Repare no que sente de diferente em você.

CHECK-IN NAS REDES SOCIAIS

Os nossos avatares das redes sociais (ver página 137) podem criar uma distância entre nós e a nossa verdade interior. Utilize esta prática para entrar em contato com as necessidades mais profundas.

1. Durante uma semana, sempre que quiser compartilhar algo on-line, faça uma pausa e pergunte a si próprio:
   - Do que eu preciso neste momento?
   - Qual é o objetivo desta publicação?

- O que eu quero realmente? *(Por exemplo, atenção, conexão, que a minha tristeza seja vista e sentida, saber que não estou esquecido etc.)*
2. Faça uma pausa antes de publicar e fique com o sentimento e a necessidade que descobriu ao desacelerar e fazer as perguntas anteriores para si.
3. Repare no que acontece quando esses sentimentos e necessidades são reconhecidos.
4. Se decidir publicar, repare no que acontece em relação a essas necessidades que identificou — elas foram satisfeitas?

IDENTIFICAR A PRESENÇA DAS EMOÇÕES NA SUA VIDA

Utilizando as seguintes perguntas como guia para o seu diário, seja o mais honesto possível.

1. Percorra uma lista de emoções:
   Raiva, Tristeza, Nojo, Excitação, Decepção, Desespero, Alegria, Sensualidade, Prazer, Solidão, Esperança, Preocupação, Ansiedade, Empoderamento, Desgosto, Choque, Ternura, Paz
2. Verifique cada uma dessas emoções dentro de você:
   - Qual dessas emoções é aceitável para mim?
   - Com quais dessas emoções me conecto e sinto?
   - Quais dessas emoções eu posso expressar?
   - Quais dessas emoções eu expresso?

ENTRAR EM CONTATO COM OS SENTIMENTOS (EMOÇÕES) NO SEU CORPO

As emoções podem ser divididas em duas categorias: emoções primárias (essenciais) e emoções secundárias (depositárias).

As emoções primárias são a nossa experiência mais verdadeira e residem no nosso corpo para nos ajudar a nos orientarmos; as emoções secundárias mascaram a nossa experiência. Os sentimentos essenciais são usados como substitutos quando as emoções essenciais são fortes demais para serem sentidas ou quando são suprimidas. Use esta prática para entrar em contato com as emoções primárias.

1. Identifique um sentimento/emoção que esteja presente.
2. Verifique com o seu corpo se esse sentimento está presente neste momento. Se a palavra sentimento não se adequar corretamente — então volte um pouco para encontrar a palavra certa.
3. Em uma escala de 1 a 10, quão presente o sentimento está neste momento?
4. Onde esse sentimento reside no seu corpo?
5. Você pode ficar de frente para essa sensação, lendo o seu corpo, fazendo um contato suave com ela, como se mergulhasse a ponta do dedo em um lago ou lagoa?
6. Ao entrar em contato com o sentimento (emoção), repare em como pode ser descrito. Quais são as qualidades do sentimento (por exemplo, grande, quente, agudo, pesado, gelado, leve, brilhante etc.)?
7. Fique com ele, talvez reparando se o contato lhe permite mover-se. Quando uma emoção verdadeira está em movimento, você pode dar-lhe permissão para se movimentar pelo seu corpo?

CONECTAR SENTIMENTOS E NECESSIDADES

Esta é uma prática de preenchimento de lacunas, com o objetivo de aumentar a consciência dos seus sentimentos e necessidades.

1. Quando _____ aconteceu,
2. Eu me senti/ senti _____ [pode ser mais do que um sentimento: por exemplo afetuoso, esperançoso, feliz, confiante, excitado, grato, inspirado, novo, admiração, amor, satisfação, assustado, irritado, frustrado, culpado, constrangido, zangado, enojado, dor, vulnerável, confuso, aversão, saudade, triste, tenso etc.].
3. Isso me faz lembrar de _____ [uma memória e reconhecimento de experiências associadas].
4. E o que eu preciso é _____ [pode haver mais do que uma necessidade: por exemplo, significado, conexão, confiança, apoio, empatia, ser visto/ouvido, segurança, brincar, pertencer, tranquilidade, confiança, ação, compaixão etc.].

TRABALHAR COM ROTEIROS DE CONFIRMAÇÃO

Os roteiros de confirmação são o monólogo interno de crenças que repetimos para nós mesmos. São como um disco arranhado que continua tocando na vitrola: "Ninguém me ama", "Eles têm uma vida melhor do que a minha", "Vou ficar sozinho", e assim por diante.

Quando desaceleramos e nos conectamos ao corpo no momento presente, podemos começar a reconhecer que estamos nos alimentando desses roteiros de confirmação: nos acelerando em vez de responder ao que sentimos no nosso corpo. Os roteiros de confirmação são as crenças que justificam o vício em drama e os comportamentos que dele emergem, tais como "Tenho de lutar para que a minha voz seja ouvida, porque ninguém me vê" ou "Tenho de me manter vigilante porque sou o único que pode proteger a minha família".

Os roteiros de confirmação tornam-se muitas vezes a nossa identidade, e encontramos as situações ou enxergamos as situações que confirmam esse roteiro. Quando você se percebe dizendo frases familiares em muitas situações, elas são frequentemente um roteiro de confirmação.

Quando você reconhecer um roteiro de confirmação, classifique-o como tal: "Esta afirmação é um roteiro que uso para justificar o reflexo de me afastar de mim mesmo... isso faz parte da aceleração" ou "Eu não sou estes pensamentos, eu não sou estas condições". Também pode imaginar colocar uma etiqueta com o nome da afirmação que diz "roteiro de confirmação", para que seja claramente identificada sempre que surgir.

DESVENDANDO AS ORIGENS DE UM ROTEIRO DE CONFIRMAÇÃO

Uma caraterística comum nas pessoas com vício em drama é a falta de confiança em si mesmas (que pode ser vista como uma forma de se ocupar), no seu valor próprio ou na capacidade de confiar nos outros. A falta de confiança aparece nas histórias/roteiros de confirmação que contamos a nós mesmos e que emergem dos momentos em que alguém não nos viu, ouviu ou conheceu. Utilize as seguintes sugestões para a sua prática de registo no diário:

1. Onde a falta de confiança aparece na sua vida?
2. Quando foi que alguém não o viu ou não o ouviu?
3. Que história você criou sobre si mesmo para explicar por que não o viram ou ouviram?
4. Para contrariar os roteiros de confirmação negativos, escreva sobre uma situação em que tenha tido a experiência de alguém o ver e ouvir de uma forma segura. Descreva essa experiência. Qual foi a sensação? Qual é o roteiro positivo que pode criar a partir dessa experiência?

ESCOLHER O SEU ESTILO DE NARRAÇÃO

Aqui está uma prática experimental que passa por três variações de narração. Depois de cada uma delas, repare se lhe parece familiar ou não.

1. Escolha uma história da sua vida que tenha um nível moderado de ativação ou intensidade. Em uma escala de 1 a 10, algo como um 4 ou 5.
2. Programe um cronômetro para quatro minutos.
3. Nesta primeira rodada, você vai compartilhar o que aconteceu em voz alta, incluindo o que os outros fizeram ou disseram.
4. No fim dos quatro minutos, faça uma pausa e repare como você se sente depois de compartilhar a história dessa forma. É familiar para você? Não é familiar?
5. Mais uma vez, programe o cronômetro para quatro minutos.
   1. Nesta rodada, você vai se concentrar no que está acontecendo dentro de você. Pode passar um máximo de 20% do tempo falando do que aconteceu (pouco menos de um minuto), e o restante do tempo será focado na forma como está se sentindo no momento em resposta ao acontecimento. Você usará frases como "Neste momento estou sentindo..." e depois descreverá as qualidades desse sentimento no seu corpo. Pode até ter vontade de fechar os olhos.
   2. No fim dos quatro minutos, faça uma pausa e repare como se sente depois de compartilhar a história dessa forma. É familiar para você? Não é familiar?
   3. Marque quatro minutos no cronômetro.
   4. Nesta terceira rodada, compartilhe a mesma história na perspectiva de que você é o herói. A história do herói fala

sobre como conseguiu ultrapassar esse desafio e como pode estar agora aqui falando sobre ele. Pode também aludir ao que aprendeu e como cresceu com essa experiência.
5. No fim dos quatro minutos, faça uma pausa e repare como se sente depois de compartilhar a história dessa forma. É familiar para você? Não é familiar?

Observe e escreva no seu diário como é cada estilo de narrativa em relação aos outros. O primeiro estilo é designado por narrativa dramática; o foco está na narrativa, na causa e efeito e na progressão linear da história (ele fez isto, depois ela fez aquilo etc.). O segundo estilo é designado por narrativa reflexiva, uma vez que se centra mais na experiência individual interna, no aqui e agora. O terceiro estilo é designado por narrativa do herói e foca o crescimento e a aprendizagem da experiência. A intenção aqui é conseguir se pegar em uma narrativa dramática na qual você se concentra na ação e no comportamento dos outros, floreando e criando mais intensidade. Quando se identificar nessa narrativa dramática, faça uma pausa, estabilize-se e verifique o que está por trás da excitação de compartilhar a partir de uma expressão dramática — o que você está sentindo? Coloque-se em relação ao que quer compartilhar. O que parece importante de ser reconhecido e conscientizado? O que você precisa? E depois veja o que pode ser compartilhado em uma narrativa reflexiva.

PRÁTICA DE NARRATIVA REFLEXIVA

Conte em voz alta uma história sobre você mesmo ou sobre outra pessoa. Depois de cada frase que disser, faça uma pausa e pergunte-se: "Como estou me sentindo neste momento?" Enquanto compartilha, consegue sentir a sua respiração, o peso do seu corpo ou a sensação de estar ancorado (conectado) ao chão?

Se se sentir desconectado de si próprio na história, faça uma pausa e volte a se conectar consigo.

AFASTAR-SE DAS HISTÓRIAS

Quando perceber que está entrando em uma história na sua mente, use os seus sentidos e a sua respiração para sair da imaginação e voltar ao momento presente. Ferramentas adicionais incluem o seguinte:

- Observe as cores do seu quarto.
- Ouça os sons ao seu redor.
- Sinta a sua pele contra o chão.
- Repare na qualidade do ar e na temperatura.
- Comece a listar fatos do que está acontecendo, o que você sabe como verdade absoluta. O que faz você saber que é verdade neste momento?
- Enumere todos os fatos que são história, especulação ou imaginação.
- Pergunte a si mesmo como essa história que está contando para si mesmo ou para os outros é parecida com as histórias passadas que já contou.

PARAR DE CRIAR HISTÓRIAS DO PASSADO

Uma tática comum de aceleração é reviver e repetir histórias do passado. A intenção dessa prática é perceber quando está sendo engolido por uma memória que o ativa, e depois afastar-se dessa memória.

1. Reconheça que está fazendo um dos 3 Rs: repetindo, reencenando ou recriando.
2. Você pode imaginar que está colocando temporariamente a memória em uma caixa. A seguir, você vai colocar postes ao

redor da caixa. Depois, vai colocar fita amarela de "cuidado" ao redor dos postes. Separe a caixa e o espaço que contém a memória. Isso não quer dizer que a memória seja ruim ou perigosa, e sim que estamos a advertir-nos hipnoticamente para não usarmos a memória como um dispositivo para nos acelerarmos. Se houver uma tentativa de usar essa memória para se abastecer, então terá de passar pela fita de precaução, o que tornará a ação mais consciente.
3. Depois de colocar a fita de precaução, repare no espaço que existe entre você e a memória. Talvez queira deixar que a sua respiração preencha esse espaço.
4. A esta altura, volte a concentrar a sua atenção em si mesmo. O que está presente em você?

PARAR DE CRIAR HISTÓRIAS DE UM FUTURO IMAGINADO

Outra tática comum é projetar-se em potenciais cenários futuros. É como ir a uma aula de ioga ou de meditação e, de repente, estar na fantasia de gritar com um antigo amante ou com o representante do serviço de atendimento ao cliente com quem se sente injustiçado. Este exercício irá ajudá-lo a desconstruir a "memória" futura e a afastá-la.

1. Repare que está criando uma história sobre outras pessoas ou sobre algo que tem a ver com o futuro. Mais uma vez, repare se está criando algo que não está acontecendo no momento presente e se começa a repeti-lo, a reencená-lo ou a recriar diferentes versões dele.
2. Recue. Utilizo frequentemente a frase "Estou colocando a mesa para alguém que não vem jantar", "Estou comprando uma ferramenta para um projeto que não estou construindo" ou "Estou adquirindo uma moto quando nem sequer conduzo" — uma versão dessa frase.

3. Depois de repetir a afirmação, tome medidas para desconstruir a memória futura. Por exemplo, se estiver usando a primeira afirmação sobre o jantar, observe-se guardando de volta todos os itens: a xícara, o prato, o copo, os talheres e o jogo americano. Volte a colocá-los nas respectivas gavetas. E venha sentar-se à mesa com o que e quem está realmente aqui. Em outras palavras, volte ao que está acontecendo no momento presente, como a aula de ioga ou de meditação.

Agradecimentos

APESAR DE TER PASSADO MUITAS E MUITAS HORAS SOZINHO EM uma sala pesquisando e escrevendo, foi realmente necessário uma aldeia de apoio e seres humanos incrivelmente expressivos e honestos para fazer este livro. Sou muito grato a cada pessoa que contribuiu para a pesquisa e elaboração deste manuscrito. Às minhas queridas amigas Rae Johnson, Nkem Ndefo, Arielle Schwartz, Caitlin Cady, Heather Lord e Lailey Wallace, pelas conversas a altas horas da noite, pelos comentários honestos e pela infinita animação. À minha família do Embody Lab, por ser sempre um pilar de apoio e por me ajudar a concretizar tantos dos meus sonhos. Ally Bogard, por se sentar comigo durante muitas horas desconstruindo cada frase e por oferecer o seu incentivo e belas ideias para o desenvolvimento do livro. À minha incrível família: mãe, pai e Nikki, que nunca hesitaram em me oferecer entusiasmo e amor incondicionais em cada passo do caminho. Luann Fortune, que me orientou gentilmente no processo de ser pesquisador e escritor. Theopia Jackson, que acreditou em mim e na pesquisa deste trabalho. Elizabeth Osgood Campbell, por todas as maravilhosas conversas de desenvolvimento e por me guiar pelos processos de como escrever um livro. A Steven Porges, pelas muitas conversas que estimularam o crescimento do livro.

À equipe da Hachette, em especial a Renée Sedliar, que me deu uma chance e acreditou tão firmemente em lançar *Viciados em drama* mundo afora.

Notas

CAPÍTULO 3 — SINTOMAS COMUNS E IMPACTOS DO VÍCIO EM DRAMA

4. Shelley E. Taylor e Fuschia M. Sirois, *Health Psychology*, 2 ed. (Toronto, ON: McGraw Hill, 2012); Robert Pearl, "Stress in America: The Causes and Costs", *Forbes*, 9 de outubro de 2014, https://www.forbes.com/sites/robertpearl/2014/10/09/stress-in-america-the-causes-and-costs/; E. Kozora *et al.*, "Major Life Stress, Coping Styles, and Social Support in Relation to Psychological Distress in Patients with Systemic Lupus Erythematosus", *Lupus* 14, no. 5 (2005): 363-372, https://doi.org/10.1191/0961203305lu2094oa.

5. Bessel van der Kolk *et al.*, "Inescapable Shock, Neurotransmitters, and Addiction to Trauma: Toward a Psychobiology of Post-Traumatic Stress", *Biological Psychiatry* 20, n°. 3 (1985): 314—325, https://doi.org/10.1016/0006-3223(85)90061-7.

6. Delana Marie Parker, "In Sync: Daily Mood and Diurnal Cortisol Synchronization Between Pre-adolescents and Their Mothers and Fathers", Teses e dissertações eletrônicas da UCLA, 2017, https://escholarship.org/uc/item/1vb60880; S. J. Dimitroff *et al.*, "Physiological Dynamics of Stress Contagion", *Scientific Reports* 7, n°. 1: 1-8 (2017); B. B. Gump e J. A. Kulik, "Stress, Affiliation, and Emotional Contagion", *Journal of Personality and Social Psychology* 72, n°. 2 (1997): 305-319, https://doi.org/10.1037/0022-3514.72.2.305.

CAPÍTULO 5 — CONSTRUINDO A TEMPESTADE PERFEITA: A BASE DO VÍCIO EM DRAMA

1. Urie Bronfenbrenner, "Ecological Models of Human Development", *in Readings on the Development of Children*, ed. Mary Gauvain and Michael Cole (Nova York: Freeman, 1994), 37—43.

2. John A. Astin, "Mind-Body Therapies for the Management of Pain", *Clinical Journal of Pain* 20, n°. 1 (2004): 27—32, https://doi.org/10.1097/00002508-200401000-00006; Robert Kugelmann, "Pain in the Vernacular: Psychological and Physical", *Journal of Health Psychology* 5, n°. 3 (2000): 305—313; Naomi I. Eisenberger, "Broken Hearts and Broken Bones: A Neural Perspective on the Similarities Between Social and Physical Pain", *Current Directions in Psychological Science* 21, n°. 1 (2012): 42—47, https://doi.org/10.1177/0963721411429455.
3. Kelly A. Davies *et al.*, "Insecure Attachment Style Is Associated with Chronic Widespread Pain", *Pain* 143, n°. 3 (2009): 200—205.
4. Alessia Passanisi *et al.*, "Attachment, Self-Esteem and Shame in Emerging Adulthood", *Procedia—Social and Behavioral Sciences* 191, n°. 2 (2015): 342—346, https://doi.org/10.1016/j.sbspro.2015.04.552; David R. Cook, "Shame, Attachment, and Addictions: Implications for Family Therapists", *Contemporary Family Therapy* 13 (1991): 405—419, https://doi.org/10.1007/BF00890495; David S. Bennett, Margaret Wolan Sullivan, e Michael Lewis, "Neglected Children, Shame-Proneness, and Depressive Symptoms", *Child Maltreatment* 15, n°. 4 (2010): 305—314, https://doi.org/10.1177/1077559510379634.
5. Louis Leung, "Leisure Boredom, Sensation Seeking, Self-Esteem, and Addiction", *in Mediated Interpersonal Communication*, ed. Elly A. Konijn *et al.* (Nova York: Routledge, 2008), 359—381.
6. Laura MacPherson *et al.*, "Changes in Sensation Seeking and Risk-Taking Propensity Predict Increases in Alcohol Use Among Early Adolescents", *Alcoholism: Clinical and Experimental Research* 34, n°. 8 (2010): 1400—1408, https://doi.org/10.1111/j.1530-0277.2010.01223.x.

CAPÍTULO 6 — FEITO PARA O DRAMA: O PAPEL DO ESTRESSE

1. Johannes Klackl e Eva Jones, "Effects of Mortality Salience on Physiological Arousal", *Frontiers in Psychology* 10 (2019): 1893, https://doi.org/10.3389/fpsyg.2019.01893.
2. Hans Selye, "The Evolution of the Stress Concept: The Originator of the Concept Traces Its Development from the Discovery in 1936 of the Alarm Reaction to Modern Therapeutic Applications of Syntoxic and Catatoxic Hormones", *American Scientist* 61, n°. 6 (1973): 692—699.
3. Selye, "The Evolution of the Stress Concept".
4. Hans Selye, *The Stress of Life* (Nova York: McGraw-Hill, 1956).

5. L. Harper, "Epigenetic Inheritance and the Intergenerational Transfer of Experience", *Psychological Bulletin* 131, n°. 3 (2005): 340—360, https://doi.org/10.1037/0033-2909.131.3.340; Teresa I. Sivilli e Thaddeus W. W. Pace, "The Human Dimensions of Resilience: A Theory of Contemplative Practices and Resilience", Garrison Institute, 2014, https://www.garrisoninstitute.org/wp-content/uploads/2016/03/The_Human_ Dimensions_of_Resilience.pdf; D. S. Goldstein e I. J. Kopin, "Evolution of Concepts of Stress", *Stress* 10 (2007): 109—120.
6. Annina Seiler *et al.*, "Adverse Childhood Experiences, Mental Health, and Quality of Life of Chilean Girls Placed in Foster Care: An Exploratory Study", *Psychological Trauma: Theory, Practice, Research, and Policy* 8, n°. 2 (2016): 180—187, https://doi .org/10.1037/tra0000037.
7. Vincent J. Felitti *et al.*, "Relationship of Childhood Abuse and Household Dysfunction to Many of the Leading Causes of Death in Adults: The Adverse Childhood Experiences (ACE) Study", *American Journal of Preventive Medicine* 14, n°. 4 (1998): 245—258, https://doi.org/10.1016/S0749-3797(98)00017-8.
8. Shanta R. Dube *et al.*, "Childhood Abuse, Household Dysfunction, and the Risk of Attempted Suicide Throughout the Life Span: Findings from the Adverse Childhood Experiences Study", *JAMA* 286, n°. 24 (2001): 3089—3096, https://doi.org/10.1001/jama.286.24.3089.
9. Felitti *et al.*, "Relationship of Childhood Abuse and Household Dysfunction"; Tamara B. Franklin *et al.*, "Epigenetic Transmission of the Impact of Early Stress Across Generations", *Biological Psychiatry* 68, n°. 5 (2010): 408—415, https://doi.org/10.1016/j.biopsych.2010.05.036.
10. Ann Louise Hunter, Helen Minnis e Philip Wilson, "Altered Stress Responses in Children Exposed to Early Adversity: A Systematic Review of Salivary Cortisol Studies", *Stress* 14, n°. 6 (2011): 614—626, https://doi.org/10.3109/10253890.2011.577848.
11. L. Harper, "Epigenetic Inheritance and the Intergenerational Transfer of Experience", *Psychological Bulletin* 131, n°. 3 (2005): 340—360, https://doi.org/10.1037/0033-2909.131.3.340.
12. T. Canli, "Toward a 'Molecular Psychology' of Personality", *in Handbook of Personality: Theory and Research*, ed. Oliver P. John, Richard W. Robins e Lawrence A. Pervin (Nova York: Guilford, 2008), 311—327; R. F. Krueger e W. Johnson, "Behavioral Genetics and Personality",

in Handbook of Personality: Theory and Research, ed. Oliver P. John, Richard W. Robins e Lawrence A. Pervin (Nova York: Guilford, 2008), 287—310.
13. Natan P. Kellermann, "Epigenetic Transmission of Holocaust Trauma: Can Nightmares Be Inherited?", *Israel Journal of Psychiatry and Related Sciences* 50, n°. 1 (2013): 33.
14. Hunter, Minnis e Wilson, "Altered Stress Responses in Children Exposed to Early Adversity".
15. Urie Bronfenbrenner, "Ecological Models of Human Development", *in Readings on the Development of Children*, ed. Mary Gauvain e Michael Cole (Nova York: Freeman, 1994), 37—43.
16. Sara R. Jaffee *et al.*, "Chaotic Homes and Children's Disruptive Behavior: A Longitudinal Cross-Lagged Twin Study", *Psychological Science* 23, n°. 6 (2012): 643—650, https://doi.org/10.1177/0956797611431693.
17. Bernard J. Baars, *In the Theater of Consciousness: The Workspace of the Mind* (Nova York: Oxford University Press, 1997).
18. Elaine N. Aron, Arthur Aron e Jadzia Jagiellowicz, "Sensory Processing Sensitivity: A Review in the Light of the Evolution of Biological Responsivity", *Personality and Social Psychology Review* 16, no. 3 (2012): 262—282, https://doi.org/10.1177/1088868311434213.
19. Aron, Aron e Jagiellowicz, "Sensory Processing Sensitivity"; John E. Richters e Everett Waters, "Attachment and Socialization: The Positive Side of Social Influence", *in Social Influences and Socialization in Infancy*, ed. Saul Feinman e Michael Lewis (Cleveland: Plenum Press, 1991), 185—213.
20. Richters e Waters, "Attachment and Socialization".
21. Antonia Bifulco *et al.*, "Adult Attachment Style as Mediator Between Childhood Neglect/Abuse and Adult Depression and Anxiety", *Social Psychiatry and Psychiatric Epidemiology* 41, n°. 10 (2006): 796—805, https://doi.org/10.1007/s00127-006-0101-z; K. A. Davies *et al.*, "Insecure Attachment Style Is Associated with Chronic Widespread Pain", *Pain* 143, n°. 3 (2009): 200—2005, https://doi.org/10.1016/j.pain.2009.02.013.
22. E. Waters, D. Hay e J. Richters, "Infant Parent Attachment and the Origins of Prosocial and Antisocial Behavior", *in Development of Antisocial and Prosocial Behavior: Research, Theories, and Issues*, ed. Dan Olweus, Jack Block e Marian Radke Yarrow (Nova York: Academic Press, 1986), 97—125.

CAPÍTULO 7 — PRESO NO LAÇO: QUANDO UMA ESTRATÉGIA DE SOBREVIVÊNCIA SE TORNA UM VÍCIO

1. Bruce E. Compas *et al.*, "Coping with Stress During Childhood and Adolescence: Problems, Progress, and Potential in Theory and Research", *Psychological Bulletin* 127, n°. 1 (2001): 87—127, https://doi.org/10.1037/0033-2909.127.1.87.
2. Compas *et al.*, "Coping with Stress During Childhood and Adolescence".
3. Alan I. Leshner, "Addiction Is a Brain Disease, and It Matters", *Science* 278, n°. 5335 (1997): 45—47, https://doi.org/10.1126/science.278.5335.45; A. Thomas McLellan *et al.*, "Drug Dependence, a Chronic Medical Illness: Implications for Treatment, Insurance, and Outcomes Evaluation", *JAMA* 284, n°. 13 (2000): 1689—1695, https://doi.org/10.1001/jama.284.13.1689.
4. Mark Griffiths, "A 'Components' Model of Addiction Within a Biopsychosocial Framework", *Journal of Substance Use* 10, n°. 4 (2005): 191—197, https://doi.org/10.1080/14659890500114359.
5. J. D. Kruschwitz *et al.*, "High Thrill and Adventure Seeking Is Associated with Reduced Interoceptive Sensitivity: Evidence for an Altered Sex—Specific Homeostatic Processing in High—Sensation Seekers", *European Journal of Personality* 28, n°. 5 (2014), 472—481, https://doi.org/10.1002%2Fper.1946.
6. Johann Hari, *Na fissura: Uma história do fracasso no combate às Drogas*. (São Paulo: Companhia das Letras, 2018).
7. Bruce K. Alexander, Patricia Hadaway e Robert Coambs, "Rat Park Chronicle", *British Columbia Medical Journal* 22, n°. 2 (1980): 32—45; Bruce K. Alexander, "The Disease and Adaptive Models of Addiction: A Framework Evaluation", *Journal of Drug Issues* 17, n°. 1 (1987): 47—66, https://doi.org/10.1177/002204268701700104.
8. R. Gurung, B. Sarason e I. Sarason, "Close Personal Relationships and Health Outcomes: A Key to the Role of Social Support", in *Handbook of Personal Relationships: Theory, Research and Interventions*, 2 ed., ed. Steve Duck *et al.*, (Chichester, Reino Unido: Wiley, 1997): 547—573; John F. Kelly e Rudolf Moos, "Dropout from 12-Step Self-Help Groups: Prevalence, Predictors, and Counteracting Treatment Influences", *Journal of Substance Abuse Treatment* 24, n°. 3 (2003): 241—250.
9. Gabor Maté, "Addiction: Childhood Trauma, Stress and the Biology of Addiction", *Journal of Restorative Medicine* 1, n°. 1 (2012): 56—63.

10. Gabor Maté, *In the Realm of Hungry Ghosts: Close Encounters with Addiction* (Berkeley: North Atlantic Books, 2010).
11. Andreas von Leupoldt *et al.*, "Dyspnea and Pain Share Emotion-Related Brain Network", *NeuroImage* 48, n°. 1 (2009): 200—206, https://doi.org/10.1016/j.neuroimage.2009.06.015.
12. Shelley E. Taylor e Fuschia M. Sirois, *Health Psychology*, 2 ed. (Toronto, ON: McGraw Hill, 2012).
13. Francis J. Keefe *et al.*, "Coping with Rheumatoid Arthritis Pain: Catastrophizing as a Maladaptive Strategy", *Pain* 37, n°. 1 (1989): 51—56, https://doi.org/10.1016/0304-3959(89)90152-8; Steven Stosny, *Treating Attachment Abuse: A Compassionate Approach* (Nova York: Springer, 1995); Michael J. Sullivan *et al.*, "Theoretical Perspectives on the Relation Between Catastrophizing and Pain", *Clinical Journal of Pain* 17, n°. 1 (2001): 52—64, https://doi.org/10.1097/00002508-200103000-00008.
14. Hillel Glover, "Emotional Numbing: A Possible Endorphin-Mediated Phenomenon Associated with Post-Traumatic Stress Disorders and Other Allied Psychopathologic States", *Journal of Traumatic Stress* 5, n°. 4 (1992): 643—675, https://doi.org/10.1002/jts.2490050413; Billi Gordon, "Excessive Attention-Seeking and Drama Addiction: Portrait of Neglect", *Obesely Speaking* (blog), *Psychology Today*, 4 de novembro de 2014, https://www.psychologytoday.com/us/blog/obesely-speaking/201411/excessive-attention-seeking-and-drama-addiction; Bessel van der Kolk *et al.*, "Inescapable Shock, Neurotransmitters, and Addiction to Trauma: Toward a Psychobiology of Post-Traumatic Stress", *Biological Psychiatry* 20, n°. 3 (1985): 314—325, https://doi.org/10.1016/0006-3223(85)90061-7.
15. Maté, *In the Realm of Hungry Ghosts*.
16. Martin P. Paulus, "Decision-Making Dysfunctions in Psychiatry—Altered Homeostatic Processing?", *Science* 218, n°. 5850 (2007): 602—606, https://doi.org/10.1126/science.1142997.
17. Caroline Durlik e Manos Tsakiris, "Decreased Interoceptive Accuracy Following Social Exclusion", *International Journal of Psychophysiology* 96, n°. 1 (2015): 57—63; Lori Haase *et al.*, "When the Brain Does Not Adequately Feel the Body: Links Between Low Resilience and Interoception", *Biological Psychology* 113 (2016): 37—45; J. D. Kruschwitz *et al.*, "High Thrill and Adventure Seeking Is Associated with Reduced Interoceptive Sensitivity: Evidence for an Altered Sex—Specific Homeostatic Processing in High—Sensation Seekers", *European Journal of Personality* 28, n°. 5 (2014): 472—481.

18. Ali Cheetham *et al.*, "The Role of Affective Dysregulation in Drug Addiction", *Clinical Psychology Review* 30, n°. 6 (2010): 621—634; William W. Stoops e David N. Kearns, "Decision-Making in Addiction: Current Knowledge, Clinical Implications and Future Directions", *Pharmacology Biochemistry and Behavior* 164 (2018): 1—3.
19. Jean M. Williams, Phyllis Tonymon e Mark B. Andersen, "Effects of Life- Event Stress on Anxiety and Peripheral Narrowing", *Behavioral Medicine* 16, n°. 4 (1990): 174—181; Tracie J., Rogers e Daniel M. Landers, "Mediating Effects of Peripheral Vision in the Life Event Stress/Athletic Injury Relationship", *Journal of Sport and Exercise Psychology* 27, n°. 3 (2005): 271—288.
20. Jacek Kolacz, Katja K. Kovacic e Stephen W. Porges, "Traumatic Stress and the Autonomic Brain-Gut Connection in Development: Polyvagal Theory as an Integrative Framework for Psychosocial and Gastrointestinal Pathology", *Developmental Psychobiology* 61, n°. 5 (2019): 796—809, https://doi.org/10.1002/dev.21852.
21. Jacek Kolacz, Gregory F. Lewis e Stephen W. Porges, "The Integration of Vocal Communication and Biobehavioral State Regulation in Mammals: A Polyvagal Hypothesis", *in Handbook of Behavioral Neuroscience*, ed. Stefan M. Brudzynski (Londres: Elsevier, 2018), 23—34, https://doi.org/10.1016/B978-0-12-809600-0.00003-2.
22. Elizabeth A. Krusemark *et al.*, "When the Sense of Smell Meets Emotion: Anxiety-State-Dependent Olfactory Processing and Neural Circuitry Adaptation", *Journal of Neuroscience* 33, n°. 39 (2013): 15324—15332; https://doi.org/10.1523/JNEUROSCI.1835-13.2013.
23. Nancy K. Dess e David Edelheit, "The Bitter with the Sweet: The Taste/Stress/Temperament Nexus", *Biological Psychology* 48, n°. 2 (1998): 103—119.
24. F. Ozel, "Time Pressure and Stress as a Factor During Emergency Egress", *Safety Science* 38, n°. 2 (2001): 95—107.
25. John H. Riskind e Carolyn C. Gotay, "Physical Posture: Could It Have Regulatory or Feedback Effects on Motivation and Emotion?" *Motivation and Emotion* 6, n°. 3 (1982): 273—298, https://doi.org/10.1007/BF00992249.
26. Susan M. Andersen, Inga Reznik e Lenora M. Manzella, "Eliciting Facial Affect, Motivation, and Expectancies in Transference: Significant--Other Representations in Social Relations", *Journal of Personality and*

Social Psychology 71, n°. 6 (1996): 1108, https://doi.org/10.1037/0022-3514.71.6.1108; Susan. M. Andersen *et al.*, "Transference in Social Perception: The Role of Chronic Accessibility in Significant-Other Representations", *Journal of Personality and Social Psychology* 69, n°. 1 (1995): 41—57, https://doi.org/10.1037/0022-3514.69.1.41; Serena Chen, Susan M. Andersen e Katrina Hinkley, "Triggering Transference: Examining the Role of Applicability in the Activation and Use of Significant-Other Representations in Social Perception", *Social Cognition* 17, no. 3 (1999): 332—365, https://doi.org/10.1521/soco.1999.17.3.332.
27. Robert Soussignan, "Duchenne Smile, Emotional Experience, and Autonomic Reactivity: A Test of the Facial Feedback Hypothesis", *Emotion* 2, n°. 1 (2002): 52.
28. Sally Goddard Blythe, *Attention, Balance and Coordination: The A.B.C. of Learning Success* (West Sussex, Reino Unido; John Wiley & Sons, 2009).

CAPÍTULO 8 — O CICLO DO DRAMA: CAOS EM UM PISCAR DE OLHOS

1. George F. Koob, "The Dark Side of Emotion: The Addiction Perspective", *European Journal of Pharmacology* 753 (2015): 73—87, https://doi.org/10.1016/j.ejphar.2014.11.044.
2. Lauren M. Bylsma, Ad J. J. M. Vingerhoets e Jonathan Rottenberg, "When Is Crying Cathartic? An International Study", *Journal of Social and Clinical Psychology* 27, n°. 10 (2008): 1165—1187.
3. Arielle Tambini *et al.*, "Emotional Brain States Carry Over and Enhance Future Memory Formation", *Nature Neuroscience* 20 (2017): 271—278, https://doi.org/10.1038/nn.4468.
4. Jeremy Adams e Robert J. Kirkby, "Excessive Exercise as an Addiction: A Review", *Addiction Research & Theory* 10, n°. 5 (2002): 415—437; Falk Kiefer *et al.*, "Is Withdrawal-Induced Anxiety in Alcoholism Based on β-Endorphin Deficiency?", *Psychopharmacology* 162, n°. 4 (2002): 433—437; Joseph Volpicelli *et al.*, "The Role of Uncontrollable Trauma in the Development of PTSD and Alcohol Addiction", *Alcohol Research & Health* 23, n°. 4 (1999): 256

CAPÍTULO 9 — SUPERESTÍMULO E DESCONEXÃO: A DROGA GLOBAL DO DRAMA

1. Brian Resnick, Julia Belluz e Eliza Barclay, "Is Our Constant Use of Digital Technologies Affecting Our Brain Health? We Asked

11 Experts", *Vox*, 26 de fevereiro de 2019, https://www.vox.com/science-and-health/2018/11/28/18102745/cellphone-distraction-brain-health-screens-kids.
2. Annette Hill, *Reality TV: Audiences and Popular Factual Television* (Nova York: Routledge, 2005); Julia Stoll, "Most Popular TV Genres in the U.S. 2017", Statista, 13 de janeiro de 2021, https://www.statista.com/statistics/201565/most-popular-genres-in-us-primetime-tv/.
3. John McDonough e Karen Egolf, *The Advertising Age Encyclopedia of Advertising* (Nova York: Routledge, 2015); Daniel Romer, Kathleen Hall Jamieson, e Sean Aday, "Television News and the Cultivation of Fear of Crime", *Journal of Communication* 53, n°. 1 (2003): 88—104, https://doi.org/10.1111/j.1460-2466.2003.tb03007.x.
4. Ted Chiricos, Kathy Padgett e Marc Gertz, "Fear, TV News, and the Reality of Crime", *Criminology* 38, n°. 3 (2000): 755—786, https://doi.org/10.1111/j.1745-9125.2000.tb00905.x; Dennis T. Lowry, Tarn Ching Josephine Nio, e Dennis W. Leitner, "Setting the Public Fear Agenda: A Longitudinal Analysis of Network TV Crime Reporting, Public Perceptions of Crime, and FBI Crime Statistics", *Journal of Communication* 53, n°. 1 (2003): 61—73, https://doi.org/10.1111/j.1460-2466.2003.tb03005.x; Romer, Jamieson, e Aday, "Television News and the Cultivation of Fear of Crime".
5. Amrisha Vaish, Tobias Grossmann e Amanda Woodward, "Not All Emotions Are Created Equal: The Negativity Bias in Social-Emotional Development", *Psychological Bulletin* 134, n°. 3 (2008): 383—403, https://doi.org/10.1037/0033-2909.134.3.383.
6. Cristina M. Alberini, "Long-Term Memories: The Good, the Bad, and the Ugly", *Cerebrum* 2010 (2010): 21, https://www.ncbi.nlm.nih.gov/pmc/articles/PMC3574792/.
7. Benjamin E. Hilbig, "Good Things Don't Come Easy (to Mind)", *Experimental Psychology* (2011), https://doi.org/10.1027/1618-3169/a000124.
8. John R. Hibbing, Kevin B. Smith e John R. Alford, "Differences in Negativity Bias Underlie Variations in Political Ideology", *Behavioral and Brain Sciences* 37 (2014): 297—307; Scott O. Lilienfeld e Robert D. Latzman, "Threat Bias, Not Negativity Bias, Underpins Differences in Political Ideology", *Behavioral and Brain Sciences* 37, n°. 3 (2014): 318.
9. Christine Liebrecht, Lettica Hustinx e Margot van Mulken, "The Relative Power of Negativity: The Influence of Language Intensity on Perceived Strength", *Journal of Language and Social Psychology* 38,

n°. 2 (2019): 170—193; Paul Rozin e Edward B. Royzman, "Negativity Bias, Negativity Dominance, and Contagion", *Personality and Social Psychology Review* 5, n°. 4 (2001): 296—320.
10. Gloria Mark *et al.*, "Email Duration, Batching and Self-Interruption: Patterns of Email Use on Productivity and Stress", *CHI '16L Proceedings of the 2016 CHI Conference on Human Factors in Computing Systems* (2016): 1717—1728, https://doi .org/10.1145/2858036.2858262.
11. Jonathan Spira e Joshua Feintuch, "The Cost of Not Paying Attention: How Interruptions Impact Knowledge Worker Productivity", Information Overload Research Group, 1 de janeiro de 2015, https://iorgforum.org/wp-content/uploads/2011/06/CostOfNotPayingAttention.BasexReport1.pdf.
12. E. Alison Holman, Dana Rose Garfin e Roxane Cohen Silver, "Media's Role in Broadcasting Acute Stress Following the Boston Marathon Bombings", *Proceedings of the National Academy of Sciences* 111, n°. 1 (2014): 93—98.
13. Stephanie J. Dimitroff *et al.*, "Physiological Dynamics of Stress Contagion", *Scientific Reports* 7, n°. 1 (2017): 1—8.
14. Christian Collet *et al.*, "Autonomic Nervous System Correlates in Movement Observation and Motor Imagery", *Frontiers in Human Neuroscience* 7 (2013): 415.
15. Brock Bastian, Jolanda Jetten e Laura J. Ferris, "Pain as Social Glue: Shared Pain Increases Cooperation", *Psychological Science* 25, n°. 11 (2014): 2079—2085, https://doi.org/10.1177/0956797614545886.
16. Juan Herrero *et al.*, "Socially Connected but Still Isolated: Smartphone Addiction Decreases Social Support over Time", *Social Science Computer Review* 37, n°. 1 (2019): 73—88.

Bibliografia

Adams, Jeremy e Robert J. Kirkby. "Excessive Exercise as an Addiction: A Review", *Addiction Research & Theory* 10, n°. 5 (2002): 415—437.

Alberini, Cristina M. "Long-Term Memories: The Good, the Bad, and the Ugly", *Cerebrum* 2010 (2010): 21. https://www.ncbi.nlm.nih.gov/pmc/articles/PMC3574792.

Alexander, Bruce K. "The Disease and Adaptive Models of Addiction: A Frame- work Evaluation", *Journal of Drug Issues* 17, n°. 1 (1987): 47—66. https://doi.org/10.1177/002204268701700104.

Alexander, Bruce K., Patricia Hadaway e Robert Coambs. "Rat Park Chronicle". *British Columbia Medical Journal* 22, n°. 2 (1980): 32—45.

Andersen, Susan M., Noah S. Glassman, Serena Chen e Steve W. Cole. "Transference in Social Perception: The Role of Chronic Accessibility in Significant-Other Representations", *Journal of Personality and Social Psychology* 69, n°. 1 (1995): 41—57. https://doi.org/10.1037/0022-3514.69.1.41.

Andersen, Susan M., Inga Reznik e Lenora M. Manzella. "Eliciting Facial Affect, Motivation, and Expectancies in Transference: Significant--Other Representations in Social Relations", *Journal of Personality and Social Psychology* 71, n°. 6 (1996): 1108. https://doi.org/10.1037/0022-3514.71.6.1108.

Aron, Elaine N., Arthur Aron e Jadzia Jagiellowicz. "Sensory Processing Sensitivity: A Review in the Light of the Evolution of Biological Responsivity", *Personality and Social Psychology Review* 16, n°. 3 (2012): 262—282. https://doi.org/10.1177/1088868311434213.

Astin, John A. "Mind-Body Therapies for the Management of Pain." *Clinical Journal of Pain* 20, n°. 1 (2004): 27—32. https://doi.org/10.1097/00002508-200401000-00006.

Baars, Bernard J. *In the Theater of Consciousness: The Workspace of the Mind.* Nova York: Oxford University Press, 1997.

Bastian, Brock, Jolanda Jetten e Laura J. Ferris. "Pain as Social Glue: Shared Pain Increases Cooperation", *Psychological Science* 25, n°. 11 (2014): 2079—2085. https://doi.org/10.1177/0956797614545886.

Bennett, David S., Margaret Wolan Sullivan e Michael Lewis. "Neglected Children, Shame-Proneness, and Depressive Symptoms", *Child Maltreatment* 15, n°. 4 (2010): 305—314. https://doi.org/10.1177/1077559510379634.

Bifulco, Antonia, Junghye Kwon, Catherine Jacobs, Patricia M. Moran, Amanda Bunn e Nils Beer. "Adult Attachment Style as Mediator Between Childhood Neglect/ Abuse and Adult Depression and Anxiety", *Social Psychiatry and Psychiatric Epidemiology* 41, n°. 10 (2006): 796—805. https://doi.org/10.1007/s00127-006-0101-z.

Blackburn-Munro, G., e R. E. Blackburn-Munro. "Chronic Pain, Chronic Stress and Depression: Coincidence or Consequence?" *Journal of Neuroendocrinology* 13, n°. 12 (2001): 1009—1023. https://doi.org/10.1046/j.0007-1331.2001.00727.x.

Blythe, Sally Goddard. *Attention, Balance and Coordination: The A.B.C. of Learning Success.* West Sussex: John Wiley & Sons, 2009.

Bronfenbrenner, Urie. "Ecological Models of Human Development", *In Readings on the Development of Children*, editado por Mary Gauvain e Michael Cole, 37—43. Nova York: Freeman, 1994.

Bylsma, Lauren M., Ad J. J. M. Vingerhoets e Jonathan Rottenberg. "When Is Crying Cathartic? An International Study", *Journal of Social and Clinical Psychology* 27, n°. 10 (2008): 1165—1187.

Canli, T. "Toward a 'Molecular Psychology' of Personality." *In: Handbook of Personality: Theory and Research*, editado por Oliver P. John, Richard W. Robins e Lawrence A. Pervin, 311—327. Nova York: Guilford, 2008.

Carlson, Neil R. *Foundations of Behavioral Neuroscience.* Nova York: Pearson Education, 2014.

Chapman, Gary D. *As cinco linguagens do amor.* São Paulo: Mundo Cristão, 2013

Cheetham, Ali, Nicholas B. Allen, Murat Yücel e Dan I. Lubman. "The Role of Affective Dysregulation in Drug Addiction", *Clinical Psychology Review* 30, n°. 6 (2010): 621—634.

Chen, Serena, Susan M. Andersen e Katrina Hinkley. "Triggering Transference: Examining the Role of Applicability in the Activation and Use of

Significant-Other Representations in Social Perception", *Social Cognition* 17, n°. 3 (1999): 332—365. https://doi.org/10.1521/soco.1999.17.3.332.

Chiricos, Ted, Kathy Padgett e Marc Gertz. "Fear, TV News, and the Reality of Crime", *Criminology* 38, n°. 3 (2000): 755—786. https://doi.org/10.1111/j.1745-9125.2000.tb00905.x.

Collet, Christian, Franck Di Rienzo, N. El Hoyek e Aymeric Guillot. "Autonomic Nervous System Correlates in Movement Observation and Motor Imagery", *Frontiers in Human Neuroscience* 7 (2013): 415.

Compas, Bruce E., Jennifer K. Connor-Smith, Heidi Saltzman, Alexandria Harding Thomsen e Martha E. Wadsworth. "Coping with Stress During Childhood and Adolescence: Problems, Progress, and Potential in Theory and Research", *Psychological Bulletin* 127, n°. 1 (2001): 87—127. https://doi.org/10.1037/0033-2909.127.1.87.

Cook, David R., "Shame, Attachment, and Addictions: Implications for Family Therapists", *Contemporary Family Therapy* 13 (1991): 405—419, https://doi.org/10.1007/BF00890495.

Davies, Kelly A., G. J. Macfarlane, J. McBeth, Richard K. Morriss e Chris Dickens. "Insecure Attachment Style Is Associated with Chronic Widespread Pain", *Pain* 143, n°. 3 (2009): 200—205. https://doi.org/10.1016/j.pain.2009.02.013.

Dess, Nancy K., e David Edelheit. "The Bitter with the Sweet: The Taste/ Stress/ Temperament Nexus", *Biological Psychology* 48, n°. 2 (1998): 103—119.

Dimitroff, Stephanie J., Omid Kardan, Elizabeth A. Necka, Jean Decety, Marc G. Berman e Greg J. Norman. "Physiological Dynamics of Stress Contagion", *Scientific Reports* 7, n°. 1 (2017): 1—8.

Dube, Shanta R., Robert F. Anda, Vincent J. Felitti, Daniel P. Chapman, David F. Williamson e Wayne H. Giles. "Childhood Abuse, Household Dysfunction, and the Risk of Attempted Suicide Throughout the Life Span: Findings from the Adverse Childhood Experiences Study", *JAMA* 286, n°. 24 (2001): 3089—3096. https://doi.org/10.1001/jama.286.24.3089.

Durlik, Caroline, e Manos Tsakiris. "Decreased Interoceptive Accuracy Following Social Exclusion", *International Journal of Psychophysiology* 96, n°. 1 (2015): 57—63.

Eisenberger, Naomi I. "Broken Hearts and Broken Bones: A Neural Perspective on the Similarities Between Social and Physical Pain", *Current Directions in Psychological Science* 21, n°. 1 (2012): 42—47. https://doi.org/10.1177/0963721411429455.

Felitti, Vincent J., Robert F Anda, Dale Nordenberg, David F. Williamson, Alison M. Spitz, Valerie Edwards, Mary P. Koss e James S. Marks. "Relationship of Childhood Abuse and Household Dysfunction to Many of the Leading Causes of Death in Adults: The Adverse Childhood Experiences (ACE) Study", *American Journal of Preventive Medicine* 14, n°. 4 (1998): 245—258. https://doi.org/10.1016/S0749-3797(98)00017-8.

Fogel, Alan. *Body Sense: The Science and Practice of Embodied Self-Awareness* (Norton Series on Interpersonal Neurobiology). Nova York: W. W. Norton & Company, 2013.

Franklin, Tamara B., Holger Russig, Isabelle C. Weiss, Johannes Gräff, Natacha Linder, Aubin Michalon, Sandor Vizi e Isabelle M. Mansuy. "Epigenetic Transmission of the Impact of Early Stress Across Generations", *Biological Psychiatry* 68, n°. 5 (2010): 408—415. https://doi.org/10.1016/j.biopsych.2010.05.036.

Gardiner, Harry W., Jay D. Mutter e Corinne Kosmitzki. *Lives Across Cultures: Cross-Cultural Human Development.* Boston: Allyn & Bacon, 1998.

Glover, Hillel. "Emotional Numbing: A Possible Endorphin-Mediated Phenomenon Associated with Post-Traumatic Stress Disorders and Other Allied Psychopathologic States", *Journal of Traumatic Stress* 5, n°. 4 (1992): 643—675. https://doi.org/10.1002/jts.2490050413.

Goldstein, D. S. e I. J. Kopin, "Evolution of Concepts of Stress", *Stress* 10 (2007): 109—120.

Gordon, Billi. "Excessive Attention-Seeking and Drama Addiction: Portrait of Neglect", *Obesely Speaking* (blog), *Psychology Today*, 4 de novembro de 2014. https://www.psychologytoday.com/us/blog/obesely-speaking/201411/excessive-attention-seeking-and-drama-addiction.

Griffiths, Mark. "A 'Components' Model of Addiction Within a Biopsychosocial Framework", *Journal of Substance Use* 10, n°. 4 (2005): 191—197. https://doi.org/10.1080/14659890500114359.

Gump, B. B. e J. A. Kulik. "Stress, Affiliation, and Emotional Contagion", *Journal of Personality and Social Psychology* 72, n°. 2 (1997): 305—319. https://doi.org/10.1037/0022-3514.72.2.305.

Gurung, R., B. Sarason e I. Sarason. "Close Personal Relationships and Health Outcomes: A Key to the Role of Social Support", In *Handbook of Personal Relationships: Theory, Research and Interventions*, 2 ed., editado por Steve Duck *et al.* Chichester: Wiley (1997): 547—573.

Haase, Lori, Jennifer L. Stewart, Brittany Youssef, April C. May, Sara Isakovic, Alan N. Simmons, Douglas C. Johnson, Eric G. Potterat e Martin

P. Paulus. "When the Brain Does Not Adequately Feel the Body: Links Between Low Resilience and Interoception", *Biological Psychology* 113 (2016): 37—45.

Hari, Johann. *Na fissura: uma história do fracasso no combate às drogas*. São Paulo: Companhia das Letras, 2018.

Harper, L. "Epigenetic Inheritance and the Intergenerational Transfer of Experience", *Psychological Bulletin* 131, n°. 3 (2005): 340—360. https://doi.org/10.1037/0033-2909.131.3.340.

Herrero, Juan, Alberto Urueña, Andrea Torres e Antonio Hidalgo. "Socially Connected but Still Isolated: Smartphone Addiction Decreases Social Support over Time", *Social Science Computer Review* 37, n°. 1 (2019): 73—88.

Hibbing, John R., Kevin B. Smith e John R. Alford. "Differences in Negativity Bias Underlie Variations in Political Ideology", *Behavioral and Brain Sciences* 37 (2014): 297—307.

Hilbig, Benjamin E. "Good Things Don't Come Easy (to Mind)", *Experimental Psychology* 59, n°. 1 (2011): 38—46.

Hill, Annette. *Reality TV: Audiences and Popular Factual Television*. Nova York: Routledge, 2005.

Holman, E. Alison, Dana Rose Garfin e Roxane Cohen Silver. "Media's Role in Broadcasting Acute Stress Following the Boston Marathon Bombings", *Proceedings of the National Academy of Sciences* 111, n°. 1 (2014): 93—98.

Horvath, Paula, e Marvin Zuckerman. "Sensation Seeking, Risk Appraisal, and Risky Behavior", *Personality and Individual Differences* 14, n°. 1 (1993): 41—52. https://doi.org/10.1016/0191-8869(93)90173-Z.

Hunter, Ann Louise, Helen Minnis e Philip Wilson. "Altered Stress Responses in Children Exposed to Early Adversity: A Systematic Review of Salivary Cortisol Studies", *Stress* 14, n°. 6 (2011): 614—626. https://doi.org/10.3109/10253890.2011.577848.

Jaffee, Sara R., Ken B. Hanscombe, Claire M. A. Haworth, Oliver S. P. Davis e Robert Plomin, "Chaotic Homes and Children's Disruptive Behavior: A Longitudinal Cross-Lagged Twin Study", *Psychological Science* 23, n°. 6 (2012): 643—650, https://doi.org/10.1177/0956797611431693.

Keefe, Francis J., Gregory K. Brown, Kenneth A. Wallston e David S. Caldwell. "Coping with Rheumatoid Arthritis Pain: Catastrophizing as a Maladaptive Strategy", *Pain* 37, n°. 1 (1989): 51—56. https://doi.org/10.1016/0304-3959(89)90152-8.

Kellermann, Natan P. "Epigenetic Transmission of Holocaust Trauma: Can Nightmares Be Inherited?", *Israel Journal of Psychiatry and Related Sciences* 50, n°. 1 (2013): 33.

Kelly, John F., e Rudolf Moos. "Dropout from 12-Step Self-Help Groups: Prevalence, Predictors, and Counteracting Treatment Influences", *Journal of Substance Abuse Treatment* 24, n°. 3 (2003): 241—250.

Kiefer, Falk, Mirko Horntrich, Holger Jahn e Klaus Wiedemann. "Is Withdrawal-Induced Anxiety in Alcoholism Based on β-Endorphin Deficiency?", *Psychopharmacology* 162, n°. 4 (2002): 433—437.

Klackl, Johannes, e Eva Jones, "Effects of Mortality Salience on Physiological Arousal", *Frontiers in Psychology* 10 (2019): 1893. https://doi.org/10.3389/fpsyg.2019.01893.

Kolacz, Jacek, Katja K. Kovacic e Stephen W. Porges. "Traumatic Stress and the Autonomic Brain-Gut Connection in Development: Polyvagal Theory as an Integrative Framework for Psychosocial and Gastrointestinal Pathology", *Developmental Psychobiology* 61, n°. 5 (2019): 796—809. https://doi.org/10.1002/dev.21852.

Kolacz, Jacek, Gregory F. Lewis e Stephen W. Porges. "The Integration of Vocal Communication and Biobehavioral State Regulation in Mammals: A Polyvagal Hypothesis", In *Handbook of Behavioral Neuroscience*, editado por Stefan M. Brudzynski, 23—34. Londres: Elsevier, 2018. https://doi.org/10.1016/B978-0-12-809600-0.00003-2.

Koob, George F. "The Dark Side of Emotion: The Addiction Perspective", *European Journal of Pharmacology* 753 (2015): 73—87. doi:10.1016/j.ejphar.2014.11.044.

Kozora, E., M. C. Ellison, J. A. Waxmonsky, F. S. Wamboldt e T. L. Patterson. "Major Life Stress, Coping Styles, and Social Support in Relation to Psychological Distress in Patients with Systemic Lupus Erythematosus", *Lupus* 14, n°. 5 (2005): 363—372. https://doi.org/10.1191/0961203305lu2094oa.

Krueger, R. F., e W. Johnson. "Behavioral Genetics and Personality." In *Handbook of Personality: Theory and Research*, editado por Oliver P. John, Richard W. Robins e Lawrence A. Pervin, 287—310. Nova York: Guilford, 2008.

Kruschwitz, J. D., U. Lueken, A. Wold, H. Walter e M. P. Paulus. "High Thrill and Adventure Seeking Is Associated with Reduced Interoceptive Sensitivity: Evidence for an Altered Sex—Specific Homeostatic Processing in High—Sensation Seekers", *European Journal of Personality* 28, n°. 5 (2014), 472—481. https://doi .org/10.1002%2Fper.1946.

Krusemark, Elizabeth A., Lucas R. Novak, Darren R. Gitelman e Wen Li. "When the Sense of Smell Meets Emotion: Anxiety-State-Dependent Olfactory Processing and Neural Circuitry Adaptation", *Journal of Neuroscience* 33, n°. 39 (2013): 15324—15332. https://doi.org/10.1523/JNEUROSCI.1835-13.2013.

Kugelmann, Robert. "Pain in the Vernacular: Psychological and Physical", *Journal of Health Psychology* 5, n°. 3 (2000): 305—313.

Leshner, Alan I. "Addiction Is a Brain Disease, and It Matters", *Science* 278, n°. 5335 (1997): 45—47. https://doi.org/10.1126/science.278.5335.45.

Leung, Lewis, "Leisure Boredom, Sensation Seeking, Self-Esteem, and Addiction", *in Mediated Interpersonal Communication*, editado por Elly A. Konijn, Sonja Utz, Martin Tanis e Susan B. Barnes, 359—381. Nova York: Routledge, 2008.

Liebrecht, Christine, Lettica Hustinx e Margot van Mulken. "The Relative Power of Negativity: The Influence of Language Intensity on Perceived Strength", *Journal of Language and Social Psychology* 38, n°. 2 (2019): 170—193.

Lilienfeld, Scott O., e Robert D. Latzman. "Threat Bias, Not Negativity Bias, Underpins Differences in Political Ideology", *Behavioral and Brain Sciences* 37, n°. 3 (2014): 318.

Lowry, Dennis T., Tarn Ching Josephine Nio e Dennis W. Leitner. "Setting the Public Fear Agenda: A Longitudinal Analysis of Network TV Crime Reporting, Public Perceptions of Crime, and FBI Crime Statistics", *Journal of Communication* 53, n°. 1 (2003): 61—73. https://doi.org/10.1111/j.1460-2466.2003.tb03005.x.

MacPherson, Laura, Jessica F. Magidson, Elizabeth K. Reynolds, Christopher W. Kahler e C. W. Lejuez. "Changes in Sensation Seeking and Risk-Taking Propensity Predict Increases in Alcohol Use Among Early Adolescents", *Alcoholism: Clinical and Experimental Research* 34, n°. 8 (2010): 1400—1408. https://doi.org/10.1111/j.1530-0277.2010.01223.x.

Mark, Gloria, Shamsi T. Iqbal, Mary Czerwinski, Paul Johns, Akane Sano e Yuliya Lutchyn. "Email Duration, Batching and Self-Interruption: Patterns of Email Use on Productivity and Stress", *CHI '16L Proceedings of the 2016 CHI Conference on Human Factors in Computing Systems* (2016): 1717—1728. https://doi.org/10.1145/2858036.2858262.

Maté, Gabor. "Addiction: Childhood Trauma, Stress and the Biology of Addiction", *Journal of Restorative Medicine* 1, n°. 1 (2012): 56—63.

———. *In the Realm of Hungry Ghosts: Close Encounters with Addiction*. Berkeley: North Atlantic Books, 2010.

McDonough, John, e Karen Egolf. *The Advertising Age Encyclopedia of Advertising*. Nova York: Routledge, 2015.

McLellan, A. Thomas, David C. Lewis, Charles P. O'Brien e Herbert D. Kleber. "Drug Dependence, a Chronic Medical Illness: Implications for Treatment, Insurance, and Outcomes Evaluation", *JAMA* 284, n°. 13 (2000): 1689—1695. https://doi.org/10.1001/jama.284.13.1689.

Ozel, F. "Time Pressure and Stress as a Factor During Emergency Egress", *Safety Science* 38, n°. 2 (2001): 95—107.

Parker, Delana Marie. "In Sync: Daily Mood and Diurnal Cortisol Synchronization Between Pre-adolescents and Their Mothers and Fathers", UCLA Electronic Theses and Dissertations, 2017. https://escholarship.org/uc/item/1vb60880.

Passanisi, Alessia, Carmela Madonia, Giovanni Guzzo e Davide Greco, "Attachment, Self-Esteem and Shame in Emerging Adulthood", *Procedia—Social and Behavioral Sciences* 191, n°. 2 (2015): 342—346, https://doi.org/10.1016/j.sbspro.2015.04.552.

Paulus, Martin P. "Decision-Making Dysfunctions in Psychiatry—Altered Homeostatic Processing?", *Science* 218, n°. 5850 (2007): 602—606. https://doi.org/10.1126/science.1142997.

Pearl, Robert. "Stress in America: The Causes and Costs", *Forbes*, 9 de outubro de 2014. https://www.forbes.com/sites/robertpearl/2014/10/09/stress-in-america-the-causes-and-costs/.

Porges, Stephen W. *The Polyvagal Theory: Neurophysiological Foundations of Emotions, Attachment, Communication, and Self-Regulation* (Norton Series on Interpersonal Neurobiology). Nova York: W. W. Norton & Company, 2011.

Resnick, Brian, Julia Belluz e Eliza Barclay "Is Our Constant Use of Digital Technologies Affecting Our Brain Health? We Asked 11 Experts", *Vox*, 26 de fevereiro de 2019. https://www.vox.com/science-and-health/2018/11/28/18102745/cellphone-distraction-brain-health-screens-kids.

Richters, John E., e Everett Waters. "Attachment and Socialization: The Positive Side of Social Influence." *In Social Influences and Socialization in*

Infancy, editado por Saul Feinman e Michael Lewis, 185—213. Cleveland: Plenum Press, 1991.

Riskind, John H., e Carolyn C. Gotay. "Physical Posture: Could It Have Regulatory or Feedback Effects on Motivation and Emotion?", *Motivation and Emotion* 6, n°. 3 (1982): 273—298. https://doi.org/10.1007/BF00992249.

Rogers, Tracie J., e Daniel M. Landers. "Mediating Effects of Peripheral Vision in the Life Event Stress/Athletic Injury Relationship", *Journal of Sport and Exercise Psychology* 27, n°. 3 (2005): 271—288.

Romer, Daniel, Kathleen Hall Jamieson e Sean Aday. "Television News and the Cultivation of Fear of Crime", *Journal of Communication* 53, n°. 1 (2003): 88—104. https://doi.org/10.1111/j.1460-2466.2003.tb03007.x.

Rozin, Paul, e Edward B. Royzman. "Negativity Bias, Negativity Dominance, and Contagion", *Personality and Social Psychology Review* 5, n°. 4 (2001): 296—320.

Ryan, Richard M., e Edward L. Deci. "Self-Determination Theory and the Facilitation of Intrinsic Motivation, Social Development, and Well-Being", *American Psychologist* 55, n°. 1 (2000): 68—78. https://doi.org/10.1037/0003-066X.55.1.68.

Seiler, Annina, Stefanie Kohler, Martina Ruf-Leuschner e Markus A. Landolt. "Adverse Childhood Experiences, Mental Health, and Quality of Life of Chilean Girls Placed in Foster Care: An Exploratory Study", *Psychological Trauma: Theory, Practice, Research, and Policy* 8, n°. 2 (2016): 180—187. https://doi.org/10.1037/tra0000037.

Selye, Hans. "The Evolution of the Stress Concept: The Originator of the Concept Traces Its Development from the Discovery in 1936 of the Alarm Reaction to Modern Therapeutic Applications of Syntoxic and Catatoxic Hormones", *American Scientist* 61, n°. 6 (1973): 692—699.

_____. *The Stress of Life*. Nova York: McGraw-Hill, 1956.

Sivilli, Teresa I., e Thaddeus W. W. Pace. "The Human Dimensions of Resilience: A Theory of Contemplative Practices and Resilience", Garrison Institute, 2014. https://www.garrisoninstitute.org/wp-content/uploads/2016/03/The_Human_Dimensions_of_Resilience.pdf.

Soussignan, Robert. "Duchenne Smile, Emotional Experience, and Autonomic Reactivity: A Test of the Facial Feedback Hypothesis", *Emotion* 2, n°. 1 (2002): 52.

Spira, Jonathan, e Joshua Feintuch. "The Cost of Not Paying Attention: How Interruptions Impact Knowledge Worker Productivity", Information

Overload Research Group, 1º de janeiro de 2015. https://iorgforum.org/wp-content/uploads/2011/06/CostOfNotPayingAttention.BasexReport1.pdf.

Stoll, Julia. "Most Popular TV Genres in the U.S. 2017", Statista, 13 de janeiro de 2021. https://www.statista.com/statistics/201565/most-popular-genres-in-us-primetime-tv/.

Stoops, William W., e David N. Kearns. "Decision-Making in Addiction: Current Knowledge, Clinical Implications and Future Directions", *Pharmacology Biochemistry and Behavior* 164 (2018): 1—3.

Stosny, Steven. *Treating Attachment Abuse: A Compassionate Approach*. Nova York: Springer, 1995.

Sullivan, Michael J., Beverly Thorn, Jennifer A. Haythornthwaite, Francis Keefe, Michelle Martin, Laurence A. Bradley e John C. Lefebvre. "Theoretical Perspectives on the Relation Between Catastrophizing and Pain", *Clinical Journal of Pain* 17, nº.1 (2001): 52—64. https://doi.org/10.1097/00002508-200103000-00008.

Tambini, Arielle, Ulrike Rimmele, Elizabeth A. Phelps e Lila Davachi. "Emotional Brain States Carry Over and Enhance Future Memory Formation", *Nature Neuroscience* 20 (2017): 271—278. https://doi.org/10.1038/nn.4468.

Taylor, Shelley E., e Fuschia M. Sirois. *Health Psychology*, 2 ed. Toronto: McGraw-Hill Ryerson, Ltd., 2012.

Vaish, Amrisha, Tobias Grossmann e Amanda Woodward. "Not All Emotions Are Created Equal: The Negativity Bias in Social-Emotional Development", *Psychological Bulletin* 134, nº. 3 (2008): 383—403. https://doi.org/10.1037/0033-2909.134.3.383.

van der Kolk, Bessel, Mark Greenberg, Helene Boyd e John Krystal. "Inescapable Shock, Neurotransmitters, and Addiction to Trauma: Toward a Psychobiology of Post-Traumatic Stress", *Biological Psychiatry* 20, nº. 3 (1985): 314—325. https://doi.org/10.1016/0006-3223(85)90061-7.

Volpicelli, Joseph, Geetha Balaraman, Julie Hahn, Heather Wallace e Donald Bux. "The Role of Uncontrollable Trauma in the Development of PTSD and Alcohol Addiction", *Alcohol Research & Health* 23, nº. 4 (1999): 256.

von Leupoldt, Andreas, Tobias Sommer, Sarah Kegat, Hans Jörg Baumann, Hans Klose, Bernhard Dahme e Christian Büchel. "Dyspnea and Pain Share Emotion-Related Brain Network", *NeuroImage* 48, nº. 1 (2009): 200—206. https://doi.org/10.1016/j.neuroimage.2009.06.015.

Waters, E., D. Hay, e J. Richters. "Infant-Parent Attachment and the Origins of Pro-social and Antisocial Behavior." *In Development of Antisocial and Prosocial Behavior: Research, Theories, and Issues*, editado por Dan Olweus, Jack Block e Marian Radke Yarrow, 97—125. Nova York: Academic Press, 1986.

Williams, Jean M., Phyllis Tonymon e Mark B. Andersen. "Effects of Life-Event Stress on Anxiety and Peripheral Narrowing", *Behavioral Medicine* 16, n°. 4 (1990): 174—181.

Zuckerman, Marvin. "Sensation Seeking: The Balance Between Risk and Reward." *In Self-Regulatory Behavior and Risk Taking: Causes and Consequences*, editado por Lewis P. Lipitt e Leonard L. Mitnick, 143—152. Norwood: Alex Publishing Co., 1991.

Impressão e Acabamento:
BARTIRA GRÁFICA